ullstein

DR. MARY CLAIRE HAVER ist Gynäkologin und zertifizierte Spezialistin für Ernährungsmedizin (Culinary Medicine). Sie betreibt eine Praxis in Houston, Texas, und hat mehrere Tausend Babys entbunden, Tausende Vorsorgeuntersuchungen durchgeführt und berät regelmäßig Patientinnen in Gesundheitsfragen.

Mit ihrem bahnbrechenden Ernährungskonzept hat sie bereits mehr als 100 000 Frauen geholfen, um abzunehmen, Fett zu verbrennen und dauerhaft fit zu werden.

Dr. Haver lebt mit ihrem Mann und ihren beiden Töchtern in Galveston, Texas.

Dr. Mary Claire Haver

die galveston diät

Das ultimative Programm
für gesunde Fettverbrennung
und Hormonregulierung

Aus dem Amerikanischen
von Anja Lerz

Ullstein

Besuchen Sie uns im Internet:
www.ullstein.de

Kein Buch kann die diagnostische Kompetenz und den medizinischen Rat einer Ärztin oder eines Arztes Ihres Vertrauens ersetzen. Bitte wenden Sie sich unbedingt an Ihre Ärztin oder Ihren Arzt, bevor Sie Entscheidungen treffen, die Ihre Gesundheit betreffen, vor allem, wenn Sie an einer Krankheit leiden oder Symptome haben, die möglicherweise eine Behandlung erfordern.

Deutsche Erstausgabe im Ullstein Taschenbuch
1. Auflage Januar 2026

Die Originalausgabe erschien 2023 unter dem
Titel *The Galveston Diet* bei Rodale, New York.

Bei Fragen zur Produktsicherheit wenden Sie sich bitte an
produktsicherheit@ullstein.de.
Umschlaggestaltung und Titelabbildung:
zero-media.net, München
Satz: KCFG-Medienagentur, Neuss
Gesetzt aus der Adobe Garamond
Druck und Bindearbeiten: ScandBook, Litauen
ISBN 978-3-548-07329-3

Ich widme dieses Buch allen Patientinnen, Freundinnen, Kolleginnen, Studentinnen und Followerinnen, die mich baten: »Ich verstehe nicht, was mit mir los ist, bitte helfen Sie mir!«

Inhalt

Einleitung

Vom ersten bis zum letzten Tag unseres Lebens verändert sich unser Körper ständig. Das gehört zum Älterwerden – einem ganz natürlichen Prozess, dem sich niemand entziehen kann. Doch bei Frauen im mittleren Lebensalter sind die Veränderungen bemerkenswert und oft beunruhigend. Auf einmal treten merkwürdige Symptome wie Hitzewallungen auf, und wir legen seltsamerweise um die Mitte herum zu. Mitunter ist die Haut sehr trocken, oder wir bekommen mehr Falten. Möglicherweise leiden wir unter Gelenkschmerzen, Haarausfall, Kopfschmerzen, einem Blähbauch oder Angstzuständen, und Depressionen verschlimmern sich. An Schlaf ist kaum noch zu denken. Manchmal bereitet Geschlechtsverkehr Schmerzen. Kleine Dinge bringen uns aus der Fassung.

Es kann sein, dass es Ihnen in diesem Moment ganz ähnlich geht. Sie sind nicht allein, glauben Sie mir. Ich möchte Ihnen jemanden vorstellen, der genau weiß, was Sie gerade durchmachen: mich.

Ich war eine beruflich stark eingespannte Ärztin, Mutter und Ehefrau Ende vierzig. Mein größtes gesundheitliches Problem war damals das polyzystische Ovarialsyndrom (PCOS), eine Störung, die durch Insulinresistenz verursacht wird (Insulin also seine Aufgabe nicht erfüllen kann, Glukose zur Energiegewinnung in die Zellen zu schleusen). PCOS kann sich in unregelmäßigen Perioden, Akne, Unfruchtbarkeit, Eierstockzysten und unerwünschtem Haarwuchs äußern.

Ungefähr eine von zehn Frauen im gebärfähigen Alter hat PCOS. Die meisten (etwa 70 Prozent) sind übergewichtig oder sogar adipös, doch ich zählte zu den 30 Prozent der Normalgewichtigen. PCOS ist zum Glück behandelbar, und bei mir hat die Einnahme von Hormonen sehr geholfen.

Dann ereignete sich ein Todesfall in meiner Familie: Mein Bruder Bob starb an Leberversagen. Ich war vollkommen am Boden. Er war der Lieblingsonkel meiner Töchter, ein kreativer Spaßvogel, zu dem ich eine besondere Beziehung hatte. In meiner Jugend waren wir Tanzpartner und gewannen Turniere in ganz Louisiana. Als er starb, war ich untröstlich. Sein Verlust tat so unfassbar weh.

Die Trauer macht seltsame Dinge mit uns allen. Ich selbst verarbeitete sie mit *Bingen*: Nach einer langen Schicht in der Klinik stand ich Nacht für Nacht vor meiner Speisekammer und verschlang haufenweise Goldfish-Cracker, die ich mit einem Glas Wein nach dem anderen herunterspülte. In kürzester Zeit nahm ich knapp zehn Kilo zu. Ich sah aus wie ein anderer Mensch und fühlte mich elend.

Wegen meiner medizinischen Kenntnisse wusste ich, dass es bei mir aufgrund meines Alters vielleicht an der Zeit war, die Hormone eine Weile abzusetzen. Also sprach ich mit meiner Ärztin, und wir kamen überein, das zu tun.

Allerdings hatte die Einnahme der Hormone die perimenopausalen Symptome der Lebensmitte überdeckt, weshalb sich innerhalb von zwei Wochen nach dem Absetzen wieder schlagartig alles änderte, und zwar nicht zum Besseren. Ich hatte Hitzewallungen und fühlte mich, als würde ich innerlich verbrennen. Dazu kamen schlaflose Nächte und, besonders beunruhigend, so ein eigenartiges Gefühl, wie benebelt und vollkommen vergesslich zu sein, ein Zustand, den man als »Brain Fog« bezeichnet. Das lange, dichte Haar fiel mir bürstenweise aus. Meine Haut fühlte sich von Kopf bis Fuß an wie ausgedörrt, also musste ich meine Hautpflege komplett umstellen, um sie ausreichend mit Feuchtigkeit zu versorgen. Ich hatte solche Gliederschmerzen, dass ich einer Freundin scherzhaft sagte, ich würde mein erstgeborenes Kind dafür hergeben, Linderung zu bekommen. Das Schlafen wurde zu einem immer wiederkehrenden Albtraum, bei dem ich nachts mehrmals aufwachte – erst schweißgebadet, und wenn die Hitzewallung dann vorüber war, fror ich.

Mir war schon klar, dass ich eine hormonelle Umstellung durchmachte, die Perimenopause, aber die Symptome waren so krass, dass ich mir ernsthaft Sorgen machte. Und das Ganze zusätzlich zu meiner Gewichtszunahme? Ich war fix und fertig.

Da hörte ich in Gedanken die Stimme meines Bruders Bob. »Du brauchst dich nicht weiter in dieser Situation zu suhlen, Kleines. Du hast dich selbst in diese Lage gebracht, also schaffst du es auch wieder heraus.«

Als Erstes kümmerte ich mich um mein Gewicht. Ich tat genau das, wozu ich und andere Ärztinnen und Ärzte immer rieten: weniger essen, mehr Sport treiben.

Die Anstrengungen zahlten sich aus, mehr oder weniger. Ein halbes oder ein Kilo gingen runter, aber das war's. Dann stieg das Gewicht sofort wieder. Das hieß, ich hungerte und trainierte wie besessen, nahm aber kaum ab. Das war schon extrem frustrierend. Es ging mir einfach nur darum, wieder gesund zu werden, aber nichts brachte nachhaltigen Erfolg.

Ich begriff, dass ich mich mit denselben Gewichtsproblemen herumschlug, von denen mir viele meiner Patientinnen erzählt hatten. Oft einen Papierkittel umklammernd saßen sie im Untersuchungszimmer und baten um Rat, wie sie abnehmen könnten. Sie waren enttäuscht, weil sie ihre Ernährung umgestellt und Sport getrieben hatten und die Waage trotzdem eine höhere Zahl anzeigte. Die nächsten Minuten sprach ich mit ihnen über die Wirkung des

Zusammenspiels von Diät und Sport. Aber bei den meisten Frauen in diesem Alter verfing nicht mehr, was ich gelernt und was bei mir in der Vergangenheit auch funktioniert hatte. Jahrelang hatten sie darum gekämpft, das hartnäckige Übergewicht loszuwerden, ohne nennenswerten dauerhaften Erfolg. Es tut mir aufrichtig leid, dass ich erst das Gleiche erleben musste, damit ich meine Meinung änderte, aber so ist es nun einmal. Erst als meine eigenen guten Ratschläge mir selbst nicht mehr halfen, wurde mir klar, dass ich irgendwas falsch machte.

Danach stürzte ich mich in Recherchen über Gewichtsmanagement und den menschlichen Stoffwechsel – insbesondere in Bezug auf Frauen. Im Medizinstudium und während meiner Facharztausbildung in der Gynäkologie wurde uns beigebracht, eine optimale Energiebilanz (»*Calories in, calories out*«) sei die einzige Lösung, aber es musste offensichtlich noch andere geben. Die Antworten kannte ich zwar noch nicht, aber ich suchte wie besessen danach, weil ich mich selbst besser fühlen und anderen Frauen beibringen wollte, wie sie das Gewicht, das Energieniveau und den Gesundheitszustand erreichen können, den sie sich wünschen und den sie verdienen. Es war mir ein Bedürfnis, zu verstehen, warum wir uns so schwer damit tun, abzunehmen und das Gewicht zu halten, vor allem um die Lebensmitte herum.

Meine leidenschaftliche Suche nach Antworten, gepaart mit Motivation und Entschlossenheit, brachte mich auf unerwartete und spannende Pfade. Drei Themen tauchten in der Forschung immer wieder auf: Intervallfasten, entzündungshemmende Ernährung zur Regulierung hormoneller Veränderungen und wertvolle neue wissenschaftliche Erkenntnisse über das genaue Verhältnis von Proteinen, Kohlenhydraten und Fett, das zur Fettverbrennung benötigt wird.

Ob das die entscheidenden Faktoren waren?

Ich beschloss, anhand dieser drei Prinzipien selbst einen Plan zu erstellen. Damit begann mein persönlicher Genesungsprozess. Die neu konzipierte Diät probierte ich erst einmal an mir selbst aus. Zunächst beschäftigte ich mich mit dem Timing und begann dann allmählich mit dem Intervallfasten. Als ich das gut hinbekam, legte ich den Schwerpunkt auf die Nährstoffe: Ich nahm mehr Protein und Ballaststoffe zu mir. Als wichtigste Fettlieferanten verwendete ich Olivenöl, Avocados, Nüsse und Samen. Von raffinierten, verarbeiteten Kohlenhydraten ließ ich die Finger (das war's dann mit den Goldfish-Crackern!). Lebensmittel und Inhaltsstoffe wie künstliche Farb- und Aromastoffe, die Entzündungen fördern und den Darm durcheinanderbringen, schränkte ich ein. Was ich jedoch nie gemacht habe, war, Kalorien zu zählen. Im nächsten Schritt optimierte ich das Verhältnis der Makronährstoffe: mehr Fett, maßvolle Mengen an Protein und weniger Kohlenhydrate.

Binnen einiger Monate nahm ich die nervigen zehn Kilo wieder ab, vor allem am Bauch machte sich dies bemerkbar. Ich war begeistert, merkte aber schnell, dass der Gewichtsverlust nur ein angenehmer Nebeneffekt war. Viel wichtiger: Ich fühlte mich gesünder, stärker und energiegeladener. Meine Hitzewallungen ließen drastisch nach, und ich schlief besser.

Ich wusste, dass ich da an etwas dran war, also bat ich meine Freundinnen, es ebenfalls auszuprobieren. Auch sie staunten über die Kilo und Zentimeter, die sie dabei verloren. Aber das Beste war, sie bestätigten einhellig, dass es einfach war. Wir waren nicht dauernd hungrig. Es gab keine Heißhungerattacken. Wir hatten nicht das blöde Gefühl, uns etwas verkneifen zu müssen oder etwas zu entbehren.

Anschließend fertigte ich Kopien dieses dreigliedrigen Plans an und verteilte sie an meine Patientinnen. Die Ergebnisse waren dieselben: Gewichtsverlust, weniger Wechseljahrsbeschwerden und mehr Energie. Außerdem blieben die abgenommenen Kilo dauerhaft weg – das war ihnen noch bei keiner ihrer zahlreichen früheren Diäten gelungen.

Angesichts dieser Erfolgsgeschichten hielt ich es für an der Zeit, meinen Plan einem größeren Publikum zugänglich zu machen. Ich stellte ihn zunächst kostenlos auf Facebook vor und bat Freiwillige, ihn auszuprobieren. Dann sprach sich herum, dass die Testpersonen erheblich abnahmen, auch am Bauch. In mir wuchs der Wunsch, alle könnten die Geheimnisse des Konzepts erfahren und selbst Erfolge damit erzielen.

Also überarbeitete ich den Plan weiter und machte ihn über ein Onlineprogramm einem noch größeren Publikum zugänglich, ohne zu ahnen, was passieren würde. Überrascht stellte ich fest, dass sich Woche für Woche mehr Frauen dafür anmeldeten, und schon waren wir startklar. Es hat mich zugegebenermaßen schon erstaunt, wie beliebt das Programm in so kurzer Zeit geworden war: Es war *die* medizinische Diät, über die alle sprachen.

Die Teilnehmerinnenzahlen stiegen weiter, und bis heute hat der Plan Zehntausenden Frauen geholfen, Übergewicht loszuwerden, ihren Taillenumfang zu reduzieren und allgemein gesundheitlich besser dazustehen.

Benannt habe ich meine Diät nach Galveston, einem Küstenort in Texas. Dort wurde ich zwar nicht geboren, aber mein Mann und ich haben unsere Töchter dort großgezogen. Für mich ist Galveston mein Zuhause, und ich habe einen Großteil meiner medizinischen Laufbahn dort verbracht. Und jetzt ist es der Geburtsort der *Galveston-Diät*!

Nachdem das Programm erfolgreich angelaufen war, wollte ich

mich in Sachen Ernährung weiterbilden. Ich schrieb mich für das renommierte Culinary Medicine Program an der Tulane University in Louisiana ein. Dort werden Ärztinnen und Ärzte und andere medizinische Berufsgruppen darin geschult, medizinische Ernährungsprinzipien zu verstehen und praktisch anzuwenden. Auf diese Weise können wir unseren Patientinnen und Patienten dabei helfen, ihre Ernährungsgewohnheiten zugunsten ihrer allgemeinen Gesundheit umzustellen.

Nach sechzig Lehrgangsstunden und vielen Praxiseinheiten erhielt ich 2019 die Zertifizierung als Culinary Medicine Specialist. Diese Weiterbildung hat mich darin bestärkt und bestätigt, mit meinen Ideen für die *Galveston-Diät* auf dem richtigen Weg zu sein, insbesondere was die Bedeutung einer entzündungshemmenden Ernährung angeht. Außerdem wurde in dem Kurs etwas hervorgehoben, das mir wirklich im Gedächtnis geblieben ist: *Die Ernährung ist das am wenigsten genutzte Medikament, dabei ist sie das wirksamste.*

Darum freue ich mich heute in aller Bescheidenheit darüber, dass so viele Frauen *endlich* bekommen, was sie sich schon immer gewünscht haben: einen äußerlich fitten und innerlich unglaublich gesunden Körper.

Die *Galveston-Diät* und Sie

Dieses Buch ist eine Weiterentwicklung meines Onlineprogramms mit neuen Informationen und Strategien. Zu diesen Neuerungen zählen Unterstützung bei der Zuckerentwöhnung, neue Einblicke in den Umgang mit den Wechseljahren, die Bedeutung bestimmter unterschätzter Nährstoffe, jüngste wissenschaftliche Erkenntnisse über die Bedeutung von Makronährstoffen für die Gesundheit im mittleren Lebensalter, völlig neue Rezepte und Ernährungspläne, ein Erhaltungsplan und weitere Informationen, die online nicht verfügbar sind.

Auch wenn Sie das Onlineprogramm bereits durchgearbeitet haben, bietet Ihnen dieses Buch einen hilfreichen Leitfaden und eine Ressource für Ihren weiteren Weg mit der *Galveston-Diät*. Und falls Sie mein Programm bisher nicht kennen: herzlich willkommen! Ihnen bietet sich jetzt die Gelegenheit, dauerhaft Gewicht zu verlieren und einen glücklichen, gesunden Übergang durch Perimenopause, Menopause und Postmenopause zu erleben.

Egal, ob Teilnehmerin des Onlineprogramms oder neue Leserin: Dieses Buch wird Ihnen helfen, Ihren Körper kennenzulernen und ihn liebevoll wie eine Freundin zu behandeln. Es verschafft Ihnen ganz viel Gelassenheit, weil Sie wissen, wie Sie sich neue Gewohnheiten aneignen, die Ihnen Freude bringen, die Gesundheit fördern und im Einklang mit Ihrem Körper dafür sorgen, dass Sie stark, schlank und schön aussehen.

Mein Plan ist keine typische Diät, es geht hier nicht um die 21 oder 30 Tage und fertig, wie man sie heute so oft sieht. Weit gefehlt! Auch wenn viele Frauen mit diesem Programm sicher und stetig abnehmen wollen, geht es mir vor allem darum, dass Sie es jeden einzelnen Tag *dauerhaft* anwenden, also Ihre Lebensweise komplett umkrempeln.

Mit diesem Ziel vor Augen und unter Beibehaltung der Prinzipien, die bei mir ursprünglich so gut funktioniert haben, habe ich drei Komponenten der *Galveston-Diät* erarbeitet. Dabei handelt es sich im Wesentlichen um Maßnahmen zur Verbesserung der Gesundheit, durch die Sie mithilfe des Programms gute Gewohnheiten entwickeln. Jede Gewohnheit entsteht durch Handeln, Lernen und Wiederholung, wodurch das Verhalten automatisiert wird. Mit anderen Worten: Ziel ist es, dass Sie tun, was Sie tun, ohne groß darüber nachzudenken. Um gute Gewohnheiten zu entwickeln, werden Sie gleichzeitig an diesen drei Maßnahmen arbeiten:

1. Intervallfasten. Diese Methode bietet Frauen in Bezug auf Hormonhaushalt, Stoffwechsel und Entzündungshemmung enorme Vorteile. Bei den meisten Teilnehmerinnen ist dies diejenige Programmkomponente, die den Ausschlag gibt. Viele haben mir gesagt, dass sie nach der Einführung des Intervallfastens die größte Verbesserung in ihrem Wohlbefinden feststellten.

Im Zuge der *Galveston-Diät* halten Sie sich an die sogenannte 16:8-Form des Intervallfastens: 16 Stunden Fasten mit einem Zeitfenster von 8 Stunden zum Essen. Diese Methode bevorzuge ich, weil das Fastenfenster in die Nacht fällt. Einen Großteil dieser 16 Stunden verschlafen Sie also (idealerweise die Hälfte)! So fällt es leichter, es sich anzugewöhnen.

2. Entzündungshemmende Ernährung. Chronische Entzündungen, Grundursache vieler Krankheitsbilder, führen oft zu einer Gewichtszunahme. Andererseits löst eine Gewichtszunahme auch nicht selten Entzündungsreaktionen aus, wodurch ein verrückter Kreislauf entsteht, in dem sich beides gegenseitig verstärkt. Mit zunehmendem Alter und den Hormonschwankungen in den Wechseljahren verschlimmern sich Entzündungen bei Frauen tendenziell. Auch viele Produkte, die wir essen, sind nicht gerade hilfreich, da sie im ganzen Körper Entzündungen hervorrufen. Doch das muss nicht so sein: Es gibt zahlreiche Lebensmittel, die Entzündungen doch tatsächlich bekämpfen. Der Schwerpunkt der *Galveston-Diät* liegt darauf, den Anteil der entzündungsfördernden Lebensmittel zu verringern und den der entzündungshemmenden zu erhöhen.

3. Neue Energiequellen erschließen. Um dauerhaft Gewicht zu verlieren, muss der Körper seinen Energiebedarf stärker aus Fett decken, anstatt aus Glukose (die bei einer kohlenhydratlastigen Ernährung normalerweise zugeführt wird). Wird nicht die gesamte in der Blutbahn verfügbare Glukose verbrannt, wird der Überschuss als Körperfett gespeichert. Diese Erkenntnis hat mich dazu veranlasst, einen Ernährungsplan zu erstellen, der zu 70 Prozent aus gesunden Fetten, zu 20 Prozent aus magerem Protein und zu 10 Prozent aus hochwertigen Kohlenhydraten besteht. Mit diesem Verhältnis gelingen gleich drei Meisterleistungen auf einmal: Der Körper wird angeregt, Fett zu verbrennen. Er wird außerdem darauf trainiert, sich nicht mehr von Zucker und verarbeiteten Kohlenhydraten abhängig zu machen. Und ganz nebenbei wird die Ernährung auf gesunde Fette, Proteine und Kohlenhydrate umgestellt.

Zu einem späteren Zeitpunkt, wenn Sie sich auf die Erhaltungsphase vorbereiten, stelle ich Ihnen das Programm »*Galveston-Diät – lebenslang*« vor, bei dem Sie den Fettanteil allmählich verringern und den Kohlenhydratanteil erhöhen, um sich schließlich bei 40 Prozent Fett, 20 Prozent Protein und 40 Prozent Kohlenhydraten zu stabilisieren und so lebenslang den gewünschten Erfolg zu erzielen.

Wenn Sie alle drei Maßnahmen eine Weile umsetzen, verbrennt Ihr Körper zunehmend schneller Fett und lagert weniger Fett an unerwünschten Stellen wie dem Bauch ein. Folglich ist es möglich, mit dem Programm enorm abzunehmen. Ein anschauliches Beispiel dafür ist Kelli. Sie fing mit der *Galveston-Diät* an und hielt sich daran, und das Monat für Monat. Letztendlich hat sie 45 Kilo abgenommen! Auch ihr Taillenumfang hat sich um 37 Zentimeter verringert, und der Hüftumfang um 24 Zentimeter. Doch neben dem Gewichtsverlust konnte Kelli auch eine erhebliche Verbesserung ihrer Schlafmuster, des Energieniveaus und der Verdauung feststellen, ebenso wie eine Verringerung von Wechseljahresbeschwerden wie Hitzewallungen und ein besseres Allgemeinbefinden.

Und hier verbirgt sich das große Geheimnis, warum die *Galveston-Diät* so effektiv ist: Diese drei Komponenten ergänzen sich synergetisch und liefern so die besten Ergebnisse. Um Entzündungen zu reduzieren und Fett zu verbrennen, ist Intervallfasten erforderlich. Aber man kann sich nicht einfach nur an die Intervalle halten und sich dabei weiterhin mit den üblichen entzündungsfördernden Lebensmitteln ernähren und dann erwarten, dass man Fett verbrennt und abnimmt. Vielmehr ist es notwendig, dem Körper eine große Auswahl an entzündungshemmenden Lebensmitteln zuzuführen. Und Sie müssen Ihre Makronährstoffauswahl neu ausrichten, um mehr Fett, maßvolle Mengen an Proteinen und gesunde Kohlenhydrate einzubeziehen.

Wie lange es wohl dauert, bis Sie mit dieser Diät wieder gesund werden, fragen Sie sich? Tja, da ist die Antwort ziemlich einfach: Es gibt keinen festen Zeitraum; jede Person nimmt in einem anderen Tempo ab und wird anders wieder fit. Wichtiger ist jedoch, dass Sie sich vor Augen halten: Die *Galveston-Diät* ist keine *Diät* im umgangssprachlichen Wortsinn. Es geht um eine Lebensweise.

Lassen Sie sich bitte nicht davon abschrecken, dass es um einen lebenslangen Plan geht. Einmal daran gewöhnt, so zu leben und zu essen, wird es Ihnen zur zweiten Natur, und die alten, gesundheitsschädlichen Gewohnheiten, ständig zu Fast Food oder zuckerhaltigen Kohlenhydraten zu greifen, sind bald passé.

Ja, die *Galveston-Diät* beginnt mit einem straff durchorganisierten Vier-Wochen-Plan für eine Ernährungsumstellung, aber das ist nur der Anfang. Damit es Ihnen besser gelingt, sich *dauerhaft* daran zu halten, steigen Sie auf das Programm »*Galveston-Diät –*

lebenslang« um, das ich im letzten Kapitel behandle. In den meisten Büchern werden kurzfristige Ernährungspläne vorgestellt, ohne eine Anleitung, was nach einigen Wochen zu tun ist. Dadurch fühlt man sich hängen gelassen und gerät in Versuchung, zu seinen alten, ungesunden Essgewohnheiten zurückzukehren (und nimmt ärgerlicherweise auch wieder zu!). Mit diesem Erhaltungsplan wird das aber nicht passieren. Sie werden lernen, wie Sie zusätzliche entzündungshemmende Lebensmittel wieder in Ihre Ernährungsgewohnheiten einbauen, Ihre Makro-Prozentsätze so ändern, dass Sie weniger Fett und mehr Kohlenhydrate zu sich nehmen, und das Intervallfasten als wirksames Mittel zum Halten des Gewichts einbeziehen.

Das Wort *Diät* stammt vom griechischen Wort *dieta* ab, was so viel bedeutet wie »normal leben«. Inzwischen bezieht sich das Wort jedoch meist auf Kalorienreduktion, ja sogar auf den Verzicht auf ganze Lebensmittelgruppen, um die Gewichtsabnahme zu unterstützen, anstatt darauf, Essen und Gesundheit zu genießen. Die *Galveston-Diät* wird Ihnen mit Sicherheit helfen, Gewicht zu verlieren und es zu halten. Dies ist für die Gesundheit auch tatsächlich sehr wichtig, da Übergewicht viele chronische und ernsthafte Erkrankungen bei Frauen begünstigt. Aber in erster Linie handelt es sich bei der *Galveston-Diät* und ihrem Erhaltungsplan um eine Ernährungsweise im ursprünglichen Verständnis – eine Lebensweise, die Gesundheit ganzheitlich und für das ganze Leben fördert.

Wer die *Galveston-Diät* befolgt und seine Lebensgewohnheiten entsprechend umgestaltet, wird wie ich feststellen, dass der Gewichtsverlust lediglich ein Bonus von mehreren ist. (Nebenbei bemerkt: Diesen Plan kann man auch umsetzen, wenn man mit seinem Gewicht zufrieden ist. Mein Gewicht ist inzwischen in einem gesunden Bereich, und ich lebe immer noch danach.) Neben dem Abnehmen gibt es noch unzählige andere Pluspunkte: weniger Wechseljahrsbeschwerden, eine bessere Regulierung des Blutzuckers, normalisierte Blutfettwerte, besserer Schlaf, ein gesünderer Darm, mehr Energie, glattere Haut und vieles mehr. Sie werden sich einfach insgesamt besser fühlen. Denken Sie daran: Die *Galveston-Diät* ist keine Zwischenstation auf Ihrem Weg. Sie ist der Weg! Es wird Höhen und Tiefen geben. Es kann sein, dass Sie ein paar Schritte zurückmachen, bevor es wieder vorwärtsgeht, aber das ist nicht weiter schlimm. Im Grunde führt Sie dieser Weg vorwärts, und Sie treten ihn in dem Bemühen an, sich besser um sich selbst zu kümmern. Nehmen Sie sich einfach fest vor, ihn zu beschreiten, und Sie werden erleben, wie sich Ihr Leben und Ihre Gesundheit verändern. Es freut mich außerordentlich, Sie dabei begleiten zu dürfen.

Dr. Mary Claire Haver

Teil I

Das Versprechen

Kapitel 1

Der Körper im Wandel, die Bedürfnisse im Wandel

Würde ich meinen eigenen Eintritt in die Wechseljahre als zermürbend bezeichnen, wäre das eine maßlose Untertreibung. Es war schlicht und einfach die Hölle – mit Hitzewallungen, nächtlichen Schweißausbrüchen, dünner werdendem Haar, trockener Haut und Gewichtszunahme. Ich wollte das alles so gerne hinter mir lassen.

Aber jetzt, im Rückblick, fällt mir einiges auf, was mir damals nicht klar war. Hätte ich zum Beispiel bloß gewusst, dass die Symptome bereits in den Dreißigern auftreten können, dass ich mich hätte wesentlich wohler fühlen können, wenn ich früher mit der Hormonersatztherapie begonnen hätte, und dass psychische Erkrankungen wie Stimmungsschwankungen, Depressionen oder Angstzustände nicht bedeuten, dass wir verrückt sind!

Ja, der Körper verändert sich, doch das ist ein normaler Teil des Lebens, den alle Frauen durchmachen – hauptsächlich ausgelöst durch Hormonschwankungen. Diese Zeit körperlicher Veränderungen wird in drei Phasen eingeteilt: Perimenopause, Menopause und Postmenopause. Wir erleben sie ganz unterschiedlich. Schauen wir uns einmal an, was in den einzelnen Phasen passiert.

Perimenopause

Mit Mitte bis Ende dreißig oder Anfang vierzig mag es Ihnen so vorkommen, als würde sich Ihr Körper vor Ihren Augen verändern. Möglicherweise stellen Sie irritiert fest, dass Ihre Kleidung nicht mehr so gut sitzt wie früher, obwohl Sie gar nicht zugenommen haben. Ihre Haut wird trockener. Einige Fältchen zeigen sich. Sie sehen müder aus und fühlen sich auch matter als in jüngeren Jahren. Als ob Ihnen im Spiegel eine Fremde entgegensieht.

Sollten diese Veränderungen bei Ihnen auftreten, befinden Sie sich höchstwahrscheinlich in der ersten Phase der hormonellen Umstellung, der Perimenopause. Dies ist eine natürliche Übergangsphase, die mehrere Jahre vor der Menopause beginnt. Sie dauert je nach Ausprägung einige Monate oder sogar bis zu zehn Jahre. Es handelt sich dabei um die natürliche Umstellung des Körpers auf weniger Östrogen. Weil die Eierstöcke weniger Östrogen produzieren, werden die Regelblutungen unregelmäßig. Möglicherweise setzt Ihre Periode zwischenzeitlich ganz aus. Und irgendwann hört Ihr monatlicher Zyklus dann völlig auf. Wenn Sie ein Jahr lang keine Periode mehr haben, haben Sie die Menopause endgültig erreicht.

Symptome in der Perimenopause

Jede Frau erlebt die Perimenopause auf ihre Weise. Manche haben keine oder nur wenige leichte Symptome, andere wiederum leiden unter einer Vielzahl von Beschwerden, die mitunter recht schwerwiegend sind. Diese Symptome treten zunächst in der Perimenopause auf, können sich aber bis in die Menopause fortsetzen. In der Postmenopause verschwinden die Hauptprobleme zum Glück fast vollständig. Im Folgenden finden Sie einen Überblick über die Symptome, die in der Perimenopause beginnen und oft bis nach der Menopause anhalten:

Gewichtszunahme. Vielleicht ist es ja genau diese Begleiterscheinung, wegen derer Sie zu diesem Buch gegriffen haben! Wo

Sie früher Nachos, Schokoriegel und Cheeseburger vertilgt haben und trotzdem weiterhin Größe 36/38 trugen, führt jetzt womöglich schon eine Handvoll Kartoffelchips zu einer Nummer größer, und Hosen mit Gummizug sind Ihr neuer bester Freund.

Wenn sich die Kilos unerklärlicherweise ansammeln, liegt das meist an den Auswirkungen der veränderten Hormonlage auf Appetit und Stoffwechsel sowie an den Hormonen, die steuern, wie und wo Fett gespeichert wird. Das überschüssige Gewicht wiederum kann weitere Symptome wie nächtliche Schweißausbrüche und Hitzewallungen, Muskel- und Gelenkprobleme sowie Blasenbeschwerden fördern und verschlimmern.

Vor allem die Zunahme der Hitzewallungen wird häufig mit der sogenannten »Thermoregulationstheorie« in Verbindung gebracht: Ein hoher Anteil an Körperfett im Vergleich zu Muskeln isoliert den Körper und erschwert die Wärmeableitung. Die Folge sind stärkere Hitzewallungen.

Das ist auch großteils wissenschaftlich untermauert. In einer Studie aus dem Jahr 2017 wurden eindeutige Beweise dafür gefunden, dass übergewichtige oder fettleibige Frauen in den Wechseljahren mehr Probleme haben, insbesondere mehr nächtliche Schweißausbrüche und Hitzewallungen. Auch andere Symptome wie Gelenk- und Muskelschmerzen, Scheidentrockenheit, Harninkontinenz und andere Blasensymptome waren bei übergewichtigen Frauen stärker ausgeprägt.

Eine weitere Herausforderung für Frauen im mittleren Lebensalter hat mit dem Fett zu tun, das sich um unsere Organe legt. Ich bezeichne das Phänomen gern als »Menopausenmitte«. Ursache dafür ist die verstärkte Aktivität der im Blutkreislauf zirkulierenden Androgene (Testosteron und andere). Dieses sogenannte Viszeralfett äußert sich in einem höheren Wert des Taille-Hüfte-Verhältnisses (Waist-to-Hip-Ratio, WHR). Durch die Ermittlung des Taillen-Hüft-Verhältnisses erhält man einen recht guten Hinweis darauf, wie viel Fett an Taille, Hüfte und Gesäß eingelagert ist.

Abgesehen davon, dass Viszeralfett das Aussehen beeinflusst (und wie wir uns damit fühlen), geht es mit einem erhöhten Risiko für ernsthafte Erkrankungen wie Herzerkrankungen, Brustkrebs, Gebärmutterkrebs, Diabetes, Bluthochdruck, Schlaganfall, Schlafapnoe und viele andere beunruhigende Krankheiten einher.

Der springende Punkt ist: Indem Sie Ihr Gewicht in den Griff bekommen, können Sie tatsächlich die schwerwiegendsten Wechseljahrsbeschwerden weitestgehend lindern und zudem das Risiko für viele dieser bedrohlichen Erkrankungen senken. Überschüssiges Fett ist in der Lebensmitte kein rein kosmetisches Problem, sondern kann die Gesundheit ernsthaft beeinträchtigen.

Hitzewallungen. Sie haben sich schick gemacht, frisiert und geschminkt, und plötzlich – puh! Eine intensive Hitze erfasst Oberkörper und Gesicht. Mal dauert es ein paar Sekunden, mal mehrere Minuten, aber am liebsten würden Sie sich auf der Stelle ausziehen. Manche Frauen haben ein- oder zweimal im Monat Hitzewallungen, andere täglich. Durch nächtliche Hitzewallungen (Nachtschweiß) werden Sie möglicherweise wach, können nicht schlafen und fühlen sich dann tagsüber müde und träge.

Haarausfall und Veränderungen der Haarstruktur. Im mittleren Alter verändert sich das Haar. Normalerweise lichtet es sich in manchen Bereichen der Kopfhaut eher, als dass es zu sichtbaren kahlen Stellen kommt. Außerdem kann es sein, dass die Haare beim Bürsten oder Duschen in großen Büscheln ausfallen.

Der Haarausfall in der Lebensmitte wird in erster Linie durch ein hormonelles Ungleichgewicht verursacht, das speziell mit dem Rückgang des Östrogens und dem Anstieg der Testosteronaktivität zusammenhängt. Wenn Östrogen im Überfluss vorhanden und das Testosteron relativ niedrig ist, wachsen die Haare schneller und bleiben länger auf dem Kopf.

Und wo um alles in der Welt kommen die Barthaare im Gesicht und am Kinn her? Auch dafür ist die steigende Aktivität von Testosteron verantwortlich.

Schlaflosigkeit. Ihr Schlafrhythmus ähnelt jetzt vielleicht dem eines Neugeborenen. Sie sind alle zwei Stunden wach. Sie haben Hunger. Und Sie müssen auf die Toilette. Jede Nacht wälzen Sie sich stundenlang hin und her und hoffen, Ihr Kopf möge sich endlich abschalten und Sie einschlafen lassen.

Unter Umständen leiden Sie unter Einschlafschwierigkeiten, oder Sie wachen früher auf als sonst. Auch nächtliche Hitzewallungen erschweren das Schlafen.

Schuld daran sind wieder einmal die hormonellen Schwankungen. Die Östrogen und Progesteronspiegel steigen und fallen.

Erinnerungslücken und Benommenheit/»Brain Fog«. Kennen Sie das, wenn Sie versuchen, sich an etwas zu erinnern, und das Wort liegt Ihnen auf der Zunge? Oder sich mitten im Raum wiederfinden und nicht wissen, wie Sie dorthin gekommen sind oder was Sie eigentlich machen wollten? Oder Sie haben diese Woche den gleichen Personen schon mehrmals dieselbe Geschichte erzählt? Möglicherweise geht es Ihnen derzeit rund um die Uhr so. Dieser Zustand wird oft als »Brain Fog« bezeichnet und tritt in der Perimenopause und der Menopause häufig auf, weil der Körper weniger Östrogen produziert.

Probleme mit Vagina und Blase. Mit dem Absinken des Östrogenspiegels werden die Vaginalwände trockener, dünner und weniger elastisch. Eine Frau beschrieb mir einmal, sie habe das Gefühl, in ihrer Vagina hätten sich lauter Spinnweben gebildet!

Diese Veränderungen können zu Schmerzen und Unbehagen beim Geschlechtsverkehr führen. Bei einem niedrigen Östrogenspiegel besteht außerdem eine höhere Anfälligkeit für vaginale Infektionen.

Aufgrund der Nähe der Blase zur Vagina wirkt sich das Dünnerwerden der Vaginalwände auch auf die Blase aus. Das Nachlassen der Spannkraft im Gewebe führt unter Umständen zu Harninkontinenz und wiederholten Blasenentzündungen.

Veränderungen in der Sexualität. Wie das Leben an sich, so verändert sich auch unser Sexualleben je nach Situation. Eine solche Situation ist die Abnahme weiblicher Geschlechtshormone in der Lebensmitte. Diese Umstellung bringt viele Auswirkungen mit sich, unter anderem ein Nachlassen der sexuellen Erregung und des Lustempfindens. Wenn Sie allerdings vor der Menopause sexuell eher munter waren, haben Sie wahrscheinlich auch jetzt noch einen gesunden Sexualtrieb. Und falls Sie sich fragen, wie es mit dem Sex jenseits der 50 oder 60 aussieht, ist die vielleicht wichtigste Information an dieser Stelle, dass Ihr Sexualleben auf Lebenszeit erhalten werden kann und wird – wenn Sie es denn wollen!

Stimmungsschwankungen. Gereizt trifft es nicht einmal ansatzweise, oder? Häufig geraten Ihre Gefühle schon bei der geringsten Kleinigkeit außer Kontrolle, und es gelingt Ihnen scheinbar nicht, die Stimmungsschwankungen und die Laune zu kontrollieren. Wenn Sie dann auch noch müde sind (weil Sie wegen der Hitzewallungen nicht schlafen können), verschärfen sich die Probleme noch. Für viele Frauen ist dies das schlimmste Symptom, weil Sie sich plötzlich nicht mehr wie Sie selbst fühlen.

Auch hier ist eine wichtige Ursache der Östrogenspiegel. Das Östrogen beeinflusst, wie viel Serotonin im Gehirn produziert wird. Serotonin ist ein chemischer Stoff, der hilft, die Stimmung zu regulieren. Bei geringerer Östrogenproduktion wird auch weniger Serotonin produziert. Das wirkt sich unmittelbar darauf aus, wie ausgeglichen und optimistisch Sie sich fühlen.

Sollten Sie sich mit Stimmungsschwankungen herumschlagen, halten Sie sich vor Augen, dass Ihr Körper sich verändert und Sie keine Schuld an diesen Gefühlen tragen. Wichtig ist auch, dass Sie Ihrem Partner oder Ihrer Partnerin die Physiologie dieses speziellen Symptoms erklären, damit er oder sie mehr Geduld und Verständnis für Ihre, nun ja, Ungeduld aufbringen kann!

Andere Symptome. Während der Perimenopause treten viele andere Symptome auf, und nur selten wird man vorher darauf hingewiesen. Zum Beispiel:

- Brustschmerzen
- Trockene und/oder juckende Haut
- Herzklopfen
- Panikattacken
- Verstopfung
- Schwindel
- Trockener Mund
- Harninkontinenz
- Wut
- Hoher Blutdruck
- Hoher Cholesterinspiegel
- Trockene Augen
- Schwindelanfälle
- Kopfschmerzen oder Migräne

Mit den Strategien der *Galveston-Diät* zur Ernährung und Lebensführung können Sie erfolgreich gegen die Gewichtszunahme und andere Symptome der Perimenopause vorgehen.

Menopause

Nach der Perimenopause kommt die Menopause – der Punkt, an dem die Eierstöcke sozusagen offiziell keine Fortpflanzungshormone mehr produzieren und die Monatsblutung für 12 aufeinanderfolgende Monate ausgeblieben ist. Das Durchschnittsalter für den Beginn dieser 12 Monate liegt bei 51 Jahren, doch sie kann sowohl früher als auch später eintreten, und zwar bereits mit 45 oder auch erst mit 55 Jahren.

Während dieser Zeit ist eine Gewichtszunahme oftmals noch drastischer – und das Abnehmen fällt umso schwerer. Im Durchschnitt nehmen Frauen im Alter von 45 bis 55 Jahren zwischen 5 und 7 Kilogramm zu. Auch die Hungergefühle werden stärker, sodass man mehr essen möchte, was zwangsläufig die Wahrscheinlichkeit erhöht, dass man zunimmt.

Mehr noch: In dieser Zeit treten häufig auch andere Stoffwechselprobleme auf, unter anderem Insulinresistenz und Störungen bei der Glukose- und Fettverwertung. Außerdem steigt das Risiko, an Typ-2-Diabetes, Osteoporose, Herzerkrankungen und Krebs zu erkranken.

Im Rahmen einer wichtigen Studie wurde untersucht, wie sich Ernährungsgewohnheiten auf Frauen in den Wechseljahren auswirken. 35 000 Frauen wurden vier Jahre lang beobachtet, und die Ergebnisse waren erstaunlich. Bei Frauen, deren Ernährung einen hohen Anteil an verarbeiteten Kohlenhydraten wie Reis, Nudeln, Kartoffelchips und Knabbergebäck aufwies, setzte die Menopause durchschnittlich anderthalb Jahre früher ein als bei Frauen, deren Ernährung hauptsächlich aus Fisch und vitaminreichen Lebensmitteln (Blattgemüse, Obst, Eier usw.) bestand.

Warum kamen Frauen, die viele verarbeitete Kohlenhydrate zu sich nahmen, früher in die Wechseljahre? Es wurde vermutet, dass die vielen Kohlenhydrate zu einem Anstieg des zirkulierenden Insulins führten, was wahrscheinlich eine Insulinresistenz zur Folge hatte und die Aktivität der Sexualhormone beeinträchtigte.

Doch auch wenn bei Ihnen Osteoporose diagnostiziert wurde, heißt das nicht, dass Sie dem hilflos ausgeliefert sind. Es gibt verschiedene Behandlungsmöglichkeiten, und eine der besten ist das Krafttraining, ob nun mit dem eigenen Körpergewicht oder mit Geräten. Krafttraining finde ich persönlich richtig super. Dabei werden nämlich nicht nur die Muskeln trainiert, sondern auch die Knochen gestärkt. Es ist ganz wichtig, dass die Knochen sich der Schwerkraft widersetzen, um weiterem Knochenschwund vorzubeugen. Auch einer optimalen Ernährung kommt eine Schlüsselfunktion zu, und mit der *Galveston-Diät* erhalten Sie alles, was Sie brauchen.

Herz-Kreislauf-Erkrankungen. Einer der größten medizinischen Mythen lautet, Herz-Kreislauf-Erkrankungen seien eine Männerkrankheit. Dabei stellen sie die größte Gefahr für die Gesundheit US-amerikanischer Frauen dar, insbesondere in den Wechseljahren und danach.

Auch wenn die Menopause nicht als direkte Ursache für Herz-Kreislauf-Erkrankungen gilt, erhöht sich dadurch doch unter Umständen das Risiko dafür. Wenn der Hormonspiegel sinkt, nehmen die Risikofaktoren für Herzprobleme zu. Nach der Menopause kann es zu Bluthochdruck, erhöhten LDL-Cholesterinwerten (der ungesunde Typ) und erhöhten Triglyceridwerten kommen. Laut der American Heart Association erkrankt jede dritte Frau in den Wechseljahren an einer Herz-Kreislauf-Erkrankung. Außerdem steigt in den zehn Jahren nach den Wechseljahren auch die Zahl der Herzinfarkte bei Frauen.

Die Freude am Wandel

Es ist bekannt, dass die *Galveston-Diät* zur Senkung des Blutdrucks beiträgt. Mit diesem Programm gelingt es manchen sogar, mit weniger Medikamenten auszukommen (natürlich nur, sofern ärztlich abgesegnet!). Eine davon ist Lesia. Bei ihr konnte die Arzneidosis halbiert werden, und das bei gleichbleibender oder sogar besserer Einstellung ihres Blutdrucks.

Das passiert oft bei einer Gewichtsabnahme, insbesondere bei einer Reduzierung des Viszeralfetts - was bei Lesia der Fall war. Sie hat mehrere Zentimeter an der Taille verloren und trägt nun eine kleinere Hosengröße.

Depressionen und andere psychische Erkrankungen. Nach den Wechseljahren scheint das Risiko, an Depressionen zu erkranken, höher zu sein als in jüngeren Jahren. Dafür ist höchstwahrscheinlich nicht nur der sinkende Hormonspiegel verantwortlich, sondern auch die großen Veränderungen im Leben in dieser Zeit, die unter Umständen zu Depressionen führen. Beispielsweise, wenn die Kinder von zu Hause ausziehen, wenn man sich scheiden lässt oder der Ehepartner stirbt, weil die Planung für das Rentenalter belastend ist, altersbedingte Gesundheitsprobleme auftreten und so weiter.

In einer Studie aus dem Jahr 2019 wurde die Häufigkeit von Depressionen bei 371 prämenopausalen und postmenopausalen Frauen untersucht, die keine Hormonersatztherapie erhielten. In der Gruppe der prämenopausalen Frauen litten lediglich 21 Prozent an einer leichten Depression, während fast 60 Prozent der postmenopausalen Frauen an einer schweren Depression litten (die bedrohlicher ist als eine leichte und unbedingt dringend ärztliche Hilfe erfordert).

Wer an Depressionen leidet, fühlt sich möglicherweise traurig, gereizt und antriebslos oder empfindet die Zukunftsaussichten als wenig vielversprechend. Man hat das Gefühl, sich nur mühsam durch den Tag zu schleppen. Normale Alltagsaktivitäten nehmen unter Umständen mehr Zeit in Anspruch und bereiten keine Freude. Derartige Veränderungen der psychischen Gesundheit sollten immer ärztlich abgeklärt werden. Depressionen sind gut behandelbar und nichts, womit man sich abfinden muss.

Stärker ausgeprägte vaginale Trockenheit. Scheidentrockenheit setzt meist in der Perimenopause ein, hält während der 12 Monate im Vorlauf zur Menopause an und kann sich in der Postmenopause noch verschlimmern. Die Vaginalwände werden mit zunehmendem Alter aufgrund von Veränderungen in der Hormonproduktion dünner und schrumpfen. Bei sinkendem Östrogenspiegel wird von den Zellen mit dünneren Wänden weniger Feuchtigkeit abgesondert. Dies führt nicht selten zu Schmerzen beim Geschlechtsverkehr, wiederkehrenden Harnwegsinfektionen oder vaginalen Infektionen und einer Verschlimmerung der Inkontinenz.

Doch auch bei Scheidentrockenheit muss man keine sexuelle Durststrecke hinnehmen. Ich bin eine große Verfechterin der Verwendung eines Vaginalgleitmittels, und zwar bitte reichlich. Viele rezeptfreie Gleitmittel helfen bei Trockenheit und Schmerzen im Vaginalbereich. Sie wirken, indem sie den pH-Wert beeinflussen, wodurch auch das Risiko einer Harnwegsinfektion gesenkt wird. Achten Sie darauf, ein Gleitmittel zu wählen, das ausschließlich für die vaginale Anwendung bestimmt ist. Vermeiden Sie Produkte mit Parfüm, Kräuterextrakten und künstlichen Farbstoffen. (Meine Lieblingsmarken für Gleitmittel sind Überlube und KY Silk-E.) Wenn Sie schon lange vor diesem Lebensabschnitt mit der Verwendung eines Gleitmittels beginnen, können Sie sich weiterhin sinnlich und sexy fühlen – und Sex macht noch mehr Spaß und ist noch intimer.

Denken Sie doch auch einmal darüber nach, mit Ihrer Ärztin oder Ihrem Arzt über die Verschreibung einer Östrogenbehandlung in Form einer Creme oder eines Rings zu sprechen, welche Östrogen direkt in das Gewebe abgeben, um die vaginale Feuchtigkeit zu erhöhen.

Dank der Strategien für Ernährung und Lebensstil, die Sie im Rahmen der *Galveston-Diät* erlernen, haben Sie gute Chancen, Ihre Jahre nach der Menopause gesünder und erfüllter zu gestalten.

Wo stehen Sie derzeit?

Sollten Sie im Unklaren darüber sein, in welcher Phase des hormonellen Wandels Sie sich befinden, machen Sie doch einfach den folgenden kurzen Test. Damit können Sie die Intensität der häufigsten Symptome einschätzen und herausfinden, ob Sie sich in der Perimenopause, Menopause oder Postmenopause oder sich bislang nicht eindeutig in einer dieser Phasen befinden. Mit dem Ergebnis sind Sie dann für das Gespräch mit Ihrer Ärztin oder Ihrem Arzt gewappnet und können die *Galveston-Diät* besser umsetzen.

Anleitung: Bewerten Sie die folgenden Symptome nach dem Schweregrad, mit dem Sie sie empfinden. Kreisen Sie entweder »Keine«, »Leicht«, »Mäßig« oder »Schwer« ein.

1. Hitzewallungen
   - Nicht vorhanden
   - Leicht
   - Mäßig
   - Schwer

2. Schwindelgefühle
   - Nicht vorhanden
   - Leicht
   - Mäßig
   - Schwer

3. Kopfschmerzen
   - Nicht vorhanden
   - Leicht
   - Mäßig
   - Schwer

4. Reizbarkeit
    - Nicht vorhanden
    - Leicht
    - Mäßig
    - Schwer

5. Depression
    - Nicht vorhanden
    - Leicht
    - Mäßig
    - Schwer

6. Das Gefühl, ungeliebt zu sein
    - Nicht vorhanden
    - Leicht
    - Mäßig
    - Schwer

7. Angstzustände/Stimmungsschwankungen
    - Nicht vorhanden
    - Leicht
    - Mäßig
    - Schwer

8. Schlaflosigkeit
    - Nicht vorhanden
    - Leicht
    - Mäßig
    - Schwer

9. Ungewöhnliche Müdigkeit
    - Nicht vorhanden
    - Leicht
    - Mäßig
    - Schwer

10. Rückenschmerzen
    - Nicht vorhanden
    - Leicht
    - Mäßig
    - Schwer

11. Gelenkschmerzen
    - Nicht vorhanden
    - Leicht
    - Mäßig
    - Schwer

12. Muskelschmerzen
    - Nicht vorhanden
    - Leicht
    - Mäßig
    - Schwer

13. Neu auftretende Gesichtsbehaarung
    - Nicht vorhanden
    - Leicht
    - Mäßig
    - Schwer

14. Trockene Haut
    - Nicht vorhanden
    - Leicht
    - Mäßig
    - Schwer

15. Das Gefühl, dass etwas unter der Haut krabbelt
 - Nicht vorhanden
 - Leicht
 - Mäßig
 - Schwer

16. Geringe Libido/weniger sexuelle Gefühle
 - Nicht vorhanden
 - Leicht
 - Mäßig
 - Schwer

17. Unangenehmer Geschlechtsverkehr
 - Nicht vorhanden
 - Leicht
 - Mäßig
 - Schwer

18. Trockene Vagina
 - Nicht vorhanden
 - Leicht
 - Mäßig
 - Schwer

19. Häufiger Harndrang
 - Nicht vorhanden
 - Leicht
 - Mäßig
 - Schwer

20. Vergesslichkeit und/oder Benommenheit (»Brain Fog«)
 - Nicht vorhanden
 - Leicht
 - Mäßig
 - Schwer

Bewertung: Überprüfen Sie Ihre Antworten und weisen Sie ihnen die folgenden Punkte zu: 0 für »Nicht vorhanden«, 1 für »Leicht«, 2 für »Mäßig« und 3 für »Schwer«.

Addieren Sie Ihre Punktzahl:
0 – 20: Auch wenn Sie möglicherweise erste Symptome der Perimenopause bemerken, ist eine Verbindung zwischen Ihren Beschwerden und der Perimenopause oder den Wechseljahren eher unwahrscheinlich.
21 – 40: Es ist möglich, dass Ihre Symptome mit der Perimenopause oder den Wechseljahren zusammenhängen.
41+: Es ist wahrscheinlich, dass Ihre Symptome mit der Perimenopause oder den Wechseljahren zusammenhängen.

Drei Strategien für den Wandel – die *Galveston-Diät*

Ich habe die mit den Wechseljahren einhergehenden physiologischen Veränderungen nicht nur selbst durchlebt, sondern auch etwa 100 000 Frauen erfolgreich durch das Onlineprogramm der *Galveston-Diät* begleitet. Durch diese Erfahrungen habe ich die Geheimnisse im Kampf gegen die scheinbar unvermeidlichen, hartnäckigen Fettpolster, insbesondere am Bauch, ergründet und Wege zur Bewältigung der gesundheitlichen Probleme gefunden, die Frauen in der Lebensmitte plagen.

Fassen wir noch einmal die drei wichtigsten Maßnahmen der *Galveston-Diät* zusammen – Strategien, die Sie schon bald in Ihrem eigenen Leben anwenden werden.

1. Intervallfasten

Wie bereits in der Einleitung erwähnt, bildet das Intervallfasten einen wesentlichen Baustein der Diät, insbesondere in den Wechseljahren. Und auch wenn es Ihnen zunächst etwas abschreckend vorkommt, verspreche ich Ihnen, dass dies die Gewohnheit ist, die am einfachsten anzueignen und beizubehalten ist.

Was also ist Intervallfasten? Das bedeutet einfach, dass Sie etwa sechzehn Stunden am Tag fasten (die meiste Zeit davon über Nacht) und dann innerhalb eines Zeitfensters von acht Stunden essen. Die Liste der Pluspunkte dieser Methode für Frauen im mittleren Lebensalter ist lang. In Kapitel 4 beschreibe ich diese Strategie ausführlich.

2. Entzündungshemmende Ernährung

In den meisten Fällen ist eine Entzündung eine lebenswichtige

Rettungsmaßnahme. Durch sie ist der Körper in der Lage, verschiedene krankheitsverursachende Bakterien, Viren und andere Erreger abzuwehren. Aber manchmal lässt sich der gesamte fieberhafte Prozess nicht auf Knopfdruck abstellen, was allerlei gesundheitliche Folgen nach sich zieht. Beispielsweise können Entzündungen die Ursache für eine Gewichtszunahme sein und es erschweren, wieder abzunehmen.

Glücklicherweise wird dies durch die *Galveston-Diät* vereinfacht, indem Lebensmittel, die Entzündungen fördern, weggelassen werden und stattdessen solche auf dem Speiseplan stehen, die Entzündungen hemmen. Zuckerzusätze und Einfachzucker sowie raffinierte Kohlenhydrate sind extrem entzündungsfördernd. Ohne allzu dramatisch sein zu wollen: Schränken Sie den Verzehr dieser Lebensmittel unbedingt ein. Noch besser für Ihre Gesundheit, Ihre Symptome und Ihr Gewicht ist es sogar, sie ganz wegzulassen. Dadurch werden die Wechseljahrsbeschwerden nicht nur weniger ausgeprägt sein, sondern auch seltener auftreten. Und damit hätten wir schon einmal eine erste Win-win-Situation!

Mehr dazu in Kapitel 5.

3. Anders Kraft schöpfen – neue Energiequellen erschließen

Wenn Sie generell gesund sind und sich überwiegend von Kohlenhydraten ernähren, verwertet Ihr Körper die Kalorien daraus und speichert alles, was zu viel ist, als Fett. Um aber die Einlagerung von Fett zu verhindern und dessen Verbrennung anzukurbeln, gilt es, diesem Vorgang zuvorzukommen und die Kohlenhydrate zu verbrauchen. Während der Umstellungsphase der *Galveston-Diät* (der »Energiewende für den Körper«) passen Sie das Verhältnis der Makronährstoffe (Protein, komplexe Kohlenhydrate und gesundes

Fett) so an, dass Ihr Organismus dazu veranlasst wird, Fett als Brennstoff zu verwenden. Das neue Verhältnis ist: 70 Prozent gesunde Fette, 20 Prozent Protein und 10 Prozent Kohlenhydrate.

Die Umstellung der Energiezufuhr bedeutet nicht, dass es sich um eine Keto-Diät handelt. Traditionelle Keto-Diäten wirken auf die meisten Menschen extrem entzündungsfördernd – und deshalb ist die *Galveston-Diät* auch keine. Der Schwerpunkt liegt vielmehr auf der Eindämmung von Entzündungen.

Die wichtigste Bedingung in diesem Zusammenhang wird in Kapitel 7 behandelt: die sorgfältige Auswahl der Kohlenhydrate. Bevorzugen Sie Lebensmittel, die reich an Ballaststoffen, Vitaminen und Antioxidantien sind: Quinoa, Hafer, Süßkartoffeln, Blaubeeren und Äpfel sind gute Beispiele für entzündungshemmende Kohlenhydrate.

Wenn Sie mit dem Programm »*Galveston-Diät* – lebenslang« beginnen, bei dem es sich um einen Erhaltungsplan handelt, passen Sie Ihr Makronährstoffverhältnis erneut an, um wieder mehr Kohlenhydrate und weniger Fett zu sich zu nehmen. Langfristig stellen Sie Ihre Makronährstoffe auf 40 Prozent Fett, 20 Prozent Protein und 40 Prozent Kohlenhydrate ein – und bleiben dann dabei.

Die Freude am Wandel

Als sich Paula für die *Galveston-Diät* entschied, war sie völlig verzweifelt. Seit der Highschool kämpfte sie mit ihrem Gewicht, erkrankte Mitte zwanzig an einem polyzystischen Ovarialsyndrom (PCOS) und überlebte in ihren Dreißigern Schilddrüsenkrebs.

Alle Versuche, abzunehmen, waren erfolglos geblieben, und in ihren Vierzigern nahm sie sogar noch mehr zu. Sie war kurz davor, aufzugeben. Als Feuerwehrfrau weiß Paula, wie wichtig es ist, gesund zu sein und in Form zu bleiben – allerdings gelang ihr all dies nicht, bis sie mit der *Galveston-Diät* begann.

Über ihre Erfahrung berichtet sie Folgendes: »Angefangen habe ich mit dem Intervallfasten, ich aß entzündungshemmend und achtete auf meine Makros, um meinen Stoffwechsel umzustellen. Und plötzlich purzelten die Pfunde. Es kam mir schon beinahe zu einfach vor! Meine Endokrinologin hat meine Metformindosis gegen das PCOS halbiert und hält es für möglich, dass ich das Medikament ganz absetzen kann. Meiner Meinung nach hat mir diese Diät wirklich geholfen, die Insulinresistenz zu kurieren, mit der ich mich seit über zwanzig Jahren herumgeschlagen habe. Und ich glaube, dass ich dadurch vor der Diagnose Diabetes Typ 2 bewahrt wurde.«

Wenn man seine Lebensweise ändert, ist der Rückhalt von Freunden und Familie enorm wichtig. Paulas Ehemann hat sich mit ihr zusammen auf das Programm eingelassen und selbst über zwanzig Kilo abgenommen.

Sie ergänzt: »Ich kann Ihnen gar nicht sagen, wie sehr das unser Leben verändert hat. Inzwischen gehört es auf jeden Fall zu unserem Alltag.«

Jetzt wird's heiß: Regelmäßige Bewegung nicht vernachlässigen!

Im Rahmen der *Galveston-Diät* empfehle ich Ihnen eine Mischung aus Krafttraining und regelmäßigem Ausdauertraining (schnelles Gehen, Joggen, Cardiogeräte – je nachdem, was Ihnen Spaß macht). Haben Sie keine Angst vor Hanteln! Schon leichte Gewichte sind hilfreich. Aufgrund eines als Sarkopenie bezeichneten Alterungsprozesses schrumpfen unsere Muskeln von Natur aus ein wenig. Ohne körperliche Anstrengung verlieren wir Muskelmasse, und das verlangsamt unseren Stoffwechsel. Die Folge ist, Sie ahnen es bereits, eine unerklärliche Gewichtszunahme! Außerdem verbrennt man bei Ausdauer- und Kraftübungen auch nach dem Training noch länger Kalorien, eine weitere Win-win-Situation also.

Mit der richtigen Einstellung voran!

Wir Frauen durchschreiten im Laufe unseres Lebens mehrere wunderbare Tore. Das Einsetzen der Menstruation stellt das Tor zur Weiblichkeit dar. Für manche ist eine Schwangerschaft und die Geburt eines Kindes das Tor zur Mutterschaft. Beides gilt als toller Erfolg, die Wechseljahre hingegen werden gemeinhin vor allem als Verlust beschrieben: als Verlust der Fruchtbarkeit, der Schönheit, der Sexualität und des Selbstwertes.

Ich möchte jedoch dafür plädieren, dass die Menopause das Tor zu einem neuen Leben mit vielen positiven Aspekten bildet. Immerhin macht die Postmenopause, also die Zeit *nach* der Menopause, vierzig Prozent des Lebens einer Frau aus. Lassen Sie das mal kurz auf sich wirken.

Stellen Sie sich vor, was Sie mit dieser Zeit alles anstellen können! Die Menopause fällt in der Regel mit einer Zeit zusammen, in der die Kinder (sofern vorhanden) ihr eigenes Erwachsenenleben beginnen oder bereits begonnen haben. Sie haben also mehr Zeit für sich selbst und die Möglichkeit, Ihr zukünftiges Leben neu zu gestalten. Zeit, neue Leidenschaften zu entdecken und auszuleben – gründen Sie ein eigenes Unternehmen, widmen Sie sich einer guten Sache, schreiben Sie, beschäftigen Sie sich mit Kunst, verbringen Sie mehr Zeit im Familien- und Freundeskreis, genießen Sie die Natur, kandidieren Sie für ein Amt oder was auch immer Ihnen wichtig ist. Tun Sie, wonach Ihnen ist!

Verstehen Sie die Menopause in diesem Sinne als ein Privileg. Ein Meilenstein, der bedeutet, dass Sie lange gelebt haben – ein Glück, das vielen anderen aus dem einen oder anderen Grund verwehrt bleibt. So feiere ich zum Beispiel jedes Jahr meinen Geburtstag ganz groß, weil ich unglaublich dankbar bin, auf der Welt zu sein, auch wenn das mit ein paar Falten, einigen grauen Haaren und knackenden Gelenken verbunden ist.

Betrachten Sie diese Phase also als eine Zeit, in der Sie mehr über sich selbst lernen können. Anstatt sich damit schlecht zu fühlen und sich über die Beschwerden zu ärgern, treffen Sie lieber ganz bewusste Entscheidungen. Erfahren Sie mehr über Ihren Körper und darüber, was Ihnen guttut und was nicht, sei es bei der Ernährung, beim Sport oder in Beziehungen – und konzentrieren Sie sich dann auf das Positive anstatt auf das Negative. Wenn es Ihnen gelingt, Ihre Einstellung zu den Wechseljahren zu ändern und die Prinzipien der *Galveston-Diät* zu befolgen, steht Ihnen eine großartige Zeit bevor.

Kapitel 2

Die Hormone in den Griff bekommen

Allzu lange hat man uns weisgemacht, Abnehmen und Durchhalten sei nur eine Frage der Willenskraft. Zähne zusammenbeißen, sich ordentlich reinhängen, und schon purzeln die Pfunde. Sollten Sie jedoch »vom rechten Wege abkommen«, haben Sie versagt.

Die Wahrheit ist: Sie haben gar nicht versagt. Bei keiner der Diäten, die Sie ausprobiert haben – diese Diäten haben vielmehr bei Ihnen versagt. *Es ist nicht Ihre Schuld*, dass Sie in der Vergangenheit Probleme mit dem Abnehmen und dem Halten Ihres Gewichts hatten. Und auch mit Willenskraft hat das nur wenig zu tun.

Das eigentliche Problem sind die Hormone. Diese Hormone und die mit ihnen zusammenhängenden Stoffwechselfaktoren sind nämlich dafür verantwortlich, dass wir in der Lebensmitte eher zulegen. Wer Probleme beim Abnehmen hat, ist oft frustriert, fühlt sich machtlos und quält sich mitunter mit Vorwürfen: *Wieder eine Diät nicht durchgehalten. Mist.* So entsteht ein Teufelskreis aus Ab- und Zunehmen, der mit viel unnötigem emotionalen Druck verbunden ist. Eine Gewichtszunahme hat jedoch nichts mit Ihnen, Ihrer charakterlichen Stärke oder Ihrer Persönlichkeit zu tun. Sprechen Sie mir nach: Es liegt an den Hormonen!

Wissenschaftliche Schwachstellen in Bezug auf Gewichtszunahme

Als Ursache von Gewichtszunahme und Übergewicht wird seit fast einem Jahrhundert eine »unausgeglichene Bilanz der aufgenommenen und verbrauchten Kalorien« beschrieben, um die Weltgesundheitsorganisation zu zitieren. Mit anderen Worten: Bei Fettleibigkeit handelt es sich um eine Störung der Energiebilanz: Kalorienzufuhr minus Kalorienverbrauch = Fettabbau. Auch ich habe das geglaubt. So wurde es mir im Medizinstudium und in der Assistenzzeit beigebracht. In der modernen Adipositasforschung hat sich diese Auffassung jedoch als weitgehend unzureichend erwiesen.

Glücklicherweise wird dieses gesamte Paradigma jetzt infrage gestellt. Eine wichtige Studie, die 2020 im *American Journal of Clinical Nutrition* veröffentlicht wurde und an der viele führende Forschende auf dem Gebiet der Fettleibigkeit beteiligt waren, weist eindeutig darauf hin, dass Fettleibigkeit *kein* Fehler in der Energiebilanz ist, sondern vielmehr eine hormonelle Störung, die unabhängig von der Kalorienzufuhr die Einlagerung von Fett und den Stoffwechsel steuert.

Im Klartext: Ihr Gewicht wird größtenteils von Hormonen gesteuert, die wiederum stark von der *Qualität* der aufgenommenen Lebensmittel (vor allem Kohlenhydrate) und weniger von der *Menge* beeinflusst werden. Sie nehmen nicht allein deshalb zu, weil Sie zu viel essen oder mehr Kalorien zu sich nehmen, als Sie verbrennen. Es liegt auch daran, dass sowohl aufgrund der Menge als auch der Qualität der Kohlenhydrate in Ihrer Ernährung ein hormonelles Umfeld entsteht, durch das Sie schneller Fettpolster ansetzen. Außerdem sinkt bei Frauen mit zunehmendem Alter der Östrogenspiegel, und es bildet sich neues Fett im Bereich der Taille – und zwar egal, wie viel Kaninchenfutter wir essen oder wie viele Kilometer wir auf dem Laufband zurücklegen!

Die Freude am Wandel

Steph fiel es zeitlebens sehr schwer, abzunehmen, und jeder Versuch scheiterte mit Pauken und Trompeten. Sie versuchte, mit Willenskraft abzunehmen, und versuchte es mit fettarmer Kost, Ernährungspyramiden, Kalorienzählen, Carb Lovers … jede erdenkliche Diät hat sie ausprobiert.

Erschreckender noch war, dass ihr Übergewicht zu ernsthaften Gesundheitsproblemen beitrug. Vor fünf Jahren wurde bei ihr Prädiabetes und Bluthochdruck diagnostiziert. Ohne eine Änderung ihres Lebensstils drohten sich beide Leiden zu verschlimmern.

Zum Glück ergriff Steph die Initiative, nachdem sie sich einige Urlaubsfotos ihrer Familie auf ihrem Handy angesehen hatte. Es gefiel ihr nicht, wie übergewichtig sie aussah; sie war regelrecht bestürzt darüber, wie viel sie zugenommen hatte.

Als Steph von der *Galveston-Diät* erfuhr, war sie fasziniert. Die Diät ähnelte keiner, mit der sie es bisher versucht hatte. Sie zielt darauf ab, die hormonell bedingte Gewichtszunahme zu regulieren, indem die Ernährung umgestellt wird: weg von übermäßig vielen Kohlenhydraten und entzündlichen Lebensmitteln.

Steph legte los – und erzielte einen großen Erfolg.

»Innerhalb von acht Monaten habe ich knapp dreißig Kilo abgenommen. Mit dieser Methode ist es mir nicht nur gelungen, das Gewicht loszuwerden, das so dringend wegmusste, sondern ich bin auch nicht mehr prädiabetisch, und Blutdruckmedikamente brauche ich auch nicht mehr. Ich fühle mich so gut wie seit über zwanzig Jahren nicht mehr.«

Ihre Hormone und Sie

Hormone sind die chemischen Botenstoffe Ihres Körpers. Dutzende von Drüsen und Organen (unter anderem Darm, Eierstöcke,

Nebennieren und Gehirn) schütten ununterbrochen verschiedene Hormone aus. Diese wirken auf Zellen im ganzen Körper und sagen ihnen, wie sie sich verhalten sollen. Außerdem kommunizieren sie ständig miteinander und mit anderen Stoffen im Körper, um das Gleichgewicht zu wahren.

Was das Gewicht und andere Symptome der Perimenopause und Menopause angeht, so haben die Hormone das Sagen. Sie steuern unter anderem Appetit, Hunger, Gelüste, Stoffwechselgeschwindigkeit sowie Fettzunahme und -verteilung. Sind bestimmte Hormone aus dem Gleichgewicht geraten, werden Ihre Abnehmbemühungen unter Umständen sabotiert. Wie in Kapitel 1 angerissen, wird ein ungünstiger Hormonspiegel nicht nur mit Fettleibigkeit in Verbindung gebracht, sondern auch mit chronischen Entzündungen, Herzerkrankungen, Schlaganfall, Diabetes und mehr.

Doch zum Glück lassen sich durch die Regulierung des Hormonhaushalts eine Gewichtszunahme verhindern und Entzündungen bekämpfen. Sie haben es selbst in der Hand – mit den ernährungswissenschaftlichen Strategien, die Sie in der *Galveston-Diät* kennenlernen werden.

Um hormonell bedingtes Zunehmen und andere typische Begleiterscheinungen des mittleren Alters in den Griff zu bekommen, sind neun Hormone von entscheidender Bedeutung. Diese gilt es, wieder ins Lot zu bringen, und zwar vor allem über die Ernährung.

Östrogen

Östrogen ist das wichtigste weibliche Geschlechtshormon und wird am stärksten mit Perimenopause und Menopause in Verbindung gebracht. Dabei ist Östrogen ein Oberbegriff für drei chemisch sehr ähnliche Hormone: Östron, Östradiol und Östriol. Ihre Hauptaufgabe besteht darin, die Ausprägung der weiblichen Geschlechtsmerkmale zu steuern und den Menstruationszyklus zu regulieren. Außerdem sorgt Östrogen dafür, dass sich das Körperfett auf Oberschenkel, Gesäß und Bauch verteilt. Während der fruchtbaren Jahre wird an diesen Stellen zusätzliches Fett eingelagert, das als Energiequelle für eine eventuelle Schwangerschaft und Stillzeit dient.

Darüber hinaus beeinflusst dieses Hormon Ihre Gesundheit auf vielfältige Weise. Zum Beispiel:

- Es trägt zum Knochenwachstum und zur Erhaltung der Knochenstärke bei.
- Es hilft bei der Regulierung des Cholesterinspiegels.
- Es erhöht die Blutzufuhr zur Haut und steuert die Hautdicke.
- Es hält den Beckenboden sowie das Vaginal- und Blasengewebe stark und gesund.
- Es trägt zu einem ausgeglichenen Gemütszustand bei und ist imstande, Ängste und Depressionen zu mildern.

Im mittleren Lebensalter unterliegt der Östrogenspiegel starken Schwankungen. Wenn die Eierstocke in der Perimenopause die Östrogenproduktion senken, erhöht der Körper die Produktion des follikelstimulierenden Hormons (FSH), um die Eierstöcke dazu anzuregen, mehr Östrogen zu produzieren. Dies verursacht die teilweise wilden Schwankungen des Östrogenspiegels in der Perimenopause.

Mit dem Absinken des Östrogenspiegels während der Wechseljahre reduziert die Leber die Produktion von sexualhormonbindendem Globulin (SHBG). SHBG bindet unsere Geschlechtshormone und macht sie inaktiv. Wenn der SHBG-Spiegel sinkt, steigt die Aktivität unserer Sexualhormone, insbesondere der Androgene (wie

Testosteron). Diese Verkettung hormoneller Ereignisse führt zu Veränderungen des Cholesterinspiegels, einer Zunahme des Viszeralfetts und unerwünschtem Haarwuchs.

Wie die *Galveston-Diät* bei der Östrogenregulierung hilft

Bei den Ernährungsempfehlungen in Kapitel 7 werden Sie feststellen, dass der Schwerpunkt auf Kreuzblütlern und grünem Gemüse sowie auf Avocados, Lachs und Saaten liegt. All diese Lebensmittel helfen, die Auswirkungen der Östrogenschwankungen auszugleichen, und zwar folgendermaßen:

Kreuzblütler wie Brokkoli, Brokkolisprossen, Rosenkohl und Blumenkohl werden stark mit Östrogen in Verbindung gebracht. Forschungsergebnissen zufolge ist das Risiko für Herzkrankheiten, Schlaganfälle und Krebs bei Frauen, die sich reich an Kreuzblütlern ernähren, geringer, und die Hormon- und Östrogenwerte sind insgesamt besser.

Viele Frauen im mittleren Lebensalter haben das Problem, dass sie nicht zu wenig, sondern zu viel Östrogen im Körper haben. In diesem Fall findet der Eisprung nicht regelmäßig statt, was zu einer unopponierten Östrogenproduktion und wenig bis gar keiner Progesteronproduktion führt. Oder aber das Östrogen wird nicht ordnungsgemäß abgebaut und ausgeschieden. Auch ein Übermaß an Körperfett begünstigt einen hohen Östrogenspiegel, da Androgene in den Fettzellen in Östrogen umgewandelt werden.

Weitere Ursachen sind übermäßiger Alkoholkonsum, Leberprobleme, durch die der Körper Östrogen nicht ausreichend abbauen kann, oder eine übermäßige Exposition gegenüber synthetischen

»Xenoöstrogenen«, also Chemikalien, die in unserer Umgebung vorkommen und sich im Körper wie Östrogen verhalten. Letztere können den Östrogenspiegel ansteigen lassen.

Eine Möglichkeit, einen erhöhten Östrogenspiegel zu bekämpfen, besteht darin, mehr Kreuzblütlergemüse zu essen. Diese Gemüsesorten enthalten einen sekundären Pflanzenstoff namens Diindolylmethan (DIM), der den Abbau von überschüssigem Östrogen im Körper unterstützt. Außerdem enthalten Kreuzblütler Schwefelverbindungen, die helfen, eine träge Leber zu entgiften, die Ursache einer Gewichtszunahme, eines Blähbauchs, von Blähungen und Verstopfung sein kann.

Auch **Blattgemüse** enthält DIM sowie Stoffe wie Indol-3-Carbinol (I3C) und Kalzium-D-Glucarat, die alle dazu beitragen, die Fähigkeit der Leber zu verbessern, Östrogenmetaboliten (das sind die Nebenprodukte des Östrogenstoffwechsels) aus dem Körper zu entfernen.

In **Avocados** stecken jede Menge gesunder Fette, die zum Ausgleich von Progesteron und Östrogen beitragen.

Fisch mit einem hohen Gehalt an Omega-3-Fettsäuren trägt zur Förderung der Östrogenproduktion bei. Vor allem Lachs enthält optimale Mengen an Omega-3-Fettsäuren.

Leinsamen und Kürbiskerne enthalten Lignane, welche die am gesunden Östrogenstoffwechsel beteiligten Enzyme binden. Diese pflanzlichen Nährstoffe sind reich an Ballaststoffen. Sie dienen auch als Antioxidantien, die das Immunsystem stärken. Überdies sind Lignane hervorragend für die Regulierung des Hormonspiegels geeignet, insbesondere von Östrogen.

Kürbiskerne enthalten zudem viel Zink, essenzielle Fette und Proteine, weshalb sie sich auch besonders anbieten, um den Östrogenspiegel auszugleichen.

Insulin

Insulin ist ein Hormon, das von der Bauchspeicheldrüse als Reaktion auf die Menge an aufgenommenen Kohlenhydraten produziert wird. Insulin erfüllt zahlreiche Funktionen, aber seine Hauptaufgabe besteht darin, den Zellen die Möglichkeit zu geben, Zucker aus dem Blut zu entnehmen und zur Energiegewinnung heranzuziehen oder zu speichern (je nachdem, was gerade erforderlich ist).

Eine weitere wichtige Rolle des Insulins betrifft die Einlagerung von Fett. Es hemmt den Abbau von Fettgewebe und stimuliert vielmehr die Bildung von Körperfett. Sollten Sie also übergewichtig oder Diabetiker sein oder eine Veranlagung für Diabetes haben, müssen Sie Ihre Insulinwerte unbedingt so weit wie möglich normalisieren, um die Einlagerung von Fett zu verhindern und das Gewicht in den Griff zu bekommen. Ein wichtiger Schritt ist, den Verzehr von Kohlenhydraten einzuschränken, insbesondere von raffinierten Kohlenhydraten und zugesetztem Zucker.

Wenn wir älter werden und mehr Viszeralfett (Bauchfett) aufbauen, entwickelt sich unter Umständen eine Insulinresistenz (IR), was bedeutet, dass mehr Insulin als normal benötigt wird, um den Zucker in die Zellen zu befördern, damit diese ihren Aufgaben nachkommen können.

Eine Ernährungsweise, bei der viel Zucker, raffinierte Kohlenhydrate und Fast Food auf dem Speiseplan stehen, fördert die IR und damit die Gewichtszunahme. Einer hochinteressanten Studie zufolge nahmen Menschen, die regelmäßig, also zweimal pro Woche oder öfter, Fast Food aßen, zu und entwickelten eine IR. Dies deutet darauf hin, dass Fast Food das Risiko für Fettleibigkeit und Diabetes Typ 2 steigert.

Jetzt wird's heiß:
Hinweise auf eine mögliche Insulinresistenz

- Sie haben extremen Durst oder Hunger.
- Sie sind auch nach einer Mahlzeit noch hungrig.
- Sie haben häufig Vaginal- oder Blaseninfektionen.
- Sie haben einen vergrößerten Bauchumfang und Körperfett.
- Sie müssen häufiger Wasser lassen.
- Sie empfinden Prickeln in Händen und Füßen.
- Sie entwickeln vermehrt Hautanhängsel.
- Sie haben dunkle, samtartige Flecken am Hals und in den Achselhöhlen (eine als Acanthosis nigricans bekannte Hautkrankheit).

Wie die *Galveston-Diät* zur Normalisierung des Insulinspiegels und zur Verbesserung der Insulinsensitivität beiträgt

Mit der *Galveston-Diät* stellen Sie Ihre Essgewohnheiten um und bekommen so Ihren Insulinspiegel auf natürliche Weise in den Griff. Dabei achten wir auf Folgendes:

Die Kohlenhydrataufnahme einschränken. Eine kohlenhydratarme Ernährung senkt nachweislich den Insulin- und stabilisiert den Blutzuckerspiegel. In der Umstellungsphase der *Galveston-Diät* (der »Energiewende für den Körper«) lernen Sie einen besseren Umgang mit den Kohlenhydraten.

Weniger oder gar kein zugesetzter oder industriell verarbeiteter Zucker. Große Mengen Fruktose in Form von isoglukosehaltigem Maissirup (Glukose-Fruktose-Sirup) und Saccharose fördern die Insulinresistenz und erhöhen den Insulinspiegel.

Reichlich Proteine in die Mahlzeiten einbauen. Wenn man

Proteine gegessen hat, steigt der Insulinspiegel zwar zunächst, langfristig jedoch führt der Verzehr von Proteinen zu einer Verringerung des Bauchfetts und beugt somit einer IR vor.

Gesunde Fette zuführen. Insbesondere Lebensmittel, die reich an Omega-3-Fettsäuren sind, tragen zur Senkung des Nüchterninsulinspiegels bei.

Mehr Ballaststoffe! Achten Sie auf Ihre Gesamtballaststoffaufnahme und sorgen Sie dafür, mindestens 25 Gramm pro Tag zu sich zu nehmen (ich strebe 35 Gramm täglich an). Wichtig ist zudem eine Mischung aus löslichen und unlöslichen Ballaststoffen. Lösliche Ballaststoffe lösen sich in Wasser auf und bilden eine gelartige Substanz, die dazu beiträgt, die Verdauung und die Aufnahme von Zucker zu verlangsamen. Beispiele für Lebensmittel, die reich an löslichen Ballaststoffen sind, wären etwa Linsen, Nüsse, Hafer und bestimmte Früchte und Gemüse.

Die unlöslichen Ballaststoffe tragen dazu bei, dass die Nahrung schneller durch den Verdauungstrakt transportiert wird. Zu den Lebensmitteln, die unlösliche Ballaststoffe enthalten, gehören unter anderem Gemüse und Vollkornprodukte. Wie der Name schon sagt, lösen sich unlösliche Ballaststoffe nicht in Wasser auf, weshalb sie den Verdauungstrakt vollständig intakt passieren. Auf diese Weise erhöhen sie das Stuhlvolumen und haben somit eine abführende Wirkung, die man sich bei Verdauungsproblemen wie Verstopfung zunutze machen kann.

Magnesium zusätzlich einnehmen. Insulinresistente Menschen leiden häufig unter einem Magnesiummangel. Eine zusätzliche Zufuhr dieses Minerals kann die Insulinempfindlichkeit verbessern. Auf die Bedeutung von Magnesium in der Ernährung wird in Kapitel 7 näher eingegangen.

Antioxidantienreiche Lebensmittel essen. Buntes Obst und

Gemüse enthält Antioxidantien, die Entzündungen bekämpfen und zu einem niedrigeren Insulinspiegel führen.

Speisen mit Gewürzen und Kräutern abschmecken. Ich versuche, in fast allen meinen Rezepten verschiedenste Gewürze und Kräuter zu verwenden. Die besten sind meiner Meinung nach Bockshornklee (reich an löslichen Ballaststoffen), Kurkuma (ein starkes Antioxidans und Entzündungshemmer), Ingwer (verbessert die Funktion der Glukoserezeptoren auf den Muskelzellen), Knoblauch (ein weiteres starkes Antioxidans) und Zimt (1 bis 6 Gramm oder 1/4 bis 1 1/2 Teelöffel täglich zur Regulierung des Blutzuckers).

Grünen Tee trinken. Grüner Tee ist reich an Antioxidantien, die Entzündungen bekämpfen und die Insulinempfindlichkeit erhöhen.

Regelmäßige Bewegung. Regelmäßiges Herz-Kreislauf- und Krafttraining verbessern die Insulinempfindlichkeit.

Leptin

Das von Fettzellen produzierte Leptin ist als das Sättigungshormon bekannt. Dieser Botenstoff reduziert den Appetit und sorgt eben dafür, dass man sich nach dem Essen satt fühlt. Ebenso signalisiert Leptin dem Gehirn, dass genügend Fett gespeichert und kein weiteres benötigt wird, sodass übermäßiges Essen vermieden wird.

Bei Übergewicht ist paradoxerweise womöglich sogar zu viel Leptin im Blutkreislauf vorhanden – so viel, dass der Körper kein Sättigungsgefühl mehr empfindet. Tatsächlich ergab eine Studie, dass der Leptinspiegel bei übergewichtigen Menschen viermal höher war als bei Normalgewichtigen.

Ist man nicht ausreichend empfindlich gegenüber Leptin, kommt es zu einer sogenannten Leptinresistenz. Bei einer Leptinresistenz ist das Gehirn nicht in der Lage, die durch Leptin ausgelösten Signale zu erkennen, was zu Heißhungerattacken, ungesunden Essgewohnheiten und Gewichtszunahme führt. Unter Umständen kommt es zu einem regelrechten Teufelskreis: Man isst mehr und nimmt zu. Mehr Körperfett führt zu mehr Leptin in den Fettzellen und lässt den Insulinspiegel ansteigen. Ein Übermaß an Körperfett stört außerdem die reibungslose Leptin-Signalübertragung und verstärkt somit die Insulinresistenz. Im Grunde glaubt das Gehirn, man sei am Verhungern, was dazu führt, dass man mehr essen möchte. Dadurch nimmt man weiter zu und hat noch mehr Hunger, sodass man wieder mehr isst und noch mehr Fett ansammelt. Und so weiter und so fort.

Jetzt wird's heiß: Meiden Sie diese sechs Lebensmittel, um einer Leptinresistenz vorzubeugen

Zwei Hauptgründe für die Entwicklung einer Leptinresistenz sind die Zunahme von Viszeralfett (Bauchfett) und der Verzehr hoher Mengen an isoglukosehaltigem Maissirup in industriell verarbeiteten Lebensmitteln. Diesem Problem können Sie ausweichen, indem Sie die folgenden Lebensmittel streichen:

- Erfrischungsgetränke
- Fertigdesserts
- Fruchtjoghurt
- Fruchtsäfte mit Zuckerzusatz
- Obstkonserven
- Zuckerhaltige Frühstückscerealien

Wie die *Galveston-Diät* zur Optimierung des Leptinspiegels beiträgt

Entscheidend für unseren Leptinspiegel ist ein kritischer Blick auf unsere Essgewohnheiten. Mit der *Galveston-Diät* gelingt Ihnen das ganz einfach:

Industriell verarbeitete Erzeugnisse meiden. Diese fördern Entzündungen, die wiederum zu einer Leptinresistenz führen.

Mehr Ballaststoffe essen. Diese helfen Ihnen, Appetit, Sättigungsgefühl und Gewicht zu regulieren. Insbesondere lösliche Ballaststoffe wirken sich positiv auf die Darmgesundheit aus.

Triglyzeridwerte senken. Triglyzeride sind die häufigste Form von Fett im Blutkreislauf. Sind zu viele vorhanden, behindern sie den Transport von Leptin aus dem Blut ins Gehirn, sodass das Sättigungssignal nicht im Gehirn ankommt. Das Gehirn interpretiert dies als eine Art Hungerzustand und setzt daraufhin wirkungsvolle Abläufe in Gang, um das vermeintlich fehlende Fett wieder aufzubauen. Am besten lassen sich die Triglyzeridwerte durch eine Reduzierung der Kohlenhydratzufuhr senken.

Auf Proteine achten. Eine ausreichende Proteinzufuhr begünstigt die Gewichtsabnahme, da sie zu einer Verbesserung der Leptinsensitivität führt. Wer als Frau dreimal täglich isst, sollte pro Mahlzeit mindestens 20 bis 25 Gramm Protein zu sich nehmen.

In ungefähr einer Handvoll einer tierischen Proteinquelle (was alles von Fisch und Geflügel bis hin zu Schweinefleisch und Rindersteak umfasst) sind etwa 8 Gramm Protein enthalten, während vegetarische Proteinquellen wie hart gekochte Eier und eine halbe Tasse Bohnen etwa 8 beziehungsweise 11 Gramm enthalten. Die einfachste Möglichkeit, den Proteinbedarf zu decken, besteht darin, ungefähr dreimal täglich hochwertiges Protein zu sich zu nehmen.

Regelmäßig Sport treiben. Körperliche Aktivität wirkt einer Leptinresistenz entgegen.

Die Schlafqualität verbessern. Bei Problemen mit Leptin spielt schlechter Schlaf häufig eine Rolle.

Ghrelin

Das Hormon Ghrelin wird im Darm produziert. Von dort gelangt es über den Blutkreislauf ins Gehirn, wo es signalisiert, man solle sich auf die Suche nach Nahrung machen und etwas essen. Die Hauptfunktion von Ghrelin besteht also darin, den Appetit anzuregen.

Bei einer drastischen Einschränkung der Kalorienzufuhr steigt der Ghrelinspiegel stark an, und man bekommt wahrscheinlich Heißhunger – ein Grund, warum es so schwierig ist, eine kalorienreduzierte Diät dauerhaft einzuhalten.

Wie die *Galveston-Diät* die Funktionsweise von Ghrelin verbessert

Je mehr Ghrelin ausgeschüttet wird, desto größer der Hunger, und desto mehr möchte man essen. Kein Wunder also, dass man seinen Ghrelinspiegel in Schach halten sollte! Mit der *Galveston-Diät* erreichen Sie das, indem Sie:

Weniger Zucker zu sich nehmen. Meiden Sie zugesetzten Zucker, insbesondere in Form von Süßgetränken mit isoglukosehaltigem Maissirup.

Bei jeder Mahlzeit Proteine zu sich nehmen. Besonders wichtig nach dem Fasten beziehungsweise einem Fastenintervall. Für Frauen über 50 sind etwa 20 bis 25 Gramm Protein bei jeder Mahlzeit ein gutes Ziel.

Ballaststoffreiche Lebensmittel in die Mahlzeiten einbauen. Ballaststoffe machen schnell satt und fördern das Sättigungsgefühl. Außerdem verhindern sie, dass der Blutzuckerspiegel nach dem Essen in die Höhe schießt.

Cortisol

Als wäre es nicht schon schwer genug, sich mit der Lebensmitte herumzuschlagen, gesellt sich auch noch Stress hinzu: zu Hause, in der Familie, bei der Arbeit … Stress, Stress, Stress! Bei Stress schüttet der Körper Stresshormone aus, und eines davon ist Cortisol.

Wenn wir mit einem Stressor konfrontiert werden, regt Cortisol die Freisetzung von Fett und Kohlenhydraten an, damit uns ausreichend Energie zur Verfügung steht, um zu kämpfen oder zu fliehen. Dieser plötzliche Energieschub hilft uns, im Krisenfall zu überleben oder vor einer Gefahr zu fliehen. Leider unterscheidet Cortisol nicht zwischen echten Notsituationen (Vermeidung eines Zusammenstoßes oder Flucht vor einem Angreifer) und chronischen »Gefahren« wie finanziellen Sorgen, Terminen, familiären Problemen und anderen Herausforderungen eines schnelllebigen Alltags.

Stehen wir chronisch unter Stress und löst sich dieser gar nicht mehr auf, wird der Körper beständig von Cortisol durchströmt. Dadurch steigt der Blutzuckerspiegel, der Appetit verändert sich, Gelüste werden verstärkt, Fett wird schneller eingelagert und so umverteilt, dass es im Bauchraum deponiert wird. Ein chronisch erhöhter Cortisolspiegel kann außerdem dazu führen, dass die Zellen resistent gegen Insulin werden.

Wie die *Galveston-Diät* Cortisol beeinflusst

Wenn Sie schon einmal eine Phase Dauerstress erlebt haben, kennen Sie das: Man fühlt sich kaum noch wie man selbst, ist nur noch eine ausgelaugte Hülle. Grund dafür ist Cortisol (in höheren Mengen als normal). Deshalb ist es so unglaublich wichtig, zu wissen, wie man seinen Cortisolspiegel *senken* kann. Und mit bestimmten Lebensmitteln, die Sie in der *Galveston-Diät* vorfinden, gelingt das auch:

Dunkle Schokolade. Nach einem schweren Tag tut etwas Süßes einfach irgendwie gut – und deshalb greife ich dann zu dunkler Schokolade. Zum einen sind bei 70 oder mehr Prozent Kakaoanteil reichlich wichtige Nährstoffe enthalten. Zum anderen wirkt sie stresslindernd. In zwei Studien mit 95 Erwachsenen zeigte sich, dass der Verzehr von dunkler Schokolade die Cortisolreaktion auf eine Stressbelastung reduzierte.

Probiotika und Präbiotika auf den Speiseplan setzen. Probiotika sind nützliche, symbiotische Bakterien in Lebensmitteln wie Joghurt, Sauerkraut und Kimchi. Zahlreiche Studien belegen, dass eine Erhöhung der Probiotika im Darm Entzündungen eindämmen und den Cortisolspiegel senken kann, was wiederum die Symptome von Depressionen, Angstzuständen und Stress verringert.

Präbiotika sind in löslichen Ballaststoffen enthalten und dienen diesen Bakterien im Darm als Nahrung. Sie tragen nachweislich zur Senkung des Cortisolspiegels bei.

Ausreichend trinken. Wer ausreichend Flüssigkeit zu sich nimmt, reduziert den physiologischen Stress. Wird der Körper jedoch nicht ausreichend mit Flüssigkeit versorgt, gerät er unter Stress und reagiert mit einem Anstieg des Cortisolspiegels. Woran erkennt man, ob man ausreichend Flüssigkeit zu sich nimmt? Ein Blick ins WC genügt. Der Urin sollte eine sehr helle Farbe haben, fast klar sein. Ist er dunkler, ist dies möglicherweise ein Zeichen für Dehydrierung.

Fischöl ahoi! Der Verzehr von Lebensmitteln, die reich an

Omega-3-Fettsäuren sind, senkt nachweislich den Cortisolspiegel. Dabei dürfen Omega-3- nicht mit Omega-6-Fettsäuren verwechselt werden! Omega-6-Fettsäuren, die in verarbeiteten Snacks, Fast Food, Kuchen, fettem Fleisch und Wurstwaren enthalten sind, begünstigen nämlich Entzündungen.

Auch eine Änderung des Lebensstils wirkt sich oft positiv auf den Cortisolspiegel aus. Gerade in der Zeit der hormonellen Umstellung im mittleren Lebensalter sind diese Strategien besonders wichtig:

Stressbewältigung. Zur Stressbewältigung gibt es zahlreiche Möglichkeiten, von Entspannungsprogrammen über Stressmanagement bis hin zu Yoga. Für mich ist Meditation eine der besten Strategien. Sie senkt den Cortisolspiegel erwiesenermaßen ganz erheblich. Probieren Sie doch einmal die Apps *Calm* oder *Headspace* aus, um sich mit den Grundlagen der Meditation vertraut zu machen. Aber auch einfach nur Musik zu hören, die Ihnen gefällt, lässt den Cortisolspiegel sinken.

Erholsamen Schlaf priorisieren. Im Vergleich zu Kontrollgruppen wiesen Menschen, die weniger oder schlechter schliefen, in mehreren Studien einen signifikant höheren Cortisolspiegel auf.

Wegstrampeln. In zahlreichen Studien hat sich gezeigt, dass moderater Sport den Cortisolspiegel senkt.

Neuropeptid Y

Es wird viel über die süchtig machende Wirkung von Kohlenhydraten gesprochen. Das sehe ich durchaus auch so – und wie leicht man süchtig danach werden kann, habe ich schon von vielen Patientinnen gehört. Doch genau wie beim Thema Gewichtszunahme sind diese süchtig machenden Gelüste nicht Ihre Schuld.

Verantwortlich dafür ist das Neuropeptid Y (NPY)! Dieses Hormon regt nämlich den Heißhunger auf Kohlenhydrate an.

Verrückt ist obendrein, dass NPY auch bei der Motivation in Sachen Nahrungssuche eine wichtige Rolle spielt. Schon einmal vor dem Kühlschrank gestanden und nach Essen gestöbert? Ja, genau: Da zieht NPY die Strippen.

Das Neuropeptid Y wird von Zellen im Gehirn und im Nervensystem produziert und zählt zu den stärksten Appetitanregern. Ausgelöst wird seine Produktion durch niedrige Leptinwerte und Kalorienrestriktion (noch so ein Grund, warum so viele Diäten scheitern). Die Werte sind am höchsten, wenn wir fasten, und unmittelbar nach einer Mahlzeit am niedrigsten. Auch in Stressphasen sind die NPY-Werte erhöht, was zu übermäßigem Essen und einer Zunahme von Viszeralfett führen kann.

NPY verleitet uns dazu, die Zeit zwischen den Mahlzeiten zu *verkürzen*, motiviert uns zum Essen und zögert das Sättigungssignal im Gehirn hinaus.

Wie die *Galveston-Diät* den NPY-Spiegel senkt

Wenn Sie mit der *Galveston-Diät* beginnen, Ihre Energiezufuhr neu auszurichten, werden Sie feststellen, dass Heißhungerattacken auf Kohlenhydrate der Vergangenheit angehören. Damit dies zur Gewohnheit wird, gilt es, Folgendes zu tun:

Eine ausreichende Menge an Proteinen zu sich nehmen. Menschen, die sich proteinarm ernähren, weisen oft einen erhöhten NPY-Spiegel auf. Eine Frau über 50 sollte dreimal täglich 20 bis 25 Gramm hochwertiges Protein zu sich nehmen.

Genügend präbiotische lösliche Ballaststoffe über die Nahrung aufnehmen. Lösliche Ballaststoffe füttern die freundlichen Bakterien im Magen-Darm-Trakt. So fördern sie die Darmgesundheit und unterdrücken das Verlangen nach nicht benötigten Kohlenhydraten.

Stressbewältigung. Ähnlich wie Cortisol lässt sich auch NPY durch Verhaltensweisen senken, die Stress im Leben reduzieren.

Glukagon-ähnliches Peptid-1

Wenn Nährstoffe in den Darm gelangen, wird dort das Glukagon-ähnliche Peptid-1 (GLP-1) produziert. Größere Mengen an GLP-1 zügeln den Appetit und werden mit Gewichtsverlust in Verbindung gebracht. Außerdem verlangsamt es den Verdauungsprozess und sorgt dafür, dass Nährstoffe gleichmäßiger freigesetzt werden. Es fördert die Insulinproduktion und verhindert, dass die Leber mehr Zucker in das Blut abgibt als nötig. Somit ist GLP-1 für die Blutzucker- und Insulinkontrolle ausgesprochen wichtig.

Wie die *Galveston-Diät* den GLP-1-Spiegel erhöht

Schon nach kurzer Zeit werden Sie feststellen, dass Sie weniger hungrig sind und weniger Heißhungerattacken haben, wenn Sie sich an die *Galveston-Diät* halten. Das liegt vor allem daran, dass Ihr Speiseplan mehr Lebensmittel enthält, die den GLP-1-Spiegel erhöhen. Ich empfehle Ihnen Folgendes:

Fisch, Molkenprotein (Hüttenkäse, Ricotta und Milch) und Joghurt. Diese Lebensmittel erhöhen nachweislich den GLP-1-Spiegel und verbessern die Insulinempfindlichkeit. (Molke ist der wässrige Teil der Milch, der bei der Käseherstellung vom Käsebruch getrennt wird.)

Lebensmittel, die viele Antioxidantien enthalten (hauptsächlich Gemüse und Obst). Sie beugen chronischen Entzündungen vor, die mit niedrigeren GLP-1-Werten einhergehen. Somit lässt sich der GLP-1-Spiegel durch entsprechende Ernährung mit diesen Nährstoffen anheben. Auch Blattgemüse wie Spinat und Grünkohl regen laut Studien nachweislich die Ausschüttung von GLP-1 an und helfen beim Abnehmen.

Probiotische Lebensmittel wie Joghurt. Probiotika erhöhen nachweislich den GLP-1-Spiegel und drosseln die Nahrungsaufnahme.

Cholecystokinin

Ein weiteres hochinteressantes Hormon ist das Cholecystokinin (CCK). Es ist für jeden, der abnehmen möchte, von Vorteil, und zwar hauptsächlich aus zwei Gründen.

Erstens wirkt es wie ein Appetitzügler und schränkt somit die Nahrungsaufnahme ein. Prima, wenn man weniger essen und Körperfett abbauen möchte. Grund dafür ist, dass die Nahrung durch CCK langsamer durch den Verdauungstrakt wandert, wodurch man länger das Gefühl hat, satt zu sein.

Zweitens kurbelt CCK den Abbau von Fettgewebe an. Dadurch wird die Körperzusammensetzung verbessert und der Appetit kontrolliert.

Wenn eine fetthaltige Mahlzeit verdaut wird, stellt der Körper CCK durch spezialisierte Zellen in der Darmschleimhaut her. Im Grunde löst es die Freisetzung von Galle und Pankreasenzymen für die Fettverdauung aus.

Wie die *Galveston-Diät* die CCK-Produktion fördert

Die folgenden Lebensmittel werden Sie auch aus vielen anderen Gründen essen (siehe oben!), sie fördern aber unter anderem die CCK-Produktion: Nehmen Sie Speisen zu sich, die reich an Protein, Fett und Ballaststoffen sind. Essen Sie außerdem Lebensmittel mit einem hohen Anteil an Omega-3-Fettsäuren wie Fisch.

Pankreatisches Peptid YY

Das pankreatische Peptid YY (PYY) wird im Dünndarm gebildet. Es wird nach dem Essen freigesetzt und unterdrückt den Appetit. Genau genommen gehört es sogar zu denjenigen Hormonen, die dafür sorgen, dass man sich nach dem Essen satt fühlt, weil es die Entleerung des Magens verlangsamt.

Die ins Blut abgegebene Menge an PYY hängt von der Art der aufgenommenen Nahrung ab. Fette und Proteine zum Beispiel stimulieren die Ausschüttung dieses Hormons am stärksten. Zusätzlich kann seine Ausschüttung durch Verdauungssäfte (wie Galle) angeregt werden.

Am höchsten ist die PYY-Konzentration in der zweiten Stunde nach dem Essen, danach sinkt sie allmählich. Niedrige PYY-Werte treten auf, wenn Sie längere Zeit nichts gegessen haben, beispielsweise über Nacht.

Bei niedrigen PYY-Werten steigt der Appetit, und man will weiteressen. Menschen, die fettleibig sind oder an Diabetes Typ 2 leiden, weisen meist niedrige Werte auf, was natürlich eine Gewichtszunahme begünstigt.

Wie die *Galveston-Diät* den PYY-Wert erhöht

Die Ernährungspläne der *Galveston-Diät* sind so konzipiert, dass sie die Regulierung von PYY und anderen Hormonen unterstützen. Das ideale Szenario sieht folgendermaßen aus:

Kohlenhydratarm essen. Dadurch soll der Blutzuckerspiegel stabilisiert werden. Ein zu hoher Blutzuckerspiegel beeinträchtigt möglicherweise die Wirkung von PYY.

Ausreichende Mengen an Protein zu sich nehmen. Das Protein kann entweder aus tierischen oder pflanzlichen Quellen stammen; meine Ernährungspläne zeigen Ihnen, wie's geht.

Genügend Ballaststoffe verzehren. Eine ausreichende Menge an Ballaststoffen ist unerlässlich.

Das Wissen darüber, wie Hormone das Gewicht und andere Symptome beeinflussen, ist ein wichtiger erster Schritt zu einer guten Gesundheit. Wenn Sie sich bewusst machen, dass Ihr Essverhalten hormonell gesteuert ist, brauchen Sie sich keine Vorwürfe mehr über vermeintliche Misserfolge zu machen, sondern können sich darauf konzentrieren, Ihre Essgewohnheiten zu ändern. Sie haben weit mehr Macht über Ihren Körper, als Ihnen bewusst ist. Und Sie haben nichts zu verlieren – außer diesen hartnäckigen Kilos!

Jetzt wird's heiß: Ob eine Hormonersatztherapie für Sie sinnvoll ist?

Im Bereich der Hormonersatztherapie (HRT) wurden große Fortschritte erzielt, und sie wird sich auch weiterhin auf dem Markt halten. Diese Therapie kann für viele Frauen eine entscheidende Wende im Leben bewirken.

Die HRT hat zahlreiche Vorteile. Sie kann:

- den Taillenumfang reduzieren, weil das Bauchfett abgebaut wird,
- das Körperfett so umverteilen, dass die Proportionen etwas günstiger ausfallen,
- den Nüchternblutzucker- und Insulinspiegel senken und so Insulinresistenz und Diabetes Typ 2 vorbeugen,
- die Blutfettwerte verbessern, indem sie insbesondere das im Blut enthaltene Cholesterin und Triglyceride und damit die Gefahr von Herz-Kreislauf-Erkrankungen verringert,
- den Knochenabbau verringern und damit Osteoporose vorbeugen,
- die kognitiven Fähigkeiten verbessern (weniger Watte im Kopf!) und
- das Wohlbefinden steigern.

Niemand außer Ihnen und Ihrer Ärztin oder Ihrem Arzt kann entscheiden, ob eine Hormonersatztherapie das Richtige für Sie ist. Aber je mehr wissenschaftlich belegte Informationen Ihnen vorliegen, desto fundierter wird Ihre Entscheidung ausfallen, und desto sicherer werden Sie sich damit fühlen. Hier nun einige der wichtigsten Faktoren, die ich mit Frauen bespreche, die über eine HRT nachdenken:

- Im Allgemeinen empfiehlt es sich, mit der Behandlung während der Perimenopause oder in den ersten Jahren nach der Menopause zu beginnen.
- Sie sollten sich darüber im Klaren sein, dass die Gewichtszunahme und andere wahrnehmbare Symptome der Wechseljahre hauptsächlich auf den Östrogenmangel im Körper zurückzuführen sind. Derzeit ist die Hormonersatztherapie nur zur Behandlung vasomotorischer Störungen (Veränderungen in der Funktion des Gefäßsystems wie Hitzewallungen) und zur Behandlung vaginaler Veränderungen, beispielsweise Dünnerwerden der Vaginalwand und Verlust der Feuchtigkeitsversorgung, vorgesehen. Zur Reduzierung von Viszeralfett oder zur Bekämpfung von Entzündungen ist die HRT dagegen nicht zugelassen (auch wenn sie in beiden Fällen förderlich ist).
- Wenn Sie eine Gebärmutter haben, sollten Sie wissen, dass Sie

aufgrund des Gebärmutterkrebsrisikos Östrogen nicht ausschließlich anwenden dürfen. Durch die zusätzliche Gabe von Progesteron wird dieses Risiko gesenkt, weshalb die Kombinationstherapie immer das Mittel der Wahl ist. Falls Sie keine Gebärmutter haben, ist Progesteron nicht notwendig.

- Wenden Sie sich bitte an eine mit der Hormonbehandlung vertraute Ärztin, die die Behandlung auf Ihre individuelle Situation abstimmen kann. Unter »Weiterführende Informationen« auf Seite 295 f. finden Sie einen Link zu einer Liste »menopausenfreundlicher« Anlaufstellen auf meiner Website.

Kapitel 3

Stellen Sie sich darauf ein, Ihr Leben zu verändern

Sie wissen bereits, dass sich Ihr Gesundheitszustand verbessern wird, wenn Sie mithilfe der *Galveston-Diät* abnehmen und gegen Symptome der Lebensmitte angehen. Die gute Nachricht lautet: Wenn Sie erst einmal so richtig in das Programm eingestiegen sind, werden Sie eine erhebliche Reduzierung an Bauchfett, Hitzewallungen, Erschöpfung, Benommenheit, schlechter Laune und noch vielem mehr feststellen. Bei manchen Frauen konnte ich diese positiven Veränderungen bereits zwei Wochen nach Programmbeginn beobachten. Jede Mühe wird also belohnt!

Vor diesem Hintergrund verstehe ich, wenn Sie es kaum erwarten können, diese neuen Lebensgewohnheiten in die Tat umzusetzen. Doch bevor Sie sich Hals über Kopf in das Abenteuer stürzen, rate ich Ihnen, es langsam angehen zu lassen. Gönnen Sie sich min destens ein paar Tage oder eine Woche Zeit, um dieses Buch zu lesen. Es ist wichtig, genau zu wissen, was in dieser Phase Ihres Lebens in Ihrem Körper vor sich geht, zu verstehen, warum die einzelnen Bestandteile des Programms so und nicht anders konzipiert sind, und zu erkennen, wie die drei Elemente ineinandergreifen. Sie müssen nachvollziehen können, worum es bei den Ernährungsplänen geht und warum diese in der vorliegenden Form erstellt wurden.

Verinnerlichen Sie diese Informationen. Je mehr Sie über Ernährung wissen, desto besser gelingt Ihnen die Umstellung Ihrer

Lebensweise, und desto größer werden die Fortschritte bei der Verringerung von Krankheitsrisiken und der Verbesserung Ihres Gesundheitszustands sein.

Deshalb lautet mein erster Ratschlag: nur keine Eile. Investieren Sie Zeit in sich selbst. Schließlich haben Sie für die Umsetzung Ihres Plans Ihr ganzes Leben! Vor diesem Hintergrund finden Sie hier einige vorbereitende Maßnahmen, die zu Ihrem Erfolg beitragen werden.

Ermitteln Sie Ihre Ausgangswerte

Um zu wissen, wie erfolgreich Sie waren, müssen Sie sich vor Augen führen, wo Sie angefangen haben – also wo Sie jetzt stehen. Daher ist es wichtig, bestimmte Körpermaße zu ermitteln und sich gelegentlich auf die Waage zu stellen, um die Entwicklung im Blick zu behalten.

1. Überprüfen Sie Ihr Ausgangsgewicht. Bei der *Galveston-Diät* lehre ich die Teilnehmerinnen, mit ihrer Waage »Schluss zu machen«. Das mag beängstigend klingen, daher möchte ich es näher erläutern. Eine Waage ist zwar ein nützliches Hilfsmittel, aber bei Weitem nicht das einzige, da sie keine Rückschlüsse auf den Gesundheitszustand zulässt. Nicht vergessen: Das Hauptziel dieses Programms besteht darin, Sie so gesund wie möglich zu machen. Nicht selten verlieren Frauen im Rahmen dieses Programms an Umfang, insbesondere im Taillenbereich, ohne dass sich dies auf der Waage bemerkbar macht. Grund dafür ist, dass sie höchstwahrscheinlich an fettfreier Muskelmasse zu- und gleichzeitig an Körperfett abnehmen, und Muskeln wiegen in der Regel mehr als Fett.

Außerdem beanspruchen Muskeln weniger Platz im Körper. Daher ist es zwar völlig in Ordnung, zur Gesamtbewertung auch die Zahl auf der Waage heranzuziehen, aber das letzte Wort sollten Sie ihr nicht überlassen.

Wiegen Sie sich also heute, notieren Sie das Gewicht samt Datum in einem kleinen Notizbuch und behalten Sie dieses griffbereit. Vergegenwärtigen Sie sich, dass Ihr Gewicht nur ein einziger Messwert für Ihren Fortschritt ist; lassen Sie sich nicht von dem, was die Waage anzeigt, verrückt machen.

2. Ermitteln Sie die Umfangmaße Ihres Körpers. Besorgen Sie sich ein Schneidermaßband und messen Sie Ihren Hüft-, Bauch- und Oberschenkelumfang. Notieren Sie sich die Werte zusammen mit Ihrem Gewicht.

Einige Tipps zum Messen:

- Um genaue Ergebnisse zu erzielen, messen Sie sich morgens nackt, noch vor dem Frühstück, um einen eventuellen Blähbauch auszuschließen.
- Atmen Sie normal und ziehen Sie nicht den Bauch ein, schließlich sollen die gemessenen Werte ja Ihre tatsächlichen Körpermaße darstellen.
- Messen Sie sich vor einem Spiegel, damit Sie das Maßband auch sicher gerade halten.
- Um Ihren Taillenumfang zu messen, halten Sie sich gerade und atmen Sie aus. Nehmen Sie an der schmalsten Stelle Ihrer Taille Maß. Bei vielen Frauen liegt diese knapp über dem Nabel, möglicherweise liegt sie bei Ihnen aber auch höher.

Hinweis: Der Taillenumfang ist einer der wichtigsten Werte für die Beurteilung Ihres allgemeinen Gesundheitszustands. Zu viel Fett im Taillenbereich ist ein mögliches Anzeichen für zu viel Fettgewebe im Bauchraum. Dieses sogenannte Viszeralfett birgt erhebliche Gesundheitsrisiken. Idealerweise sollte Ihr Taillenumfang unter 90 cm liegen.

- Den Hüftumfang messen Sie an der stärksten Stelle des Gesäßes. Diese befindet sich bei jedem Menschen an einer etwas anderen Stelle, liegt aber in der Regel etwa 18 cm unterhalb der Taille.
- Legen Sie das Maßband so straff an, dass es zwar anliegt, aber nicht zu eng ist.

3. Ermitteln Sie das Verhältnis von Taille zu Hüfte. Das Taille-Hüfte-Verhältnis (Waist-to-Hip-Ratio, WHR) ist ein Maß für die Verteilung der Körpermasse, insbesondere in Hinblick auf die Gesundheit. Es ist sogar eines der wichtigsten Bewertungskriterien der *Galveston-Diät*, da es Aufschluss über den Gesundheitszustand gibt und auf mögliche Risikofaktoren hinweist. Je besser das Taille-Hüfte-Verhältnis, desto besser die Gesundheit – und das ist das oberste Ziel dieses Programms.

Um Ihr Taille-Hüfte-Verhältnis zu berechnen, teilen Sie nun Ihren Taillenumfang durch Ihren Hüftumfang. Notieren Sie den Wert in Ihrem kleinen Notizbuch.

4. Fotografieren Sie sich. Vielleicht ist Ihnen das unangenehm oder peinlich, aber glauben Sie mir, mit der Zeit werden Sie sich freuen, die eigenen Fortschritte im Laufe des Programms sehen zu können.

Dem Plan entsprechend messen Sie sich nach vier Wochen erneut und berechnen auch Ihr Taille-Hüfte-Verhältnis neu. Stellen Sie sich auf eine wahre Überraschung ein: Sie werden sehen, wie viele

Zentimeter und Kilogramm Sie bereits losgeworden sind – ein Zeichen dafür, dass Sie reines Körperfett verbrennen und insgesamt gesünder leben.

Ihr Taille-Hüfte-Verhältnis und Ihre Gesundheit

Der Datenlage zufolge lässt ein hoher Wert des Taille-Hüfte-Verhältnisses Rückschlüsse auf Herz-Kreislauf-Erkrankungen, Bluthochdruck, Diabetes, Gallenblasenerkrankungen und sogar Krebs zu.

In den Wechseljahren nimmt der Wert häufig zu, was nahelegt, dass auch das Risiko für Herzerkrankungen, Hüftfrakturen und bestimmte Krebsarten (unter anderem Brust- und Gebärmutterkrebs) steigt. Erfreulicherweise zeigt die Forschung aber auch, dass eine Reduzierung des Taille-Hüfte-Verhältnisses mit erheblichen gesundheitlichen Vorteilen und einer Reduzierung des Krankheitsrisikos einhergeht.

Damit Sie grob abschätzen können, worauf Ihr Taille-Hüfte-Verhältnis schließen lässt, folgt hier eine kleine Übersicht:

Taille-Hüfte-Verhältnis

Gesundheitsrisiko	Frauen
Niedrig	0,8 oder niedriger
Mittel	0,81 – 0,85
Hoch	0,86 oder höher

Besorgen Sie sich eine Ernährungstagebuch-App

Seit ich die Organisation gegründet und die *Galveston-Diät* im Jahr 2017 ins Leben gerufen habe, beobachte ich, dass die Teilnehmerinnen, die mit diesem Programm am erfolgreichsten sind, die Mikro- und Makronährstoffe genau im Blick behalten.

Bei den Makronährstoffen (»Makros«) handelt es sich um die drei am häufigsten verzehrten Nährstoffkategorien, die den Großteil der Energie für den Körper liefern: Kohlenhydrate, Proteine und Fette. Mikronährstoffe hingegen sind lebenswichtige Nährstoffe, die nur in geringen Mengen benötigt werden: Vitamine, Mineralstoffe, Ballaststoffe, Antioxidantien und sekundäre Pflanzenstoffe. Beide Nährstoffkategorien lassen sich über spezielle Apps erfassen.

Am liebsten nutze ich die App *Cronometer* zu diesem Zweck. Sie verfügt über eine umfassende und umfangreiche Datenbank, die einem dabei hilft, seinen Energiehaushalt neu auszurichten. Andere gute Tracking-Apps sind *YAZIO*, *Carb Manager*, *MyFitnessPal*, *Fitbit*, *Lose It!* und *MyNetDiary*. Voraussetzung ist natürlich ein Smartphone. Nach dem Herunterladen der App Ihrer Wahl nutzen Sie die Datenbank, um sich einen Überblick über Ihre Ernährungsgewohnheiten zu verschaffen und diese bewusster zu gestalten. Man kann den Einsatz dieser Apps mit der Verwendung von Bargeld oder einer EC-Karte anstelle einer Kreditkarte vergleichen: Damit wissen Sie immer genau, auf welchem Stand Ihr »Ernährungsbudget« gerade ist.

Am besten wählen Sie eine App, mit der Sie benutzerdefinierte Prozentsätze für Makronährstoffe und Nettokohlenhydrate (die Gesamtmenge an Kohlenhydraten abzüglich der Ballaststoffe; warum dies wichtig ist, wird auf Seite 137 ausführlicher erklärt) festlegen können. Versuchen Sie doch einmal, in dieser ersten Woche mithilfe der App zu protokollieren, was Sie essen.

Kalorien zählen oder erfassen ist bei der *Galveston-Diät* natürlich nicht vorgesehen. Wie bereits erwähnt, ist Kalorienzählen nicht unbedingt die beste Methode, um abzunehmen – und zwar aus folgenden Gründen: Nicht alle Kalorien sind gleich. So haben verschiedene Lebensmittel ganz unterschiedliche Auswirkungen auf Hormone, Energieverbrauch und Hungergefühl. Wer minderwertige, verarbeitete Lebensmittel mit vielen leeren Kalorien zu sich nimmt, fühlt sich nie satt. Der Körper verlangt ständig nach mehr Nahrung, in der Hoffnung, mehr Nährstoffe zu erhalten. Im Klartext: Man isst zu viel und nimmt zu.

Wenn Sie hochwertige, vollwertige Lebensmittel zu sich nehmen, passiert genau das Gegenteil.

Die Wahrscheinlichkeit, zu viel zu essen, sinkt, weil Sie Ihrem Körper das geben, was er braucht, und zwar in angemessenen Mengen. In den meisten Fällen reicht es schon aus, die Lebensmittelauswahl an diesen Ernährungsplan anzupassen, um abzunehmen, Fett zu verbrennen, Heißhungerattacken zu vermeiden und etwas für die Gesundheit zu tun.

Gewöhnen Sie sich an, täglich Tagebuch zu führen

Tägliches Tagebuchschreiben ist aus meiner Sicht eine ausgezeichnete Sache. Sich jeden Tag hinzusetzen und seine Gedanken festzuhalten hilft, sich auf seine Ziele zu besinnen und diese zu erreichen (geistig, körperlich, ernährungstechnisch, in Bezug auf Aktivitäten usw.). Durch solche Überlegungen lernt man auch, dankbar für die Hilfe und Ermutigung anderer zu sein. Tagebuchschreiben ist im Grunde eine Möglichkeit, sich selbst zur Rechenschaft zu ziehen. Auch Ihre Körpermaße und Ihr Taille-Hüfte-Verhältnis lassen sich wunderbar darin erfassen. Auf den ersten Seiten Ihres Tagebuchs können Sie zudem Ihre persönlichen Ziele in Bezug auf Gesundheit und Gewicht notieren.

Wie viel Sie aufschreiben möchten, ist ganz Ihnen überlassen, und Sie können gerne alles notieren, was Ihnen auf dem Herzen liegt. Was das Programm betrifft, so sollten Sie jeden Tag über folgende Themen nachdenken:

Heute bin ich dankbar für:

Zwei Maßnahmen zur Selbstfürsorge, die ich nur für mich selbst tun werde:

- Heutige Siege oder Erfolge:
- Was ich mir jeden Tag vornehmen möchte:
  (Hinweis: Hierbei handelt es sich um ganz persönliche Zielsetzungen, beispielsweise »Ich werde mich heute einer Herausforderung stellen«, »Ich akzeptiere mich, wie ich bin«, »Ich finde mich schön«, »Ich will eine gesunde Beziehung zu meinem Körper aufbauen«, »Ich halte mich an meinen Ernährungsplan« usw.)
- Heute lasse ich los:
  (z. B. Verbitterung, bestimmte negative Gedanken, Bedauern, selbst auferlegten Stress usw.)
- Mein heutiger Trainingsplan:
- Mein Fastenfenster:
  (z. B. 20 Uhr bis 12 Uhr am nächsten Tag)
- Meine täglichen Makronährstoffe:
  - Kohlenhydrate
  - Fette
  - Proteine

Zum Tagebuchschreiben brauchen Sie kein ausgefallenes oder schickes Buch, nur eben ein Notizbuch, wenn Sie mit der Hand schreiben, oder eine dafür vorgesehene Datei auf Ihrem Laptop oder Tablet. Weitere Ideen finden Sie auf meiner Website im »Daily Recharge Journal«, das ich ebenfalls entwickelt habe. Dort gibt es täglich Platz für jeden dieser Themenbereiche.

Bestimmte Nahrungsergänzungsmittel können sinnvoll sein

Ich werde oft gefragt, ob es sinnvoll ist, zusätzliche Präparate einzunehmen. Dann lege ich immer besonderen Wert darauf, dass Nahrungsergänzungsmittel genau das sind – sie sollen eine *Ergänzung* darstellen und keine Lebensmittel ersetzen. Wir sollten uns hauptsächlich von vollwertigen, natürlichen Lebensmitteln ernähren, nicht von Pillen. Obst, Gemüse und andere gesunde Lebensmittel enthalten Nährstoffe und weitere Substanzen, die in Pillen oder Kapseln nicht enthalten sind. Mit Nahrungsergänzungsmitteln lässt sich dieser Synergieeffekt nicht erzielen.

Allerdings lässt unsere Kost im Alltag oft zu wünschen übrig, sodass sie schnell zu wenige wichtige Nährstoffe, etwa Magnesium, Vitamin D und Ballaststoffe, enthält. Tatsächlich ist es oft schwierig, den Bedarf an diesen Nährstoffen allein durch die Ernährung zu decken, und auch ich hatte damit zu kämpfen.

Deshalb ist die *Galveston-Diät* so konzipiert, dass sie reich an Ballaststoffen, Vitamin D, Magnesium, Omega-3-Fettsäuren und anderen essenziellen Nährstoffen ist. In Kapitel 7 erfahren Sie, wie Sie Lebensmittel mit der höchsten Nährstoffdichte auswählen. Doch auch dann ist es möglich, dass Sie nicht alle Nährstoffe aufnehmen, die Sie benötigen. In diesem Fall dienen Nahrungsergänzungsmittel als Puffer, um einen eventuellen Mangel auszugleichen. Um mit der *Galveston-Diät* gute Ergebnisse zu erzielen, sind Nahrungsergänzungsmittel also nicht unbedingt erforderlich. Möchten Sie jedoch auf Nummer sicher gehen, ist es ratsam, einmal über die folgenden drei Nahrungsergänzungsmittel nachzudenken.

Ballaststoffpräparate

Den täglichen Bedarf an Ballaststoffen allein über die Nahrung zu decken, gestaltet sich mitunter schwierig. Glauben Sie mir, ich habe es versucht! Wir alle benötigen täglich zwischen 25 und 30 Gramm Ballaststoffe. Eine beachtliche Menge! Daher bieten sich Nahrungsergänzungsmittel an. Auch aus persönlichen Gründen empfehle ich Ballaststoffzusätze: Ich hatte einen Onkel, der im Alter von 51 Jahren an Darmkrebs starb. Die Krankheit wurde erstmalig in seinen Vierzigern diagnostiziert, und er kämpfte jahrelang dagegen an, bevor er ihr erlag. Auch einige meiner Tanten, Onkel, Cousins und Cousinen sowie zwei meiner Brüder sind an Krebs gestorben. Vermutlich spielt hier die Genetik mit hinein, und es könnte sein, dass ich eine Veranlagung dafür habe. Und genau deshalb möchte ich im Falle einer entsprechenden Diagnose so gut wie möglich auf den Kampf gegen den Krebs vorbereitet sein.

Ballaststoffe bieten potenziell ein gewisses Maß an Schutz vor Krebs. In zahlreichen Veröffentlichungen wird darauf hingewiesen, dass der Verzehr verschiedener Lebensmittel mit hohem Ballaststoffgehalt möglicherweise vor Darmkrebs schützt. Außerdem gibt es Anhaltspunkte dafür, dass eine ballaststoffreiche Ernährung vor Brust-, Eierstock-, Gebärmutter- und Magen-Darm-Krebs schützen kann.

Im Handel sind viele Nahrungsergänzungsmittel mit Ballaststoffen erhältlich, und auch ich biete eines auf meiner Website an (weitere Informationen finden Sie unter »Weiterführende Informationen« auf Seite 295 f.).

Bei der Auswahl eines Nahrungsergänzungsmittels mit Ballaststoffen sollten Sie Folgendes beachten:

- Es sollte sowohl lösliche als auch unlösliche Ballaststoffe enthalten.
- Informieren Sie sich über die Faserquelle. Einige Fasern werden aus natürlichen Inhaltsstoffen gewonnen, andere sind synthetisch. Für Ihre Gesundheit und Verdauung ist es besser, Nahrungsergänzungsmittel mit natürlichen Fasern zu sich zu nehmen. Bei der Formulierung des Nahrungsergänzungsmittels mit Ballaststoffen unserer Firma habe ich natürliche, glutenfreie Fasern wie Buchweizen (sowohl löslich als auch unlöslich), Chiasamen (löslich), Hirse (unlöslich), Amaranth (unlöslich) und Quinoa (sowohl löslich als auch unlöslich) ausgewählt. Weitere gute natürliche Ballaststoffquellen sind Pektin, ein in Früchten und Beeren enthaltener löslicher Ballaststoff, und Flohsamen, ein löslicher Ballaststoff aus der Schale der Wegerichgewächse.
- Schauen Sie nach dem Zuckergehalt. Viele aromatisierte Ballaststoffpräparate, auch Pulver und Fruchtgummis, enthalten eine erschreckende Menge Zucker. Um auf diese Extraportion zu verzichten, sollten Sie zuckerfreie Pulverpräparate wählen (vergewissern Sie sich, dass sie nicht mit chemischen Süßungsmitteln, sondern mit Mönchsfrucht oder Stevia gesüßt sind).

An dieser Stelle möchte ich noch eine Warnung aussprechen: Sollten Sie noch keine Nahrungsergänzungsmittel mit Ballaststoffen eingenommen haben, gehen Sie es langsam an. Wenn Sie Ihrer Ernährung sofort große Mengen an Ballaststoffen zuführen, kann dies zu unangenehmen Nebenwirkungen wie einem Blähbauch, Krämpfen und Blähungen führen. Passen Sie die eingenommene Menge allmählich an, indem Sie beispielsweise zunächst ein bis zwei

Wochen lang die Hälfte der empfohlenen Dosis einnehmen, bevor Sie zur vollen Tagesdosis übergehen. Außerdem empfiehlt es sich, Nahrungsergänzungsmittel mit Ballaststoffen mit einem großen Glas Wasser einzunehmen und den ganzen Tag über ausreichend Flüssigkeit zu sich zu nehmen.

Vitamin D

Für die Bildung von Vitamin D benötigt der Körper Sonnenlicht, aber in unserer Gesellschaft verzeichnen wir einen Mangel an diesem Vitamin. Dies liegt zum Teil daran, dass wir weniger Milchprodukte essen, die gute Vitamin-D-Quellen wären. Obendrein sitzen immer mehr Menschen täglich in geschlossenen Räumen (sei es im Büro oder vor dem Bildschirm zu Hause) und kommen nicht viel nach draußen. Wer in Breitengraden lebt, in denen die Sonne einen Teil des Jahres nur wenig scheint, dem fehlt es in dieser Jahreszeit wahrscheinlich an Vitamin D. Wer hingegen an einem Ort lebt, an dem die Sonne täglich viele Stunden lang scheint, verwendet möglicherweise viel Sonnenschutzmittel und meidet die Sonne, um Hautkrebs vorzubeugen. Und Menschen mit dunkel pigmentierter Haut nehmen weniger Sonnenlicht auf, wodurch weniger davon zur Umwandlung von Vitamin D in seine aktive Form zur Verfügung steht.

Die empfohlene Form von Vitamin D ist Vitamin D3 oder Cholecalciferol, da der Körper es leichter aufnimmt.

Präparate mit Omega-3-Fettsäuren

Ich bin ganz begeistert von Omega-3-Fettsäuren, weil sie einen so großen Nutzen für Körper und Gehirn haben. In Kapitel 7 gehe ich ausführlich darauf ein.

Obwohl Omega-3-Fettsäuren auch in Lebensmitteln vorkommen, vor allem in Fisch, Saaten und Nüssen, ist es schwierig, allein über die Nahrung von ihrer gesundheitsfördernden Wirkung zu profitieren. Deshalb empfehle ich hier die Einnahme von Nahrungsergänzungsmitteln.

Achten Sie bei der Auswahl darauf, dass Eicosapentaensäure (EPA) und Docosahexaensäure (DHA) enthalten sind. Dies sind die wirksamsten Omega-3-Fettsäuren, die vor allem in fettem Fisch und Algen enthalten sind.

Für die Einnahme von Omega-3-Fettsäuren gibt es keine offiziellen Leitlinien, aber renommierte Gesundheitsorganisationen empfehlen in der Regel eine tägliche Mindestmenge von 500 mg EPA und DHA in Kombination, sofern keine anderslautenden ärztlichen Anweisungen vorliegen.

**Jetzt wird's heiß:
Diese drei Dinge sollten Sie ab sofort tun!**

Wenn Sie in den Wechseljahren sind, sollten Sie jetzt besonders gut aufpassen. Sobald Sie mit der *Galveston-Diät* (Teil II) beginnen, sollten Sie Ihrer Gesundheit zuliebe die folgenden drei Dinge umsetzen:

Finden Sie heraus, welche Art von Training Ihnen guttut und wie lange Sie trainieren sollten. In der Regel ist dies eine Kombination aus Krafttraining und Ausdauertraining. Falls Sie bisher keinen Sport treiben, melden Sie sich in einem Fitnessstudio an, engagieren Sie einen Trainer oder legen Sie einen Trainingsplan für zu Hause fest. Mindestens dreimal pro Woche 45 bis 60 Minuten lang sollten Sie sich auf jeden Fall sportlich betätigen. Viele körperliche und geistige Veränderungen, die wir mit dem Älterwerden und den Wechseljahren in Verbindung bringen, sind Studien zufolge immerhin teilweise auf Inaktivität zurückzuführen.

Stellen Sie sich mental schon einmal auf Veränderungen in Ihrer Ernährung ein. In Hinblick auf Perimenopause und Wechseljahre achten Sie bitte darauf, welche Lebensmittel reich an Proteinen, Antioxidantien, Vitaminen und Mineralien sowie Ballaststoffen sind, zum Beispiel Gemüse, Obst, Fisch und Geflügel. Bauen Sie diese in Ihre Ernährung ein, wenn Sie sie nicht ohnehin schon täglich essen. Schränken Sie den Konsum leerer Kalorien aus Zucker, Fast Food und Alkohol ein. Trinken Sie außerdem täglich ausreichend Wasser (circa zwei Liter pro Tag). Wasser transportiert Nährstoffe, Hormone und Sauerstoff zu Ihren Zellen und entsorgt Abfallprodukte über den Blutkreislauf und das Lymphsystem (ein Netzwerk filigraner Kanäle). Wasser schmiert zudem die Gelenke, fördert die Gesundheit und macht Sie körperlich und geistig leistungsfähiger.

Gewöhnen Sie sich das Rauchen ab. Mit dem Rauchen aufzuhören ist aus vielerlei gesundheitlichen Gründen ratsam. In der Perimenopause und der Menopause gibt es aber noch mehr Argumente. Zum einen haben Raucherinnen während der Wechseljahre mehr Hitzewallungen, und zum anderen wird die Menopause durch das Rauchen unter Umständen vorzeitig ausgelöst, da es die Östrogenproduktion hemmt. Das liegt vor allem am Nikotin (vom Rauchen und Dampfen). Nikotin senkt den Östrogengehalt im Blut und bewirkt eine frühe Menopause.

Hinzu kommt, dass Rauchen während der Wechseljahre das Risiko für Krankheiten wie Krebs, Herzerkrankungen, Schlaganfall und Osteoporose drastisch erhöht. Die meisten Ärztinnen verschreiben Raucherinnen eine Hormonersatztherapie gar nicht erst, da das Rauchen sich nachteilig auf den Hormonhaushalt auswirkt. Melden Sie sich also bei einem Raucherentwöhnungsprogramm an oder fragen Sie Ihre Ärztin oder Ihren Arzt nach Empfehlungen, wie Sie sich das Rauchen abgewöhnen können.

Es liegt auf der Hand, dass Sie Ihrem Körper in dieser Phase bemerkenswerter Veränderungen jede erdenkliche zusätzliche Hilfe zukommen lassen sollten. Diese drei Maßnahmen sind ein guter Anfang.

Richten Sie Ihr Umfeld auf Erfolge ein

Unser Umfeld wirkt sich unter Umständen stark auf unseren langfristigen Erfolg aus und spielt oft eine große Rolle bei der Entwicklung positiver Verhaltensweisen. Es beeinflusst unsere Entscheidungen, unsere Wahlmöglichkeiten und unsere Einstellung.

Das *soziale Umfeld* trägt entscheidend zum Erfolg bei. So ist es zum Beispiel wichtig, Ihre Familie, Freunde und Arbeitskolleginnen über Ihr Vorhaben zu informieren. Ohne die umfassende Unterstützung meiner Familie hätte ich meine ursprüngliche Version der Diät wohl weder erfolgreich umsetzen noch weiterentwickeln können.

Es ist wissenschaftlich erwiesen, dass wir das Verhalten der Menschen um uns herum widerspiegeln. Daher ist es so wichtig, dass Ihr soziales Umfeld Sie bestärkt und anspornt. Vor allem sollte es *nicht* destruktiv oder negativ sein oder Ihre Bemühungen sabotieren. Möchten Sie die *Galveston-Diät* vielleicht mit einer Freundin oder einem Freund durchführen? Vielleicht suchen Sie sich eine Trainingspartnerin oder einen Trainingspartner? Umgeben Sie sich nach Möglichkeit mit Menschen, die sich auch um ihre Gesundheit, Fitness und Ernährung bemühen. Sehr viele Frauen, die sich die *Galveston-Diät* zu eigen gemacht haben, berichten mir, dass die Unterstützung in meiner Community im Internet ihnen dabei sehr geholfen hat. Schließen Sie sich ihnen online an! Weitere Informationen finden Sie unter »Weiterführende Informationen« auf Seite 295 f.

Nicht minder wichtig ist die *räumliche Umgebung*. Hier einige einfache Vorschläge, wie Sie diese auf Ihren Erfolg hin gestalten können:

- Statten Sie Ihre Küche mit allen wichtigen Lebensmitteln und Zutaten aus, die in der *Galveston-Diät* verwendet werden.
- Verbannen Sie Lebensmittel, die Sie in Versuchung führen, und ersetzen Sie sie durch solche, die Ihren Zielen entsprechen. Oder

kaufen Sie die verlockenden Lebensmittel nur zu besonderen Anlässen und vorzugsweise in kleinen Mengen.

Gewöhnen Sie sich an, Mahlzeiten vorzubereiten, und verwenden Sie die Ernährungspläne in Kapitel 8 als Orientierungshilfe. Sorgen Sie dafür, dass frische, gesunde Vollwertkost im Haus und einfach, schnell zur Hand ist. Bei Bedarf können Sie auch vorgeschnittenes Gemüse kaufen. In Kapitel 8 finden Sie ganz konkrete Tipps für die Planung und Vorbereitung Ihrer Mahlzeiten.

Ein positives Umfeld zu schaffen ist ein ganz wichtiges Mittel, um das Programm erfolgreich umzusetzen. Dadurch steuern Sie Ihr Umfeld, anstatt von ihm gesteuert zu werden. So werden problematische Verhaltensweisen *lästig* und gesunde Verhaltensweisen *unkomplizierter*.

Abnehmen, das Gewicht halten und gesünder werden – das geht nicht im Handumdrehen. Und auch mit einer schnell mal durchgezogenen Diät werden Sie sich das Gewicht nicht vom Leibe halten. Solche kurz gedachten Heilsversprechen und Modediäten verschlimmern die Situation manchmal sogar und schaden womöglich der Gesundheit. Im Idealfall beugen Sie einer erneuten Zunahme langfristig vor, indem Sie das Gewicht langsam und durch eine gesunde, auf die Bedürfnisse der hormonellen Schwankungen in der Lebensmitte abgestimmte Ernährung abnehmen.

Deshalb: Setzen Sie auf eine gesunde Ernährung und sportliche Aktivitäten, die Ihnen Spaß machen. Selbstverständlich dürfen Sie immer noch ab und zu Pizza essen und ein Glas Wein trinken. Die Umstellung Ihrer Essgewohnheiten soll Sie nicht einschränken, sie schafft vielmehr Freiheit. Sie ändern Ihre Gewohnheiten auf eine gesunde Art und Weise, mit der Sie auf lange Sicht zufriedener leben werden.

Teil II

Die Maßnahmen

Kapitel 4

Maßnahme 1: Intervallfasten

Als ich das erste Mal vom Intervallfasten hörte, hatte ich eigentlich gar nicht vor, mich darauf einzulassen. Ich war sehr skeptisch. War das nicht eine Modeerscheinung? Auf meinen morgendlichen Kaffee, und zwar so, wie ich ihn gerne trinke, wollte ich nicht verzichten, und das Frühstück streichen? Lieber nicht, danke.

Aber da ich gerade dabei war, die *Galveston-Diät* zu entwickeln, wollte ich die Sache unvoreingenommen angehen und vertiefte mich in die Forschungsergebnisse. Ich sah mir einen TED-Vortrag von Dr. Mark Mattson an, der Leiter des Labors für Neurowissenschaften am National Institute on Aging war und umfangreiche Untersuchungen zum Intervallfasten durchgeführt hat. Er erklärte, dass Intervallfasten Entzündungen sehr wirkungsvoll bekämpft. Allein dieser Aspekt überzeugte mich. Weil ich bereits wusste, dass im Rahmen der *Galveston-Diät* entzündungshemmende Lebensmittel auf den Tisch kommen würden, war es nur logisch, auch das Intervallfasten mit einzubeziehen: eine weitere Waffe im Kampf gegen Entzündungen.

Aus eigener Erfahrung weiß ich daher inzwischen, dass das Intervallfasten einen echten Gamechanger darstellt. Schauen wir uns an, wie es geht und warum es Ihnen helfen wird, schlanker und gesünder zu werden und länger jung zu bleiben.

Was ist Intervallfasten?

Intervallfasten (auch intermittierendes Fasten) ist ein Ernährungsmuster, bei dem abwechselnd gegessen und nicht gegessen (gefastet) wird. Dabei gibt es unterschiedliche Vorgehensweisen. Eine ist die 5:2-Methode, bei der man zweimal pro Woche einen ganzen Tag lang fastet. Nach diesen Fastentagen darf man an den übrigen fünf Tagen normal essen.

Eine andere Variante ist »Eat-Stop-Eat«, bei der man ein- oder zweimal pro Woche 24 Stunden lang fastet. Beispielsweise fasten Sie vom Abendessen des einen Tages bis zum Abendessen des nächsten. Das ergibt einen vollen 24-stündigen Fastentag. Eine Mahlzeit pro Tag (One Meal a Day – OMAD) bedeutet, dass ein Großteil des Tages gefastet wird und man dann eine große Mahlzeit zu sich nimmt. Das kann das Frühstück, das Mittagessen oder das Abendessen sein. Nach diesem Muster isst man jeden Tag.

Eine andere Variante ist das sogenannte alternierende Fasten. Das bedeutet, dass man 24 Stunden lang nichts oder nur sehr wenig und danach 24 Stunden lang wie gewohnt isst (zum Beispiel drei normale Mahlzeiten). Das Muster wird einfach abgewechselt: ein Tag Fasten, gefolgt von einem Tag mit normalen Mahlzeiten.

Das sogenannte frühe, zeitlich begrenzte Essen (Early Time-Restricted Feeding, eTRF) ist eine weitere Option. Hierbei werden die Mahlzeiten auf den Morgen und den frühen Nachmittag beschränkt, danach wird den Rest des Tages und den Abend über gefastet.

Das 16:8-Intervallfasten

Für die *Galveston-Diät* empfehle ich die sogenannte 16:8-Form des

Intervallfastens. Dabei werden sämtliche Mahlzeiten innerhalb eines Zeitfensters von 8 Stunden pro Tag eingenommen. Anschließend fastet man 16 Stunden lang, verzichtet also auf Nahrung, und zwar großteils über Nacht, wenn man ohnehin schläft. Diesen Zyklus kann man beliebig oft wiederholen, von ein- oder zweimal pro Woche bis hin zu täglich. Am meisten jedoch profitieren Sie, wenn Sie sich jeden Tag in der Woche daran halten.

Die 16:8-Variante des Intervallfastens ist einfach zu befolgen; ich nenne sie »Fasten leicht gemacht«. Man erzielt damit messbare Ergebnisse bei nur minimaler Umstellung seiner täglichen Nahrungsaufnahme, und sie gilt im Allgemeinen als weniger einschränkend als die anderen Methoden. Überdies lässt sie sich mit so gut wie jedem Lebensstil vereinbaren. Die meisten Teilnehmenden am Onlineprogramm der *Galveston-Diät* empfanden die 16:8-Methode als diejenige, die am einfachsten einzuhalten ist, weil sie den normalen Ernährungsgewohnheiten am nächsten kommt. Gleichzeitig entwickelt sich daraus eine tägliche, dauerhaft umsetzbare Gewohnheit, was für den Erfolg entscheidend ist.

Meistens lässt man bei 16:8 das gewohnte Frühstück am frühen Morgen aus, nimmt die erste Mahlzeit gegen Mittag ein und isst spätestens um 20 Uhr zu Abend. Wenn die letzte Mahlzeit um 20 Uhr beendet ist und Sie am nächsten Tag erst gegen Mittag essen, haben Sie volle 16 Stunden gefastet.

Aber was, wenn Sie normalerweise viel früher als 20 Uhr mit dem Abendessen fertig sind? Keine Sorge: Der Rhythmus 16:8 ist sehr flexibel. Solange Sie sich an die Essens- und Fastenintervalle halten, können Sie das Programm ganz auf Ihre Bedürfnisse abstimmen.

Innerhalb des Essensintervalls nehmen Sie im Rahmen der *Galveston-Diät* zwei gesunde, den Grundsätzen entsprechende Mahlzeiten und zwei Zwischenmahlzeiten zu sich, ohne Kalorien zu zählen. Allerdings klappt es auch mit der 16:8-Methode nicht besonders gut, wenn Sie viele verarbeitete Lebensmittel essen, insbesondere solche mit zugesetztem Zucker, Fast Food oder raffinierten Kohlenhydraten. Da die Flüssigkeitsaufnahme beim Fasten essenziell ist, dürfen Sie während des Fastens Wasser, schwarzen Kaffee und Tee pur trinken.

Die Beweislage hinsichtlich der gesundheitlichen Pluspunkte des täglichen 16:8-Fastens hat sich in den letzten Jahren immer weiter verbessert. Laut einer Studie in der Zeitschrift *Cell Metabolism* führt diese Methode »zu Gewichtsverlust, weniger Bauchfett, niedrigerem Blutdruck und gesünderen Cholesterinwerten«. Nebenbei bemerkt ist sie auch eine der besten Maßnahmen gegen Benommenheit.

Fastenzeiten historisch betrachtet

Fasten im Allgemeinen ist nichts Neues. In vielen Religionen ist das Fasten fester Bestandteil der Bräuche und Rituale. So fasten Muslime im Ramadan von der Morgen- bis zur Abenddämmerung, und Juden, Buddhisten und Hindus fasten traditionsgemäß an bestimmten Wochentagen oder zu bestimmten Zeiten im Jahreslauf. In der christlichen Welt gibt es unterschiedliche Fastenbräuche. Zwar wird in der Bibel kein bestimmter Tag oder Zeitpunkt für das Fasten vorgeschrieben, doch wird das Fasten als eine segensreiche geistliche Disziplin bezeichnet. Katholiken fasten zum Beispiel am Aschermittwoch und am Karfreitag, Mormonen am ersten Sonntag im Monat. In den Religionen wird seit Langem betont, dass das Fasten der Seele guttut und ein Ausdruck der Frömmigkeit ist. Der gesundheitliche Nutzen des Fastens wurde jedoch erst um 1900 erkannt, als Mediziner es zur Behandlung verschiedener Krankheiten wie Diabetes, Fettleibigkeit und Epilepsie einsetzten.

Doch Fastenzeiten gab es schon vor der institutionalisierten Religion. Die Ersten, die phasenweise fasteten, waren im Grunde unsere Urahnen: die Jäger und Sammler. Nach erfolgreicher Jagd oder Nahrungssuche gab es ein Festmahl, blieb die Jagd erfolglos oder gab es keine Pflanzen zu sammeln, wurde gefastet. So entwickelten sie die Fähigkeit, über längere Zeiträume ohne Nahrung auszukommen. Das bedeutet, dass unser Körper genetisch darauf ausgerichtet ist, in einem Zyklus aus Fasten und Schmausen gut zurechtzukommen. Anders ausgedrückt: Wir sind auf das Intervallfasten ausgelegt.

Die Vorteile des Intervallfastens

Sicher durchgeführt, bietet Intervallfasten enorme gesundheitliche Vorteile für Zellen, Organe, Blutkreislauf, Hormone, Systeme und andere Bereiche und Funktionen Ihres Körpers. Werfen wir einen Blick auf die Vorzüge sämtlicher Varianten des Intervallfastens.

Regulierung von Blutzucker und Insulin

Das Intervallfasten wirkt sich positiv auf die Insulinempfindlichkeit aus und senkt den Insulinspiegel. Ein niedrigerer Insulinspiegel hilft dem Körper, schneller Fett zu verbrennen. Da Intervallfasten die Insulinsensitivität verbessert, trägt es zur Heilung einer eventuellen Insulinresistenz bei. Weiterhin wurde festgestellt, dass der Blutzucker durch Intervallfasten um 3 bis 6 Prozent und der Nüchterninsulinspiegel um 20 bis 31 Prozent gesenkt werden kann – beides kann zum Schutz vor Diabetes Typ 2 beitragen. Derartige

Entdeckungen sind wichtig, denn ein gestörter Blutzucker- und Insulinspiegel trägt wesentlich zu Entzündungsprozessen bei.

In einer umfangreichen Untersuchung aus dem Jahr 2018 zeigte sich, dass nach 12 Monaten Intervallfasten fast die Hälfte der Probanden mit Diabetes Typ 2 in der Lage war, ihre Diabetesmedikamente abzusetzen und die Krankheit in Remission zu bringen. Ein bemerkenswertes Resultat in Bezug auf die Behandlung und den Umgang mit Diabetes Typ 2! (Selbstverständlich sollten Sie niemals ohne Rücksprache mit Ihrer Ärztin oder Ihrem Arzt Medikamente absetzen oder die Dosis reduzieren).

Zellerneuerung

Man geht davon aus, dass die Zellen beim Intervallfasten einem leichten Stress ausgesetzt sind, der die Abwehrkräfte gegen molekulare Schäden kontinuierlich auffrischt und die Widerstandsfähigkeit gegen Krankheiten verbessert. Das Wort *Stress* klingt zwar negativ, die Belastung des Körpers ist jedoch genauso günstig in dem Sinne, wie das Fitnesstraining Ihre Muskeln und Ihr Herz »stresst«. Solange Sie Ihrem Körper Zeit geben, sich zu erholen, wird er dadurch gestärkt. Zwischen der Reaktion des Körpers auf den Stress durch körperliche Aktivität und der Reaktion der Zellen auf zeitweiliges Fasten gibt es viele Ähnlichkeiten.

Eine dieser Reaktionen ist die sogenannte Autophagie, ein Verjüngungsprozess auf zellulärer Ebene. Man kann sich das Ganze als eine Art Müllabfuhrsystem vorstellen, bei dem Zellen beschädigte Moleküle beseitigen, auch solche, bei denen ein Zusammenhang mit Alzheimer, Parkinson und anderen neurologischen Erkrankungen besteht.

Mit der Autophagie lassen sich viele Funktionen des menschlichen Körpers unterstützen, unter anderem:

- Krankheitsprävention und Bekämpfung altersbedingter Krankheiten
- Längere Lebensdauer und Anti-Aging
- Unterstützung des Immunsystems

Intermittierendes Fasten erhöht auch den Spiegel der sogenannten »Chaperonproteine« in den Zellen. Zur Veranschaulichung kann man sich Proteine als die Arbeitspferde der Zellen vorstellen, von denen jedes spezifische Aufgaben hat.

Proteine bestehen hauptsächlich aus Aminosäureketten. Für die Zellen sind diese Proteine nur dann nützlich, wenn sich die Ketten in eine bestimmte Form falten. Nicht richtig gefaltet, werden sie ihren Aufgaben nicht gerecht, sie kleben zusammen, verklumpen und verstopfen die Zelle.

Ohne die Hilfe der Chaperonproteine können sich viele Proteine nicht selbst falten. Fehlen diese »Aufpasserinnen«, werden die Proteine nicht in die richtige Form gebracht, und die Gesundheit der Zelle ist gefährdet. Bei richtig gefalteten Proteinen dagegen hatten die Chaperone die Finger im Spiel.

Die Chaperonproteine sind überdies natürlich vorkommende Abfänger von freien Radikalen in den Zellen. Sie spüren krankheitsverursachende freie Radikale auf und beseitigen sie, was der Zelldegeneration entgegenwirkt.

Entzündungen hemmen

Viele Krankheiten wie Diabetes, Gelenkprobleme, Multiple Sklerose und die chronisch-entzündliche Darmerkrankung (CED, englisch Inflammatory Bowel Syndrome, IBS) gehen mit chronischen Entzündungen einher, die durch Intervallfasten eingedämmt werden können. Das liegt unter anderem an den Monozyten, einer bestimmten Art weißer Blutkörperchen, die bei der Bekämpfung von Bakterien, Viren und Infektionen anderer Art helfen. Sie sind beteiligt an einer Abwehrreaktion, in deren Zuge es zu einem Entzündungsprozess kommt. In einem Bericht aus dem Jahr 2019 in der Fachzeitschrift *Cell* wurde beschrieben, dass im Falle von Menschen und Mäusen, die in Intervallen fasteten, die Monozyten im Blut weniger entzündlich wirkten.

Galectin-3, ein weiterer im Blut vorkommender Stoff, wird ebenfalls mit chronischen Entzündungen in Verbindung gebracht. Am Intermountain Healthcare Heart Institute wurde nachgewiesen, dass die Konzentration dieses Proteins durch Intervallfasten erhöht werden kann, wodurch Entzündungsprozesse im Körper reduziert werden.

Auch aus anderen Studien ist bekannt, dass Intervallfasten zur Linderung von entzündlichen Erkrankungen beiträgt. Viele Gelenkprobleme, unter anderem rheumatoide Arthritis, sind auf Entzündungen zurückzuführen. Bei Patientinnen und Patienten, die Intervallfasten praktizieren, wurde ein Nachlassen der Entzündung festgestellt, und dieses Nachlassen kann schmerzlindernd wirken und zum Schutz der Gelenke beitragen.

Bei einem der ersten Nachweise für einen Zusammenhang zwischen Fasten und Entzündungen ging es um übergewichtige Erwachsene mit mittelschwerem Asthma. Diese nahmen an einem Fastenprogramm mit wechselnden Tagen teil und nahmen innerhalb von 8 Wochen 8 Prozent ihres Körpergewichts ab. Außerdem sanken die Entzündungswerte, und die Asthmasymptome besserten sich.

Es hat sich überdies gezeigt, dass die entzündungshemmende Wirkung des Intervallfastens dazu beiträgt, Ablagerungen in den Arterien zu verhindern. In einer im *American Journal of Clinical Nutrition* veröffentlichten Studie aus dem Jahr 2009 wurde festgestellt, dass durch Intervallfasten (konkret durch alternierendes Fasten) die Werte des Gesamtcholesterins, des »schlechten« LDL-Cholesterins und der Triglyceride im Blut zurückgingen; allesamt Risikofaktoren für Herzerkrankungen und verengte Arterien.

Gehirngesundheit

Aus verschiedenen Untersuchungen, so auch aus einem Bericht in der Zeitschrift *Brain and Behavior* aus dem Jahr 2020, geht hervor, dass durch das Intervallfasten das Wachstum neuer Gehirnzellen und Übertragungswege im Gehirn angeregt wird, insbesondere im Hippocampus (dem Zentrum für Lernen und Gedächtnis). Dieser Vorgang wird auch als Neuroplastizität bezeichnet.

Wichtig ist zudem, dass das Intervallfasten die Bildung und Freisetzung von Ketonen auslöst. Die Freisetzung von Ketonen in den Blutkreislauf wirkt sich nachweislich positiv auf Gedächtnis und Lernfähigkeit aus und verlangsamt Krankheitsprozesse im Gehirn.

Die mit dem Intervallfasten einhergehende Autophagie führt dazu, dass absterbende oder geschädigte Zellen und toxische Proteine aus dem Gehirn entfernt werden, was wiederum zur Prävention von Demenz beiträgt.

Und schließlich belegen Tierversuche, dass der Wachstumsfaktor BDNF (von englisch *brain-derived neurotrophic factor*, etwa: »Vom Gehirn abgeleiteter neurotropher Faktor«) während des Intervallfastens ebenfalls ansteigt. Dieser ist wichtig für die kognitive Funktion und die Stimmung.

Schutz vor Krebs

Die fünf häufigsten Krebsarten bei Frauen sind Brustkrebs, Darmkrebs, Lungenkrebs, Gebärmutterkörperkrebs und Magenkrebs. Brustkrebs gilt als die zweithäufigste Krebserkrankung der Welt.

In einer im *Journal of Mid-Life Health* veröffentlichten Analyse wurde dargelegt, warum Intervallfasten möglicherweise vor vielen der genannten Krebsarten schützt: Dies liegt vor allem daran, dass es in die Mechanismen eingreift, die Krebs und seine Ausbreitung fördern. So werden durch das Fasten Entzündungen im Kontext mit der Entstehung und Progression von Krebs eingedämmt. Fasten hemmt außerdem das Tumorwachstum, indem es die Angiogenese, also die Bildung neuer Blutgefäße, die den Tumor versorgen, beeinträchtigt. Ohne Blutversorgung können Tumore nicht wachsen; daher hat das Fasten das Potenzial, das Tumorwachstum zu verlangsamen. Zudem hilft es im Kampf gegen Fettleibigkeit, einem Risikofaktor für Krebs.

Überdies sinkt beim Intervallfasten der Spiegel des Hormons, das als insulinähnlicher Wachstumsfaktor 1 (IGF-1) bezeichnet wird. Dieses für das normale Wachstum und die Zellaktivität unerlässliche Hormon wird in der Leber gebildet und ist in jungen Jahren natürlich immens wichtig. Doch wenn wir älter werden, besteht anscheinend ein Zusammenhang zwischen erhöhtem IGF-1, dem Alterungsprozess und der Entstehung von Krebs. Eine hohe IGF-1-Konzentration wirkt auf den Körper so, als würde man ein Auto extrem sportlich und schnell fahren, ohne es zwischendurch zu reparieren oder zu warten, was dann mit hoher Wahrscheinlichkeit zu Motorschäden führt. Im menschlichen Körper führt IGF-1 zu Defekten in den Zellen. Die Folge: ein höheres Risiko für Krebs und altersbedingte Krankheiten. In Studien an Menschen und Tieren wurde jedoch immer wieder festgestellt, dass der IGF-1-Spiegel beim Fasten sinkt. Es wird angenommen, dass das Fasten den Körper veranlasst, das Wachstum herunterzufahren und sich mehr auf Reparatur- und Erhaltungsaktivitäten zu konzentrieren – und möglicherweise das Risiko für bestimmte Krebsarten zu senken.

Genexpression und Anti-Aging

Ein Gen ist ein winziger Baustein des Erbguts, der in einem langen Molekül – der Desoxyribonukleinsäure (DNS, häufig auch als DNA abgekürzt) – enthalten ist. Die Gene sind für viele Vorgänge im Organismus verantwortlich, vom Stoffwechsel über die Abwehrkräfte bis hin zur Lebensdauer. Wenn Gene »exprimiert« werden, wird aus ihnen ein Bauplan für die Herstellung von Proteinen erstellt, die wiederum einer Zelle Anweisungen erteilen. Bei der Genexpression handelt es sich also um den Prozess, bei dem die in einem Gen enthaltene Information in ein nützliches Produkt – etwa ein Protein – umgewandelt wird, das eine bestimmte Funktion erfüllt.

Durch diverse Faktoren wird die Genexpression stimuliert (hochreguliert) oder unterdrückt (herunterreguliert). Einer davon ist das Intervallfasten. Eine Studie aus dem Jahr 2020 legt nahe, dass bereits 30 Tage moderates Intervallfasten (vergleichbar mit dem 16:8-Muster) zu messbaren Veränderungen in den Genen führen kann, die sich positiv auf die menschliche Gesundheit und Langlebigkeit auswirken.

Außerdem wurde beobachtet, dass Intervallfasten den altersbedingten Abbau der DNS verlangsamt und die DNS-Reparatur beschleunigt, wodurch der Alterungsprozess verlangsamt wird.

Fasten begünstigt zudem einen erhöhten Gehalt an Antioxidantien, die dazu beitragen, dass die Körperzellen nicht durch freie Radikale, also zellschädigende Moleküle, angegriffen werden.

Gewichtsmanagement

Die meisten Menschen, die intervallweise fasten, verlieren nachweislich Gewicht und haben einen niedrigeren Body-Mass-Index. Darüber hinaus gelingt es ihnen, ihr Gewicht zu halten.

Eine 2014 in der Zeitschrift *Translational Research* veröffentlichte Übersichtsstudie ergab, dass mit diesem Ernährungsmuster über einen Zeitraum von 3 bis 24 Wochen eine Gewichtsreduzierung von 3 bis 8 Prozent möglich ist; verglichen mit den meisten Studien zur Gewichtsabnahme ein beachtlicher Wert. Auch der Taillenumfang der Probanden verringerte sich um 4 bis 7 Prozent. Dies stellt einen beträchtlichen Verlust an Viszeralfett dar, also der gefährlichen Form des Bauchfetts, die sich um die Organe ansammelt und zu Krankheiten führen kann.

Der Grund hierfür ist, dass nach 12 Stunden oder längerem Fasten das gespeicherte Fett anstelle von Glukose zur Energiegewinnung verbrannt wird. In der Leber werden Fettsäuren in Ketonkörper umgewandelt, die dann in den Blutkreislauf abgegeben und vom Körper und vom Gehirn zur Energiegewinnung herangezogen werden.

Besonders wichtig: Beim Intervallfasten wird die Muskelmasse nicht beeinträchtigt. Gerade für Frauen in der Lebensmitte ein riesiger Bonus, denn ein Hauptsymptom der Wechseljahre – und des Alterns im Allgemeinen – ist der Muskelabbau. Dieser führt zu verminderter Kraft, einem langsameren Stoffwechsel und einer Beschleunigung des Alterungsprozesses.

Das Intervallfasten beeinflusst auch den Hormonspiegel, was die Verbrennung von gespeichertem Körperfett vereinfacht. So steigt beispielsweise die Konzentration des Wachstumshormons Somatotropin (GH) beim Intervallfasten um das Fünffache an. Dadurch wird der Körper bei der Fettverbrennung und dem Aufbau von Muskeln unterstützt.

Die Freude am Wandel

Für Kelly stellte das Intervallfasten einen echten Wendepunkt dar. Im Alter von 42 Jahren traten bei ihr fast alle erdenklichen Symptome der Perimenopause auf. Genau genommen war sie nicht übergewichtig, aber müde, deprimiert, hatte häufig einen Blähbauch und war ständig hungrig und mit ihrem Körper im Allgemeinen unzufrieden - obwohl sie aktiv war und Sport trieb.

Die Informationen über das Intervallfasten weckten ihr Interesse. Also probierte sie es aus, indem sie sich langsam herantastete.

Nach ein paar Wochen fastete sie konsequent 16 bis 18 Stunden am Tag.

Kelly berichtet: »Ich fühle mich wesentlich besser: Die Energie, die mir lange abhandengekommen war, ist wieder da. Ich habe nicht mehr dauernd Hunger. Meine Kleidung sitzt besser, und der Blähbauch ist verschwunden. Ich fühle mich inzwischen leicht und selbstbewusst.«

Wie Sie mit dem Intervallfasten beginnen – und Erfolg haben

Zunächst gilt es zu lernen, wie man richtig fastet. Wenn Sie zu schnell damit anfangen oder es falsch angehen, erzielen Sie womöglich nicht die gewünschten Ergebnisse. Im Folgenden erfahren Sie, wie Sie zum gewünschten Erfolg gelangen.

Entscheiden Sie sich für ein Zeitfenster

Legen Sie ein 8-Stunden-Intervall fest, auf das Sie sich bei der Nahrungsaufnahme beschränken. Beliebte Zeitfenster sind:

12 bis 20 Uhr = Ihr Essensfenster
20 Uhr bis zum Mittag des nächsten Tages = Ihr Fastenfenster

10 Uhr bis 18 Uhr = Ihr Essensfenster
18 Uhr bis 10 Uhr am nächsten Tag = Ihr Fastenfenster

9 Uhr bis 17 Uhr = Ihr Essensfenster
17 Uhr bis 9 Uhr am nächsten Tag = Ihr Fastenfenster

Probieren Sie aus, welche Zeiten für Sie am besten sind.

Fangen Sie schrittweise an

Falls Sie noch nie intermittierend gefastet haben, steigen Sie langsam ein. Als ich selbst damit anfing, schob ich mein Essensfenster immer um 30 Minuten nach hinten. Mit anderen Worten: Früher frühstückte ich immer um 6:30 Uhr, also startete ich zunächst mit 7 Uhr morgens und hielt mich daran, bis es sich ganz normal anfühlte. Diesen Vorgang wiederholte ich alle paar Tage in 30-Minuten-Schritten, bis ich mein Ziel erreichte, erst mittags zu essen. Das dauerte zwar etwa einen Monat, aber durch das langsame Herantasten habe ich mich an den Rhythmus des Intervallfastens gewöhnt, ohne nennenswerten Hunger zu verspüren oder gereizt zu sein.

Bleiben Sie flexibel

Viele entscheiden sich für das 16:8-Schema, aber das passt nicht unbedingt für jede und jeden. Sollten Sie merken, dass Ihnen ein 14:10- oder sogar ein 18:6-Verhältnis besser liegt, ist das absolut in Ordnung. Das einzige Ernährungsmuster, das funktioniert, ist nämlich dasjenige, das zu Ihnen und Ihrem Alltag passt.

Schauen Sie sich die Ernährungspläne an

Richten Sie sich bitte nach den in Kapitel 7 aufgeführten Ernährungsempfehlungen. Dies gilt auch für die empfohlene Menge an

Protein pro Tag. Wenn Sie nicht genug Protein zu sich nehmen, besteht die Gefahr, dass während der Fettverbrennungsphase des Fastens Proteine zur Energiegewinnung abgebaut werden. Bemühen Sie sich also um eine ausreichende Proteinversorgung, um Muskelabbau während des Fastens zu vermeiden.

Außerdem benötigt Ihr Körper ein optimales Maß an anderen Nährstoffen, die aus Obst und Gemüse sowie aus gesunden, komplexen Kohlenhydraten im richtigen Verhältnis stammen sollten.

Die Ernährungspläne und -prinzipien der *Galveston-Diät* erleichtern es Ihnen, sich mit nährstoffreichen Lebensmitteln zu versorgen; sie sind die perfekte Ergänzung zum Intervallfasten. Wenn Sie sich an diese Richtlinien halten, stellt sich der Erfolg sicher ein.

Trinken Sie ausreichend Wasser

Über den Tag verteilt reichlich Wasser zu trinken ist grundsätzlich wichtig, besonders wichtig ist es jedoch während Ihres Fastenzeitraums. Wenn Sie nicht essen, fehlt Ihnen das in der Nahrung enthaltene Wasser, weshalb Sie zum Ausgleich mehr trinken müssen. Außerdem fördert mehr Flüssigkeit das Sättigungsgefühl während des Fastens und reduziert den Heißhunger.

Meiden Sie Versuchungen.

Wenn Sie ständig verführerische Speisen um sich haben, die Ihr Verlangen nach übermäßigem Essen auslösen, erschwert dies das Fasten unnötig. Schon der Anblick und Geruch von Lebensmitteln weckt häufig Appetit und Gelüste. Verbannen Sie diese Produkte am besten ganz aus Ihrem Zuhause.

Nutzen Sie die frei gewordene Zeit

Durch das Fasten entsteht in Ihrem Tagesablauf mehr freie Zeit, die Sie normalerweise mit der Zubereitung und dem Verzehr des Essens verbringen würden. Diese neu gewonnene Zeit eignet sich hervorragend für Dinge, die Sie gerne tun, wie Lesen, Musikhören oder Spazierengehen.

Schlafen Sie ausgiebig

In zahlreichen Studien wurde nachgewiesen, dass ausreichender Schlaf den Appetit unterdrückt und unkontrolliertes Hungergefühl und Gelüste zügelt. Versuchen Sie, jede Nacht sechs bis acht Stunden zu schlafen. Denken Sie daran: Die Stunden, die Sie schlafen, werden auf Ihre Fastenzeit angerechnet. Machen Sie also das Beste aus dieser Zeit ohne Verlockungen und ohne Hunger!

Bewegen Sie sich

Durch Bewegung lassen sich die Vorteile des Intervallfastens noch verstärken. Leichte sportliche Betätigung fördert die Durchblutung und verbessert Energieniveau und Stimmung. Wann Sie sich sportlich betätigen, bleibt Ihnen überlassen. Probieren Sie aus, welche Zeiten sich am besten für Sie eignen und in Ihren Tagesablauf passen.

Ruhe und Entspannung

Planen Sie jeden Tag Zeit für Entspannung ein und gönnen Sie sich diese auch. Dadurch werden Körper und Geist gestärkt, eine positive Einstellung gefördert und Ihr Denken und Gedächtnis verbessert. Außerdem wirkt sich ein entspannteres Leben positiv auf die Gesundheit aus, was wiederum zu größerer Produktivität und Zufriedenheit führt.

Belohnen Sie sich!

Wenn Sie Ihr Tages-, Wochen- oder Monatsziel erreicht haben, sollten Sie sich dafür belohnen. Ganz gleich, ob Sie sich Zeit für etwas nehmen, das Sie gerne tun, ein wohltuendes Schaumbad genießen, spazieren gehen, einen lieben Menschen anrufen, meditieren, Tagebuch führen oder sich eine Maniküre oder Kosmetikbehandlung gönnen – überlegen Sie sich, was Ihnen Freude bereitet. Die Belohnung für das Erreichen eines Ziels ist wichtig! Unterschätzen Sie das nicht.

Jetzt wird's heiß: 5 Mythen über das Intervallfasten

Wie bei jedem aktuellen Trend kursieren auch über das Intervallfasten etliche Unwahrheiten. Lassen Sie uns einige der verbreitetsten Mythen genauer betrachten, um Wahrheit und Irrtum voneinander unterscheiden zu können.

Mythos Nr. 1: Intervallfasten heißt einfach, das Frühstück ausfallen zu lassen.

Es stimmt zwar, dass die meisten Menschen ein Fastenfenster wählen, bei dem sie das Frühstück zur gewohnten Zeit ausfallen lassen. Sie können Ihr Essensfenster jedoch auch so legen, dass Sie früher zu Abend essen und somit durchaus frühstücken können, wenn auch etwas später am Morgen. Wenn Sie zum Beispiel um 18 Uhr die letzte Mahlzeit beenden, können Sie am nächsten Tag um 10 Uhr das Fasten brechen und Ihr Frühstück genießen. Damit halten Sie sich immer noch an das 16:8-Schema. Vielen ermöglicht dies eine größere Flexibilität, und es entspricht eher ihrem gewohnten Essverhalten.

Mythos Nr. 2: Intervallfasten eignet sich für alle Menschen.

Ungeachtet der vielen Pluspunkte des Intervallfastens eignet es sich nicht für jeden. Wer unter Essstörungen leidet, untergewichtig ist oder an Diabetes Typ 1 erkrankt ist, dem würde ich von dieser Methode abraten. Während der Schwangerschaft oder Stillzeit sollten Sie ebenfalls nicht mit Intervallfasten beginnen. Kinder und Jugendliche sollten grundsätzlich nicht fasten, da sie sich noch im Wachstum befinden. Auch für Menschen, bei denen frisch Diabetes diagnostiziert wurde, die an einer chronischen Krankheit leiden, nach einer Operation geschwächt sind oder sich in ärztlicher Behandlung befinden, empfiehlt es sich nicht.

Mythos Nr. 3: Man darf während des Essensfensters essen, was man will.

Das Essensfenster ist nicht dazu da, sich mit nährstoffarmen oder industriell verarbeiteten Lebensmitteln vollzustopfen. Vielmehr geht es darum, gesunde Entscheidungen zu treffen. Das Intervallfasten ist ein wichtiges Element der *Galveston-Diät*, aber vergessen Sie nicht, dass für die besten Ergebnisse das Zusammenspiel mit den anderen beiden Maßnahmen erforderlich ist, zu denen auch die Auswahl gesunder Lebensmittel gehört.

Mythos Nr. 4: Intervallfasten verlangsamt den Stoffwechsel.

Im Gegenteil: Fasten, insbesondere Intervallfasten, kurbelt den Stoffwechsel nachweislich an. Als Stoffwechsel oder Metabolismus bezeichnet man den Prozess, bei dem die Nahrung im Körper in Brennstoff umgewandelt wird. Wenn Sie fasten, profitiert Ihr Körper von positiven Effekten auf den Hormonhaushalt, wodurch der Stoffwechsel angekurbelt wird.

Bestimmte am Stoffwechsel beteiligte Hormone, wie Noradrenalin und Wachstumshormon, werden beim Fasten sogar vermehrt produziert. Durch das Fasten werden nicht nur die Werte der für den Stoffwechsel wichtigen Hormone auf einem hohen Niveau gehalten, Sie werden auch »metabolisch flexibler«. Das heißt, Ihr Körper wird darauf getrimmt, die Brennstoffe aus der gerade am schnellsten verfügbaren Quelle, wie Kohlenhydrate oder Fette, zu verbrennen.

Mythos Nr. 5: Intervallfasten macht hungrig.

Viele lehnen das Intervallfasten ab, weil sie befürchten, hungern zu müssen und deshalb nicht in der Lage zu sein, sich an einen gesunden, nahrhaften Ernährungsplan zu halten. Es ist tatsächlich möglich, dass Sie zu Beginn des Intervallfastens Hunger verspüren; genau deshalb rate ich dazu, es langsam angehen zu lassen. Wenn Sie Ihr Fastenfenster allmählich vergrößern, stellen Sie wahrscheinlich fest, dass das Hungergefühl sehr gut beherrschbar ist und Sie nicht ablenkt.

Auch sollten Sie wissen, dass die beiden wichtigsten Hungerhormone, Ghrelin und Leptin, eine positive Reaktion auf Intervallfasten zeigen. Das Ghrelin ist ein wichtiges Hungerhormon, das Ihrem Körper signalisiert, dass Sie essen sollen. Einigen Studien zufolge führt das Intervallfasten zu einer Absenkung des Ghrelinspiegels, wodurch das Hungergefühl nachlässt. Zudem gibt es Forschungsergebnisse, denen zufolge der Spiegel von Leptin, dem Sättigungshormon, ansteigt; das ist das Hormon, das sagt: »Hallo, hergehört, ich bin satt!«

Wenn Sie also erst einmal richtig an das Intervallfasten gewöhnt sind, brauchen Sie sich keine Sorgen mehr über Hunger oder Gelüste zu machen.

Sind Sie bereit?

Auch wenn das Intervallfasten einfach, flexibel und effektiv ist, fällt Ihnen die Entscheidung dazu möglicherweise zunächst schwer. Man muss schon bereit sein, eine solche Veränderung in seinem Leben vorzunehmen, an den eigenen Erfolg zu glauben und darauf zu vertrauen, dass man in der Lage sein wird, es zu lernen und in den persönlichen Lebensstil einzubauen.

Also: Sind Sie bereit, sich auf diese Veränderung in Sachen Abnehmen und Gesundheit einzulassen? Sind Sie bereit, sich besser zu fühlen, klarer zu denken und sich körperlich stärker zu fühlen? Sind Sie bereit, Krankheiten vorzubeugen oder Erkrankungen zu bekämpfen, die sich in der Lebensmitte eingeschlichen haben? Sind Sie bereit, an einem fitten Körper und einem langen Leben zu arbeiten?

Wenn Sie auch nur eine dieser Fragen mit Ja beantwortet haben, sind Sie tatsächlich bereit, mit dem Intervallfasten zu beginnen.

Kapitel 5

Maßnahme 2: Entzündungshemmende Ernährung

Als Ärztin bin ich vielen Patientinnen begegnet, die anfangs keine Ahnung hatten, dass etwas wirklich Schlimmes in ihrem Körper wütete: chronische Entzündungen. Diese können das Risiko für Krankheiten wie Arthritis, Asthma, Herz-Kreislauf-Erkrankungen, Schlaganfall und mehr erheblich erhöhen. Außerdem ist bekannt, dass bei Übergewicht oder Fettleibigkeit chronische Entzündungszustände im Körper vorliegen.

Und nun die wirklich gute Nachricht: In vielen aktuellen Studien wurde festgestellt, dass entzündungshemmende Lebensmittel in der Lage sind, Entzündungen zu bekämpfen, das Gewicht zu regulieren und den Gesundheitszustand zu verbessern. Entscheidend ist schlicht, den Schwerpunkt auf eine entzündungshemmende Ernährung zu legen. Bleiben Sie auf Kurs, und die Wirkung dieser Ernährungsweise wird sich bald einstellen, Sie werden sich viel besser fühlen und abnehmen.

Entzündungen: Akut oder chronisch

Eine Entzündung ist ein normaler Abwehrprozess, der es dem Immunsystem ermöglicht, einen sogenannten »Reiz« zu bekämpfen.

Bei diesem Reiz kann es sich um eine Verletzung, eine Infektion, einen Fremdkörper, einen aufgenommenen Reizstoff oder sogar um Krebs handeln. Ein ganz einfaches Beispiel: Stellen Sie sich einen verstauchten Knöchel vor, der rot anschwillt, oder eine Schnittwunde am Finger, die schmerzt. Die Rötung, der Schmerz oder die Schwellung sind normale *akute* Reaktionen des Entzündungssystems.

Bei einer akuten Entzündung weiten sich die Wände der winzigen Kapillaren und werden durchlässiger, damit weiße Blutkörperchen das geschädigte Gewebe durchfluten können. Durch das einströmende Blut schwillt der betroffene Bereich an. Dadurch wird Druck auf die umliegenden Nerven ausgeübt, und es kommt zu Schmerzen. Doch sobald der auslösende Reiz entfernt oder zerstört wurde, heilt das Gewebe.

Eine *akute* Entzündung ist ein unerlässlicher Prozess – ein grundlegender Schutzmechanismus unseres Körpers gegen die unzähligen Angriffe von außen, denen wir jeden Tag ausgesetzt sind. In unserem Wartungs- und Reparatursystem kommt ihr eine wichtige Rolle zu. Ohne akute Entzündungen könnten wir nicht überleben.

Eine *chronische* Entzündung ist etwas ganz anderes. Dabei handelt es sich um einen langsamen, fortlaufenden und zerstörerischen Prozess, der den Körper dazu veranlasst, Chemikalien zu produzieren, die Entzündungen im Gewebe hervorrufen.

Oftmals verläuft eine chronische Entzündung unterhalb der Schmerzgrenze, wird also gar nicht vom Gehirn registriert. Sie kann daher über sehr lange Zeiträume hinweg vom Körper unbemerkt und unkontrolliert ablaufen. Deshalb sind hartnäckige Entzündungszustände so gefährlich und haben Anteil an mindestens sieben der zehn häufigsten Todesursachen bei Erwachsenen in den USA.

Ein Beispiel wären Herzerkrankungen, die häufigste Todesursache bei US-amerikanischen wie auch bei deutschen Frauen. Low-Density-Lipoproteine (LDL) – also Partikel des »schlechten« Cholesterins – gelangen in die Innenwände der Arterien. Dort lösen sie eine Entzündungsreaktion aus, durch die sich Blutgerinnsel und schließlich Ablagerungen bilden können, die die Arterien verstopfen.

Eine andere chronische Erkrankung mit einem Zusammenhang zu Entzündungen ist der Diabetes Typ 2, bei dem die Betroffenen das Insulin nicht ausreichend verwerten können. Ohne Behandlung bauen die Organe im Laufe der Zeit ab, da der Blutzuckerspiegel auf gefährliche Werte ansteigt. Bei Patienten mit Diabetes Typ 2 wurden in der Bauchspeicheldrüse Makrophagen (eine bestimmte Sorte weißer Blutkörperchen) gefunden. Diese Makrophagen setzen entzündliche Moleküle frei, die die Insulinaktivität beeinträchtigen.

Auch bei Alzheimer stellen Entzündungsprozesse eine mögliche Ursache dar. Diese Krankheit entsteht in erster Linie durch Ansammlungen von Amyloid- und Tau-Proteinen im Gehirn. Spezialisierte Zellen, sogenannte Mikroglia, durchforsten das Gehirn auf der Suche nach Anzeichen von Infektionen oder Entzündungen, die durch diese schädlichen Proteine verursacht wurden. Werden sie fündig, beseitigen die Mikroglia sie. Dabei schütten sie gleichzeitig entzündungsfördernde Chemikalien aus, sogenannte Zytokine, die andere Mikroglia aktivieren. Im Normalfall ist diese Zytokinausschüttung nur von kurzer Dauer. Bei Alzheimer jedoch werden die Mikroglia übermäßig aktiv und produzieren vermehrt Zytokine, während sie zugleich weniger wegräumen, was zu Entzündungen im Gehirn führt (Neuroinflammation). Die Folge: eine zunehmende Schädigung der Gehirnzellen, die im Laufe der Zeit zu Alzheimer führen kann.

Bei Frauen löst das Sinken des Östrogenspiegels während der Wechseljahre in vielen verschiedenen Organen Entzündungsprozesse aus, insbesondere in der Darmschleimhaut. In einer angegriffenen Darmschleimhaut bilden sich unter Umständen kleine Risse oder Löcher, durch die teilweise verdaute Nahrung, Giftstoffe und andere Substanzen in das darunterliegende Gewebe eindringen können. Dadurch kommt es zu Entzündungen, die zu Problemen im Verdauungstrakt und darüber hinaus führen können, sogar in den Knochen.

Da der Körper eine Entzündung als Stressfaktor ansieht, reagiert er mit der Verlangsamung der normalen Knochenregeneration, was wiederum zu Knochenschwund und schließlich sogar zu Osteoporose führen kann. Mit anderen Worten: Alles, was Entzündungen verursacht, wirkt sich gleichermaßen auf die Knochengesundheit aus.

Der sinkende Östrogenspiegel führt auch zu anderen Problemen mit Entzündungsreaktionen. Hierzu zählen Entzündungsreaktionen im Gehirn und die daraus resultierende Beeinträchtigung der kognitiven Fähigkeiten, speziell der verbalen Gedächtnisleistung (Hallo, Benommenheit!). Außerdem verursachen sie Entzündungen in den Muskeln, die langfristig zu einem Verlust an Muskelmasse und -kraft führen, was auch als Sarkopenie bezeichnet wird.

Weiterhin wird vermutet, dass der sinkende Östrogenspiegel in den Wechseljahren Gelenkschmerzen verursacht. In jüngeren Jahren schützt Östrogen die Gelenke, da es Entzündungen eindämmt. Sobald der Östrogenspiegel in der Perimenopause sinkt, fehlt dieses Hormon zum Schutz der Gelenke, was häufig zu Schmerzen führt.

Eine durch die hormonellen Veränderungen bedingte Gewichtszunahme begünstigt Entzündungen zusätzlich. Es gibt eindeutige

Hinweise darauf, dass Fettzellen, insbesondere viszerale Fettzellen im Bereich der Körpermitte (»Bauchfett«), chronische Entzündungen verstärken, da sie vermehrt Zytokine bilden und die Menge des C-reaktiven Proteins (ein Entzündungsmarker im Blut) ansteigen lassen.

Chronische Entzündungen sind offenkundig gefährlich. Deswegen ist das Wissen über sie und ihre Bekämpfung inzwischen zentrales Thema der modernen Präventivmedizin.

Die Freude am Wandel

Jede gesundheitliche Störung hat eine Vorgeschichte, und bei Anna fing alles mit gravierenden Problemen an. Als sie die Lebensmitte erreichte und 50 Jahre alt wurde, litt sie unter Artrose, Stenose (einer Verengung der Wirbelsäule) und Bandscheibendegeneration. Sie nahm schleichend an Gewicht zu und hatte mit anderen Symptomen zu kämpfen. Zum Beispiel hatte sie das Gefühl, ihr Gehirn sei von einem grauen Nebel umhüllt, sie bekam Kopfschmerzen und fühlte sich erschöpft. Geist und Körper schienen irgendwie nicht mehr im Einklang.

Entnervt, besorgt und verwirrt suchte Anna einen Gastroenterologen auf und ließ sich auf Nahrungsmittelallergien testen. Es zeigte sich, dass sie sehr empfindlich auf Gluten, Getreide, Hülsenfrüchte, einige Stärkearten und bestimmte Zusatzstoffe in Lebensmitteln reagierte.

Bei Annas Ausführungen hatte ich schnell den Verdacht, dass in ihrem Körper erhebliche Entzündungsprozesse abliefen, die mit ihrer Ernährungsweise zusammenhingen. Glücklicherweise erkannte das auch Anna. Mithilfe der *Galveston-Diät* und des Verzichts auf entzündungsfördernde Inhaltsstoffe in der Ernährung fand sie den Weg zur Besserung.

Sie erzählte uns: »Mein offizielles Startdatum war der 1. Juni 2020. Da wog ich 72,5 Kilo. Heute ist der 20. August 2020, ich wiege 66 Kilo und fühle mich stärker und nicht mehr so entzündet.«

Die Kraft einer entzündungshemmenden Ernährung

In unserer durchschnittlichen Ernährung stehen unendlich viele verarbeitete, stark entzündungsfördernde Lebensmittel auf dem Speiseplan. Diese Ernährungsweise begünstigt nicht nur chronische Entzündungen, sondern wirkt sich auch schädlich auf Herz, Nieren, Gehirn, Taille und vieles mehr aus.

Kein Wunder also, dass das wirksamste Mittel gegen die mit diesen Krankheiten und dem Alterungsprozess einhergehenden chronischen Entzündungen eine gesunde Ernährung ist. Um chronische Entzündungen zu bekämpfen, gilt es, bestimmte Inhaltsstoffe seltener zu essen – oder ganz zu vermeiden.

Omega-6-Fette verglichen mit Omega-3-Fetten

Meinen Patientinnen rate ich stets, das Omega-6:Omega-3-Verhältnis zu verbessern. Aber warum eigentlich? Was ist der Unterschied zwischen diesen beiden Fettsäuren?

In biochemischer Hinsicht handelt es sich bei Omega-3- und Omega-6-Fettsäuren um mehrfach ungesättigte Fettsäuren. Der wesentliche Unterschied besteht in ihrer chemischen Beschaffenheit. Die Bezeichnung Omega-3 bezieht sich auf die Position der letzten Doppelbindung in der chemischen Struktur, die drei Kohlenstoffatome vom »Omega« beziehungsweise dem Endglied der Molekülkette entfernt ist. Bei Omega-6-Fettsäuren sitzt die letzte Doppelbindung sechs Kohlenstoffatome vom Ende der Molekülkette entfernt. Vom praktischen Standpunkt aus betrachtet, kann ein unausgewogenes Verhältnis dieser Fette im Körper entzündliche Prozesse hervorrufen.

Wahrscheinlich entwickelten sich die ersten Menschen in der

Steinzeit durch ein Verhältnis von 1:1 zwischen Omega-6- und Omega-3-Fettsäuren und gediehen daran, wobei das nicht genau bekannt ist. Allerdings haben sich unsere Gene seither nicht wesentlich verändert. Spulen wir bis in die heutige Zeit vor: Das Verhältnis in der westlichen Ernährung liegt inzwischen im Durchschnitt bei sage und schreibe 20:1. Anders ausgedrückt: Wir nehmen im Verhältnis zu den Omega-3-Fettsäuren erheblich mehr Omega-6-Fettsäuren zu uns.

Und woher stammen diese vielen Omega-6-Fettsäuren? Vor allem aus vielen raffinierten Pflanzenölen wie Sonnenblumen-, Mais-, Soja- und Baumwollsamenöl. Auch in zahlreichen Snacks, Keksen, Crackern, Salatdressings und Fast Food sind sie reichlich enthalten. Beim Abbau von Omega-6-Fettsäuren im Zuge der normalen Verstoffwechselung entstehen Nebenprodukte, die Entzündungen im Körper auslösen. Je mehr Omega-6-Fettsäuren Sie zu sich nehmen, desto höher ist Ihr Risiko für chronische Entzündungen und die dadurch verursachten Krankheiten.

Schädlich sind zu viele Omega-6-Fette zwar ohnehin schon, aber noch schlimmer wird es, wenn sie von ihrer flüssigen in eine feste oder halbfeste Form gebracht, also hydriert oder teilweise hydriert werden, wie es bei der Herstellung von Margarine oder Backfett geschieht. Bei der Härtung verwandeln sie sich in sogenannte Transfette, durch die die Zellmembranen starr, unflexibel und im Grunde funktionsunfähig werden. Damit richten Transfette wahrhaft großen Schaden im Körper an. Sie heizen Entzündungen an, insbesondere bei stark übergewichtigen oder fettleibigen Personen. Sie schwächen das Immunsystem, senken den HDL-Wert (das »gute« Cholesterin) und erhöhen den (»gefährlichen«) LDL-Wert, und noch viel mehr.

Um sich vor Entzündungen zu schützen, die speziell durch die

Dominanz von Omega-6-Fettsäuren und Transfetten ausgelöst werden, gilt es, mehr Lebensmittel zu essen, die reich an Omega-3-Fettsäuren sind. Damit wirken Sie den Auswirkungen von zu vielen Omega-6-Fettsäuren im Körper entgegen.

Omega-3-Fettsäuren erhalten Sie durch fetten Fisch wie Lachs, Makrele und Sardinen sowie durch einige pflanzliche Lebensmittel wie Leinsamen und Walnüsse. Auch Weidevieh ist eine gute Quelle für Omega-3-Fettsäuren. Wenn Sie keinen Fisch mögen oder ihn nicht sehr oft essen, benötigen Sie möglicherweise eine zusätzliche Omega-3-Quelle wie Fisch- oder Algenöl.

Um das Gleichgewicht zwischen den beiden Fetten wiederherzustellen, empfiehlt es sich zudem, auf verarbeitete Samen- und Pflanzenöle mit hohem Omega-6-Gehalt sowie auf industriell verarbeitete Lebensmittel zu verzichten. Meiden Sie außerdem Transfette wie Margarine und Backfett.

Zugesetzter Zucker

Mit »zugesetztem Zucker« meine ich den Zucker, der der Herstellung oder der Verarbeitung von Lebensmitteln hinzugefügt wird (wie Saccharose, Dextrose oder hochfruktosehaltiger Maissirup), als Süßungsmittel angepriesene Produkte (wie Haushaltszucker), Zucker aus Sirupen und Honig, Zucker aus konzentrierten Fruchtsäften und den Zucker, den Sie selbst in Ihr Essen geben. Nicht dazu gehört der natürlich vorkommende Zucker in Obst, Gemüse und Milchprodukten.

Einer Empfehlung der Weltgesundheitsorganisation aus dem Jahr 2015 zufolge sollten nicht mehr als 10 Prozent und idealerweise weniger als 5 Prozent des täglichen Kalorienbedarfs eines Erwachsenen aus zugesetztem Zucker gedeckt werden. Konkret bedeutet das, dass ein durchschnittlicher Erwachsener, der täglich

2000 Kalorien zu sich nimmt, nicht mehr als 6 Teelöffel (2 Esslöffel) Zucker pro Tag zu sich nehmen sollte, also etwa 25 Gramm – so viel wie in einem großzügigen Klecks Haselnussaufstrich enthalten ist, aber deutlich weniger als in einer Dose herkömmlicher Cola.

Doch wir essen weitaus mehr Zucker. Heutzutage nimmt die deutsche Durchschnittsbevölkerung jeden Tag mehr als 19 Teelöffel beziehungsweise rund 90 Gramm zugesetzten Zucker zu sich!

Zu viel zugesetzter Zucker trägt in mehrfacher Hinsicht zu Entzündungen bei. Zunächst schnellt der Blutzuckerspiegel nach der Aufnahme von Zucker in die Höhe. Dadurch werden entzündungsfördernde Chemikalien im ganzen Körper ausgeschüttet, die die Entzündung schüren. Anschließend wird Insulin produziert, seinerseits ein entzündungsförderndes Hormon.

Aufgenommener Zucker greift auch in einen Prozess ein, der Phagozytose genannt wird. Dabei versuchen weiße Blutkörperchen, Fremdkörper oder Krankheitserreger wie Bakterien oder infizierte Zellen zu zerstören, indem sie sich diese einverleiben. Die Phagozytose schützt den Körper und ist ein wichtiger Aspekt des Immunsystems.

Die US-amerikanische Arzneimittelzulassungsbehörde FDA verlangt mittlerweile, dass »Zuckerzusätze« auf allen Lebensmittelverpackungen unter der Rubrik »Kohlenhydrate« aufgeführt werden. Dadurch ist es etwas einfacher geworden, den zugesetzten Zucker in den Zutatenlisten ausfindig zu machen. Allerdings tauchen auf diesen Etiketten mehr als fünfzig verschiedene Zuckerarten auf. Achten Sie also nicht nur auf das Wort *Zucker*. Halten Sie vielmehr Ausschau nach jedweder Art von Zucker, Sirup, Nektar und allem, was auf -ose endet. Wer Lebensmittel mit zugesetztem Zucker, insbesondere industriell verarbeitete Lebensmittel, meidet, reduziert seinen Zuckerkonsum insgesamt erheblich.

Jetzt wird's heiß: Was Ihnen niemand über künstliche Süßstoffe verrät

Künstliche Süßstoffe – also solche, die Sie sich in den Kaffee rühren und die Hersteller verpackten Lebensmitteln hinzufügen – können Entzündungen auslösen, indem sie entzündungsfördernde Veränderungen bei Darmbakterien begünstigen. Vereinfacht gesagt, machen künstliche Süßstoffe zuvor gesunde Darmbakterien krank. Diese dringen dann in die Darmwand ein und machen sie poröser und durchlässiger – eine Situation, die möglicherweise zu ernsthaften gesundheitlichen Problemen führt.

Bitte lesen Sie die Zutatenliste auf Lebensmitteln sorgfältig, denn künstliche Süßstoffe sind in vielen Lebensmitteln enthalten. Die Markennamen der typischen künstlichen Süßstoffe sind Ihnen vermutlich bekannt, aber auf den Zutatenlisten werden sie oft unter ihren generischen Namen aufgeführt. Aspartam, Sucralose und Acesulfam-K (Ace-K) sind Beispiele für derartige Gattungsbezeichnungen.

Aber es gibt noch etwas, das vielleicht nicht allgemein bekannt ist: Wenn Sie den Gebrauch von künstlichen Süßstoffen einschränken, bekommen Ihre Geschmacksknospen die Chance, wieder zu lernen, was wahre Süße ist, und sie werden es Ihnen danken! Mit der Zeit wird Ihnen die natürliche Süße echter Lebensmittel besser schmecken als die überwältigende Süße industriell verarbeiteter Lebensmittel und Lightprodukte.

Nitrit- und Nitratzusätze in der Lebensmittelverarbeitung

Nitrite und Nitrate sind beides Formen von Stickstoff. Sie unterscheiden sich in ihrer chemischen Struktur: Nitrate enthalten drei Sauerstoffatome, Nitrite zwei. Sowohl Nitrate als auch Nitrite kommen in der Natur in bestimmten Gemüsesorten wie Blattgemüse, Sellerie und Kohl vor.

Die von Natur aus in Gemüse vorhandenen Nitrite und Nitrate können zwar nützlich sein, es gibt jedoch auch synthetische Versionen dieser beiden Verbindungen, die Lebensmitteln wie Fleischwaren (Frühstücksspeck, Schinken, Wurst) als Konservierungsmittel zugesetzt werden. Werden diese Chemikalien mit der Nahrung aufgenommen, können sie sich zu Stoffen umwandeln, die Auslöser verschiedener Krebsarten sein können. Künstlich hergestellte Nitrite und Nitrate sind schädlich für den Körper und sollten vermieden werden.

Verarbeitete Lebensmittel sind auch deshalb so problematisch, weil sie die Bildung von sogenannten »Advanced glycation endproducts«, kurz AGEs, auslösen, die, Sie ahnen es schon, Entzündungen im Körper verstärken. Daher sollte man auf verarbeitete Fleischprodukte am besten verzichten und sie nur in geringen Mengen oder gar nicht essen. Alternativ können Sie auch nitratfreies, ungepökeltes Fleisch kaufen.

Künstliche Farbstoffe, Aromen und Konservierungsmittel

Ein Blick auf das Etikett mit den Inhaltsstoffen von Lebensmitteln in Speisekammer, Kühlschrank oder Supermarkt genügt: Es wimmelt nur so von Lebensmittelzusatzstoffen. Abertausende solcher Stoffe werden verschiedenen Lebensmitteln und Erzeugnissen zugesetzt. Sie sollen Geschmack, Aussehen oder Konsistenz eines Produkts verbessern oder seine Haltbarkeit verlängern.

Die Problematik bei Zusatzstoffen besteht darin, dass sie vom Körper nicht als Lebensmittel erkannt werden. Stattdessen werden sie als etwas Fremdes eingestuft. Daher kann es im Rahmen einer Immunreaktion zu einer Entzündung kommen, mit der sich der Körper gegen den vermeintlichen Eindringling wehrt.

Am einfachsten lassen sich Lebensmittelzusatzstoffe vermeiden, indem man den Verzehr von industriell verarbeiteten Lebensmitteln reduziert, mehr selbst zubereitet und so oft wie möglich Bio-Lebensmittel kauft.

Frittierte Lebensmittel

Mag sein, dass Sie frittierte Lebensmittel lieben, Ihrem Körper schmecken sie aber gar nicht! Die zum Frittieren verwendeten Öle weisen in der Regel einen hohen Anteil an Omega-6-Fettsäuren auf. Wer regelmäßig frittierte Lebensmittel isst, riskiert, dass das Verhältnis zwischen Omega-3- und Omega-6-Fettsäuren aus dem Gleichgewicht gerät, was – wie bereits erwähnt – Entzündungen auslöst.

Auch werden viele frittierte Lebensmittel wie Pommes frites und Kartoffelchips bei extrem hohen Temperaturen zubereitet. Bei diesem Prozess entsteht eine entzündungsfördernde Chemikalie namens Acrylamid. Das US-amerikanische National Toxicology Program stuft Acrylamid in seinem Bericht über Karzinogene als möglicherweise krebserregend ein.

Zugegeben, es geht nichts über die knusprige, köstliche Konsistenz heißer frittierter Speisen. Zum Glück gibt es Alternativen, bei denen die Knusprigkeit erhalten bleibt, die in frittierten Speisen enthaltenen schlechten Fette und Giftstoffe jedoch wegfallen: Backen Sie Ihre Pommes frites und andere Gerichte im Ofen oder versuchen Sie es mit einer Heißluftfritteuse (aus einer Studie geht hervor, dass sich durch das Garen in der Heißluftfritteuse die Acrylamidmenge in Bratkartoffeln um 90 Prozent verringert).

Gesättigte Fettsäuren

Während meiner Tätigkeit als Geologin bei einer Mineralölgesellschaft traf ich mich regelmäßig mit meinen Kollegen zum Mittagessen. Das war vor mehr als 25 Jahren, als die ketogene und die extrem kohlenhydratarme Diät in Mode kamen und voll im Trend lagen. Auch manche meiner Arbeitskollegen hielten sich an diese Diäten. Beim Mittagessen beobachtete ich, wie sie Hamburger (ohne Brötchen) mit reichlich Bacon und Käse aßen oder üppige Steaks verdrückten, dazu aber nie Gemüse. Klar, sie nahmen ab, aber zu welchem Preis bei so viel gesättigten Fettsäuren?

Käse, fettes Rindfleisch und Butter enthalten viele gesättigte Fettsäuren, die bei übermäßigem Verzehr in hohem Maße Entzündungen begünstigen. Eine solche Entzündung entsteht auf verschiedene Weise. Zum einen können gesättigte Fettsäuren Entzündungen durch Moleküle, sogenannte Toll-like-Rezeptoren (TLR), auslösen. Unter normalen Umständen bilden TLRs eine Elitetruppe, die potenzielle Eindringlinge im Körper auf Bakterien, Viren oder Pilze untersucht. Wenn sie Anzeichen für solche Eindringlinge finden, wird das Immunsystem zum Angriff aufgefordert. Eine der TLR-Waffen, TLR4, ist darauf ausgelegt, Bakterien zu erkennen.

Dieser Schutzmechanismus versagt jedoch leider, wenn TLR4 zu vielen gesättigten Fettsäuren ausgesetzt ist. In diesem Fall übermittelt TLR4 das falsche Signal und identifiziert gesättigte Fettsäuren als Eindringlinge. Dadurch wird eine Entzündungsreaktion ausgelöst, vor allem im Darm. Diese greift die Darmschleimhaut an und führt so schlimmstenfalls zu einem sogenannten »Leaky Gut« (durchlässigen Darm). In dieser Situation können schädliche Stoffe aus dem Darm austreten, es kommt zu Problemen mit dem Immunsystem, und Infektionen werden schlechter in Schach gehalten.

Gesättigte Fettsäuren regen zudem die Produktion von Prostaglandinen und Leukotrienen an. Diese entzündungsfördernden

Wirkstoffe verursachen häufig schwere Gelenkschäden und Entzündungen, die zu einer Arterienverkalkung führen. Die Aufnahme großer Mengen gesättigter Fettsäuren geht häufig mit Fettleibigkeit einher, was die Entzündungsprozesse ebenfalls anheizt.

Frauen sollten außerdem darüber Bescheid wissen, dass ein hoher Anteil an gesättigten Fettsäuren den Hormonhaushalt beeinflusst, wodurch Brustkrebs begünstigt wird. Ein Übermaß an gesättigten Fettsäuren führt unter Umständen zu einem erhöhten Östradiolspiegel. Ist dieser abnorm hoch, begünstigt das die Entstehung von Krebs.

Im Rahmen der *Galveston-Diät* brauchen Sie auf gesättigte Fettsäuren nicht völlig zu verzichten. Wie Sie auf den nächsten Seiten sehen, rate ich zu Vorsicht und zu einem ausgewogenen Verhältnis zwischen gesättigten Fetten und gesunden Fetten wie Olivenöl, Kokosnussöl, Avocados und so weiter.

Mit einigen einfachen Ernährungstipps kann man die Aufnahme von gesättigten Fetten reduzieren und steuern:

- Greifen Sie zu magerem Rind- und Schweinefleisch und schneiden Sie so viel sichtbares Fett wie möglich ab.
- Essen Sie mehr Fisch und Huhn.
- Kaufen Sie Hackfleisch in einer 90/10-Mischung oder verwenden Sie stattdessen Puten- oder Geflügelhackfleisch.
- Entfernen Sie vor dem Garen die Haut von Geflügel.
- Verwenden Sie anstelle von saurer Sahne einen Vollfettjoghurt oder eine Mischung aus Joghurt und Vollfett-Hüttenkäse.
- Wählen Sie bei der Zubereitung von Rezepten Käsesorten, die von Natur aus weniger gesättigte Fette enthalten, wie Hüttenkäse, Ricotta, Parmesan, Feta oder Ziegenkäse.

Denken Sie daran, bei fettreduzierten Produkten immer die

Zutatenliste zu überprüfen. Nicht, dass das entfernte Fett durch Zucker oder andere unappetitliche Zutaten ersetzt wurde!

Übermäßiger Alkoholkonsum

Chronisch hoher Alkoholkonsum (mehr als fünf bis sieben Alkoholeinheiten pro Woche) bringt das Gleichgewicht zwischen den »guten« und »schlechten« Bakterien im Darm durcheinander. Dieses Ungleichgewicht führt zu Entzündungen und schwächt das Immunsystem. Außerdem fördert Alkohol das Wachstum schlechter Bakterien, was den Darm weiter schädigt, weil dadurch die Darmschleimhaut angegriffen wird. In der Folge wird der Darm porös, was schädlichen Bakterien und Giftstoffen erlaubt, in den Blutkreislauf und damit in die Organe vorzudringen. Regelmäßiger übermäßiger Alkoholkonsum kann zudem zu Organschäden führen.

Es empfiehlt sich daher, den Alkoholkonsum auf etwa ein Standardglas pro Tag zu beschränken. Das entspricht 125 Milliliter Wein, einer kleinen Flasche Bier (330 Milliliter) oder 40 Milliliter harten Alkohols.

Gibt es in Ihrem Körper Entzündungen?

Mit diesem Fragebogen können Sie anhand Ihrer täglichen Ernährungsgewohnheiten beziehungsweise Ihrer Ernährung der letzten 24 Stunden herausfinden, wie hoch Ihr Entzündungsgrad ist. Diese Fragen können Sie so oft durchgehen, wie Sie möchten. Ziel ist es, eine möglichst niedrige Punktzahl zu erreichen. Dies deutet darauf hin, dass Sie chronische Entzündungen mithilfe Ihrer Ernährungsgewohnheiten eher in die Schranken weisen, als sie zu fördern.

1 Tasse = 240 ml

Wie viel Alkohol haben Sie in den vergangenen 24 Stunden konsumiert?

a. Keinen
b. Ein Standardglas
c. Mehr als ein Standardglas

Wie viele Portionen ganze Früchte haben Sie gegessen?

1 Portion = 1 Apfel, 1 Tasse Beeren usw.

a. Mehr als 1 Portion
b. 1 Portion
c. Keine

Wie viele Portionen Blattgemüse haben Sie gegessen?

1 Portion = 1 Tasse roh

a. Mehr als 1 Portion
b. 1 Portion
c. Keine

Wie viele Portionen Bohnen oder Hülsenfrüchte haben Sie gegessen?

1 Portion = 1/2 Tasse, gekocht

a. Mehr als 1 Portion
b. 1 Portion
c. Keine

Wie viele Portionen Meeresfrüchte haben Sie gegessen?

1 Portion = 170 g, gekocht

a. Mehr als 1 Portion
b. 1 Portion
c. Keine

Wie viele Portionen anderer Gemüsesorten (Tomaten, Karotten, Erbsen, Zucchini, Kürbis usw.) haben Sie gegessen?

1 Portion = 1 Tasse, roh

a. Mehr als 1 Portion
b. 1 Portion
c. Keine

Wie viele Portionen Nüsse und Samen haben Sie gegessen?
1 Portion = ¼ Tasse
a. Mehr als 1 Portion
b. 1 Portion
c. Keine

Wie viele Ballaststoffe haben Sie zu sich genommen?
a. 25–35 Gramm
b. 20–25 Gramm
c. Weniger als 20 Gramm

Wie viele Omega-3-Fettsäuren haben Sie zu sich genommen?
1 Portion = 170 g fetter Fisch (Lachs, Makrele, Thunfisch usw.), gegart; oder entsprechendes Nahrungsergänzungsmittel
a. Mehr als 1 Portion
b. 1 Portion
c. Keine

Wie viel grünen oder schwarzen Tee haben Sie getrunken?
a. Mehr als 1 Tasse
b. 1 Tasse
c. Keine

Wie viel Olivenöl haben Sie verzehrt?
a. 2–3 Esslöffel
b. 1 Esslöffel
c. Keinen

Essen Sie sich durch den Regenbogen! Zählen Sie, wie viele verschiedene Farben Sie über den Tag verteilt in Form von Obst und Gemüse zu sich genommen haben.
a. 2 Farben oder mehr
b. 1 Farbe
c. Keine

Haben Sie Knoblauch, Ingwer, frische Kräuter oder Kurkuma verwendet?
Nur frisch
a. Mehr als einmal verwendet
b. Einmal
c. Keine

Haben Sie Avocado gegessen? Wie viel?
a. Eine ganze
b. 1/2
c. Keine

Haben Sie fermentierte Produkte (Joghurt, Kombucha etc.) verzehrt?
a. 2 Portionen
b. 1 Portion
c. Keine

Wie viel zugesetzten Zucker (in Gramm) haben Sie konsumiert?
Sehen Sie sich die Angaben auf den Lebensmittelverpackungen an und rechnen Sie die Grammzahlen zusammen.
a. Weniger als 25 Gramm
b. 25–50 Gramm
c. Mehr als 50 Gramm

Wie viele mit Zucker gesüßte Getränke haben Sie getrunken?
1 Portion = 350 ml
(dazu gehören auch Limonade, süßer Tee, Säfte usw.)
a. Keine
b. 1 Portion
c. Mehr als 1 Portion

Wie viele Portionen raffiniertes Getreide haben Sie gegessen?
1 Portion = 1 Scheibe Weißbrot, 1/2 Tasse gekochter weißer Reis oder Nudeln usw.
a. Keine oder 1 Portion

b. 2 Portionen
c. 3 oder mehr Portionen

Wie viele Portionen rotes Fleisch haben Sie gegessen?
1 Portion = 85 g, mageres
a. Keine
b. 85 g oder weniger
c. 100 g oder mehr

Wie viel künstlichen Süßstoff haben Sie konsumiert?
a. Keinen
b. 1 Portion
c. Mehr als 1 Portion

Wie viel Transfette haben Sie verzehrt?
(Backfett, teilweise gehärtetes Pflanzenöl, Margarine)
a. Keine
b. 1 Portion
c. Mehr als 1 Portion

Wie viel verarbeitetes Fleisch (mit Konservierungsstoffen und Nitraten) haben Sie gegessen?
(Frühstücksfleisch, Würstchen, Speck)
a. Keines
b. 1 Portion
c. Mehr als 1 Portion

Wie viele frittierte Lebensmittel haben Sie gegessen?
1 Portion = 85 g
a. Keine
b. 1 Portion
c. Mehr als 1 Portion

Wie viel Junkfood haben Sie gegessen?
(Fast Food, Fertiggerichte, Kartoffelchips, Salzgebäck usw.)
a. Keines
b. 1 Portion
c. Mehr als 1 Portion

Wie viel Pflanzenöl, das Omega-6-Fettsäuren enthält, haben Sie zu sich genommen?
(Distelöl, Sonnenblumenöl, Maisöl, Sojabohnenöl usw.)
a. 1 Esslöffel
b. 2-3 Esslöffel
c. 4-6 Esslöffel

Wie viele Lebensmittel mit künstlichen Zusatzstoffen (Farb-, Aroma- und Konservierungsstoffe) haben Sie gegessen?
1 Portion = 1/2 Tasse
(künstliche Aromen, Farbstoffe, chemische Konservierungsmittel usw.)
a. Keine
b. 1 Portion
c. Mehr als 1 Portion

Auswertung
Gehen Sie Ihre Antworten durch. Geben Sie sich für jedes ausgewählte (a) 0 Punkte. Jedes (b) wird mit 1 Punkt bewertet. Für jedes (c) vergeben Sie 2 Punkte. Rechnen Sie alles zusammen.
Sehr geringe Entzündung in Ihrem Körper: 0–15
Mäßige Entzündung in Ihrem Körper: 16–30
Starke Entzündung in Ihrem Körper: 31–50

Heilsame Lebensmittel im Mittelpunkt

Bisher haben wir uns mit den Lebensmitteln beschäftigt, die hauptsächlich zu chronischen Entzündungen führen. Jetzt ist es an der Zeit, sich mit den Lebensmitteln vertraut zu machen, die aktiv *gegen* Entzündungen vorgehen! Sie bilden das Herz der *Galveston-Diät.*

Die besten Mittel gegen chronische Entzündungen kommen nicht aus der Apotheke, sondern aus dem Gemüseladen. Umfangreiche wissenschaftliche Nachweise belegen die entzündungshemmende Wirkung gewisser Inhaltsstoffe von Lebensmitteln und Getränken, die Sie bei der *Galveston-Diät* reichlich finden werden.

Zu den wirkungsvollsten Bausteinen gehören die Antioxidantien, die wegen ihrer Fähigkeit, gegen Zellschäden anzugehen, geschätzt werden, denn sie schützen die Zellen vor Schäden durch freie Radikale. Als freies Radikal bezeichnet man ein Molekül, dem ein Teil fehlt, das heißt, es hat eines der elektrisch geladenen Elektronen verloren, die normalerweise paarweise darum kreisen. Um dieses Gleichgewicht wiederherzustellen, stibitzt sich das Radikal ein Elektron von benachbarten Molekülen.

Dadurch schädigt es die Membranen der Zellen, die daraufhin zerfallen. So führt die Produktion freier Radikale zu verschiedenen durch Entzündungen hervorgerufenen Krankheiten.

Hier kommen die Antioxidantien ins Spiel. In Untersuchungen wurde nachgewiesen, dass Antioxidantien dazu beitragen können, bestimmte Krebsarten zu verhindern, den Cholesterinspiegel zu senken und die Immunfunktion zu stärken. Sie geben ein Elektron an ein freies Radikal ab, ohne dabei selbst Schaden zu nehmen. Antioxidantien setzen also dem zerstörerischen, entzündungsfördernden Treiben der freien Radikale ein Ende.

Vitamin-Antioxidantien sind die Vitamine A, C und E, mineralische Antioxidantien sind unter anderem Zink, Selen, Kupfer und Mangan. Beispiele für entzündungshemmende Lebensmittel, die Sie in Hinblick auf diese Antioxidantien wählen sollten, sind:

- Blaubeeren, Brombeeren, Himbeeren, Erdbeeren und Preiselbeeren. Sie führen die Liste der besten Lieferanten von Antioxidantien aus Obst an.
- Artischocken, Grünkohl und Paprika enthalten mit die meisten Antioxidantien in Gemüse. Weitere wichtige Quellen sind Spargel, Rote Bete, Brokkoli, Rotkohl und Tomaten.

- Walnüsse, Pistazien, Pekannüsse, Haselnüsse und Mandeln enthalten viele Antioxidantien, genauso wie Saaten.
- Hülsenfrüchte wie Kidneybohnen, Edamame und Linsen weisen einen hohen Gehalt an Antioxidantien auf.
- Viele Gewürze haben erstaunliche antioxidative Eigenschaften, insbesondere Nelken, Knoblauch, Ingwer, Kurkuma und alle frischen Kräuter.
- Kaffee, Tee und Rotwein (in Maßen) sind reich an Antioxidantien.
- Lebensmittel, die einen hohen Gehalt an Omega-3-Fettsäuren aufweisen, liefern wertvolle entzündungshemmende Inhaltsstoffe. Dazu gehören Fische wie Lachs und Makrele. (Falls Fisch für Sie nicht infrage kommt oder Sie ihn nicht oft oder gar nicht essen, ist eine Ergänzung mit Fisch- oder Algenöl eine gute Alternative.)

Um Ihre Ernährung mit Antioxidantien anzureichern, sollten Sie auf Vielfalt achten. Setzen Sie nicht nur auf ein einziges Lebensmittel oder eine einzige Lebensmittelgruppe. Bauen Sie stattdessen viele verschiedene Früchte, Gemüse, Nüsse, Hülsenfrüchte und Gewürze in Ihren Speiseplan ein.

Mithilfe der Ernährungspläne der *Galveston-Diät* (siehe Kapitel 8) sorgen Sie für eine gesunde Abwechslung in Ihrer Ernährung. Die Pläne bieten Ihnen einen Rahmen für Ihre Mahlzeiten und inspirieren Sie dazu, selbst Gerichte und Zwischenmahlzeiten zu entwickeln.

Jetzt wird's heiß: Meine liebsten entzündungshemmenden Lebensmittel

Ananas
Avocados
Beeren
Bohnen und andere Hülsenfrüchte
Brokkoli
Grünkohl
Karotten
Lachs
Mangold
Olivenöl
Orangen
Rote Bete
Sellerie
Shiitakepilze
Spargel
Spinat
Süßkartoffeln
Tomaten
Walnüsse

Ganz gleich, ob es Ihnen darum geht, Wechseljahresbeschwerden zu lindern, abzunehmen oder gar Krebs, Herzkrankheiten, Diabetes, Demenz und anderen Erkrankungen vorzubeugen, die mit chronischen Entzündungen einhergehen: *Je früher Sie auf eine entzündungshemmende Ernährung umsteigen, desto besser*!

Kapitel 6

Maßnahme 3: Anders Kraft schöpfen – die Energiewende für den Körper

Ich bin schon vielen Frauen begegnet, die nach verarbeiteten Kohlenhydraten regelrecht süchtig waren, speziell nach Lebensmitteln mit hohem Zuckerzusatz. Morgens streuten sie Zucker auf ihre ohnehin schon zuckerhaltigen Frühstücksflocken, naschten den ganzen Tag über Schokolade und aßen nach dem Abendessen Eiscreme. Von Süßigkeiten konnten sie einfach nicht genug bekommen.

Und das ist kein Wunder. Zucker lauert schließlich überall. Seine Anziehungskraft ist gewaltig. Die meisten Lebensmittelhersteller machen es uns nicht leicht. Sie sind sogar die Ursache für das Zuckerproblem: In Deutschland sind rund 39 Prozent der Lebensmittel industriell verarbeitet, und der Großteil davon enthält einen versteckten Zuckerzusatz. Wie schon erwähnt, nimmt ein durchschnittlicher Deutscher 19 Teelöffel Zucker pro Tag zu sich. In einer Portion einer beliebten Fertignudelsoße steckt mehr Zucker als in einer Portion Oreo-Kekse! In einem gesüßten Joghurt steckt manchmal mehr Zucker als in einer Dose Limonade.

In der letzten Zeit wurde viel darüber diskutiert, ob Junkfood (also das extrem verarbeitete, äußerst wohlschmeckende Zeug) auf die gleiche Weise süchtig macht wie Heroin oder Kokain. Immerhin haben viele Menschen häufig Heißhungerattacken, die sie dazu bringen, nach Süßem zu greifen und es in Windeseile zu verschlingen. Und so langsam trudeln die Ergebnisse ein: Eine 2018 durchgeführte Untersuchung hat ergeben, dass Lebensmittel mit höherem Zuckergehalt und höherem glykämischen Index tatsächlich süchtig machen können. In Tierversuchen hat sich zudem gezeigt, dass das Suchtpotenzial von Zucker höher ist als das von Kokain.

Das hat natürlich Folgen – und zwar schwerwiegende. Verarbeitete Kohlenhydrate und zugesetzter Zucker gelten als die wichtigsten schädlichen Zusatzstoffe in unserer Ernährung. Oft werden sie als Hauptverursacher diverser chronischer, entzündungsbedingter Krankheiten angeführt, von Fettleibigkeit über Diabetes bis hin zu Alzheimer.

Immer mehr wissenschaftliche Erkenntnisse deuten darauf hin, dass Menschen mit Übergewicht, Fettleibigkeit, Prä-Diabetes oder Diabetes, oder die sogar süchtig nach verarbeiteten Kohlenhydraten sind, am besten mit einer Ernährung mit einem höheren Gesamtfettgehalt und weniger Kohlenhydraten zurechtkommen. Es gibt sogar eine überwältigende Beweislast dafür, dass es besser ist, weniger Kohlenhydrate, mehr gute Fette und maßvolle Mengen an Proteinen zu essen.

Genau darum geht es in dieser Phase der *Galveston-Diät*: um eine Energiewende für den Körper.

Die Umstellungsphase oder: Was hat es mit der Energiewende für den Körper auf sich?

Zur Energiegewinnung verbrennt unser Körper vorzugsweise Glukose, die durch einen Prozess in der Leber, der als Glukoneogenese bezeichnet wird, aus den Kohlenhydraten in unserer Nahrung gewonnen wird. Sobald die Glukosequellen erschöpft sind, schaltet unser Körper auf die Verbrennung von Körperfett als Brennstoff um.

Bedenken Sie jedoch, dass unsere durchschnittliche Ernährung eine Fülle von Kohlenhydraten enthält (Brot, Nudeln, Reis, Desserts und Zuckerzusätze zum Beispiel). Damit wird der Körper mit Glukose vollgepumpt, was die Insulinausschüttung anregt. Insulin ist der wichtigste hormonelle Impulsgeber für die Fettspeicherung im Körper. Bei dieser Ernährungsweise schaltet der Körper also nie in den Fettverbrennungsmodus und lagert trotzdem immer noch mehr Fett ein! Da kann man nur verlieren.

Um dem entgegenzuwirken, ist es unerlässlich, die Makros (Protein, Kohlenhydrate und Fett) neu zu gewichten und das Verhältnis so anzupassen, dass die Fettverbrennung aktiviert und der Körper angeregt wird, sich auf Fett als Hauptbrennstoffquelle zu verlassen. Wenn Sie die Mengenverhältnisse weg von der durchschnittlich eher schlechten Ernährung und hin zu einer solchen ändern, die die Fettverbrennung anregt, bildet Ihr Körper Ketonkörper. Diese Fettsäuren sind ein Brennstoff, der dem Körper hilft, anstelle von Glukose (Zucker) aus Kohlenhydraten das vorhandene Körperfett zu verbrennen.

Diese biochemische Grundlage ist das Herzstück von Maßnahme Nummer 3: der Energiewende für den Körper.

Das Verhältnis der Makronährstoffe bei der Energiewende

Das Makronährstoffverhältnis der typischen deutschen Ernährung sieht folgendermaßen aus: 50 Prozent der Kalorien aus Kohlenhydraten, 15 Prozent aus Protein und 35 Prozent aus Fett.

Genau das werden wir ändern. Bei der *Galveston-Diät* verschieben Sie das Verhältnis der Makronährstoffe, um die Fettverbrennung zu fördern. Sie versorgen Ihren Körper mit gesunden Fetten und Proteinen sowie hochwertigen Kohlenhydraten so, dass der Körper dazu befähigt wird, das Fett als Brennstoff zu nutzen. Diese Anteile sind wie folgt: 70 Prozent gesunde Fette, 20 Prozent mageres Protein und 10 Prozent Kohlenhydrate.

Die Tagespläne in diesem Programm sind auf diese Mengenverhältnisse abgestimmt, was es erleichtert, die Ziele zu erreichen. Wenn Sie damit beginnen, Ihre Mahlzeiten selbst zu planen, können Sie mithilfe Ihrer Ernährungstagebuch-App (siehe Seite 75) Ihre Makrowerte erfassen.

Um Ihnen das Erreichen Ihres Makroziels zu erleichtern, hier ein Überblick über die bewährten Optionen.

70 Prozent gesunde Fette

Darunter fallen Avocado, Avocadoöl, Kokosnussöl, Olivenöl, Oliven, Saaten (insbesondere Chia- und Leinsamen), Butter, rohe Nüsse (insbesondere Mandeln, Macadamianüsse, Pekannüsse und Walnüsse), Nussmus (ohne Zuckerzusatz) und Mayonnaise (auf der Basis von Olivenöl oder Avocadoöl).

20 Prozent magere Proteine

Greifen Sie zu tierischem Protein aus Weidehaltung (Rind, Bison, Huhn, Pute, Lamm, Schwein), Fisch und Meeresfrüchten aus Wildfang, Sardellen, Sardinen, Eiern, nitratfreiem Trockenfleisch und Proteinpulver (mit wenigen Zutaten, wenig Zucker und wenig Kohlenhydraten).

10 Prozent Kohlenhydrate

Kohlenhydrate werden grundsätzlich in zwei Kategorien eingeteilt: komplexe und einfache. Komplexe Kohlenhydrate sind ballaststoffreiche Lebensmittel, die die Verdauung und die allgemeine Darmgesundheit verbessern. Sie tragen auch zur Stabilisierung Ihres Blutzuckerspiegels bei, halten die Energie auf einem gleichmäßigen Niveau und sorgen dafür, dass wir uns nach den Mahlzeiten länger satt fühlen. Außerdem werden sie nicht so leicht als Fett eingelagert.

Beispiele für komplexe Kohlenhydrate sind Gemüse, Hülsenfrüchte, Obst und Vollkornprodukte. Meine Favoriten sind Äpfel, Artischocken, Spargel, Paprika, Rote Bete, Beeren, Brokkoli, Rosenkohl, Blumenkohl, Blattgemüse, Nüsse und Saaten sowie eingelegtes Gemüse. Solche Kohlenhydrate dürfen Sie genießen.

Auf einfache Kohlenhydrate dagegen sollten Sie besser verzichten. Dabei handelt es sich um kleinere Zuckermoleküle, die schnell verdaut werden. Sie bewirken einen rasanten Anstieg des Insulinspiegels. Wenn sie nicht sofort verbrannt werden, können sie in Körperfett umgewandelt werden. In der Regel sind sie in Lebensmitteln mit viel zugesetztem Zucker oder verarbeitetem Weißmehl, dem Ballaststoffe und Nährstoffe entzogen wurden, enthalten. Hierzu zählen Süßigkeiten, Weißbrot und andere Backwaren sowie verschiedene industriell verarbeitete Lebensmittel.

Wenn Sie in Kapitel 10 mit der Erhaltungsphase der *Galveston-Diät* beginnen, stellen Sie Ihre Energieversorgung erneut um, allerdings über mehrere Wochen hinweg, um das Gewicht zu halten und mehr entzündungshemmende Lebensmittel aufzunehmen. Zum Beispiel werden Sie

1. zunächst eine oder mehrere Wochen lang einen Anteil von

60 Prozent Fett, 20 Prozent Protein und 20 Prozent Kohlenhydrate zu sich nehmen.

2. Anschließend fahren Sie ein paar Wochen lang mit 50 Prozent Fett, 20 Prozent Protein und 30 Prozent Kohlenhydraten fort.
3. Langfristig pendeln Sie sich bei 40 Prozent Fett, 20 Prozent Protein und 40 Prozent Kohlenhydraten ein. Wenn Sie ein Gewicht erreicht haben, mit dem Sie zufrieden sind und sich wirklich gesund und energiegeladen fühlen, behalten Sie diese Mengenverhältnisse für immer bei.

Es gibt also jede Menge, worauf Sie sich freuen können!

Jetzt wird's heiß: Mit stärkearmen Gemüsesorten die Makronährstoffziele erreichen

Beim Protokollieren der Kohlenhydrat-Makros ist es wichtig zu wissen, dass es zwei Hauptkategorien von Gemüse gibt: stärkehaltiges und solches, das kaum bis keine Stärke enthält. Zu den stärkehaltigen Gemüsesorten gehören Süßkartoffeln, Mais, bestimmte Bohnensorten und Hülsenfrüchte (Erbsen, Linsen), zu den nicht stärkehaltigen hingegen Brokkoli, Blumenkohl, Tomaten und Zucchini.

Sowohl stärkehaltiges als auch stärkearmes Gemüse sind komplexe Kohlenhydrate. Wie die Kategoriebezeichnungen jedoch schon verraten, unterscheiden sie sich vor allem durch ihren Gesamtstärkegehalt. Gekochtes stärkehaltiges Gemüse wie Kartoffeln enthält etwa 15 Gramm Kohlenhydrate und 80 Kalorien pro ½ Tasse, stärkearme Gemüsesorten wie Brokkoli hingegen etwa 5 Gramm Kohlenhydrate und 25 Kalorien. Stärkehaltige Gemüsesorten lassen zudem den Blutzuckerspiegel schneller ansteigen als stärkearme Gemüsesorten.

Auch wenn beide Gruppen einen hohen Gehalt an Ballaststoffen, Antioxidantien, Vitaminen und Mineralien aufweisen, empfiehlt es sich beim Abnehmen, den Verzehr von stärkehaltigen Gemüsesorten etwas anzupassen, um die täglichen Makrovorgaben zu erreichen und kontinuierlich Fett zu verbrennen.

In der unten stehenden Tabelle finden Sie eine Auswahl von Beispielen aus beiden Kategorien.

Stärkehaltiges Gemüse	Stärkearmes Gemüse
Erbsen	Auberginen
Kartoffeln	Artischocken
Kochbananen	Blattsalate
Kürbis	Blumenkohl
Mais	Brokkoli
Pastinaken	Grüne Bohnen
Süßkartoffeln	Grünkohl
Weiße Bohnen	Karotten
Yamswurzeln	Paprika (alle)
	Pilze
	Rosenkohl
	Salatgurken
	Spargel
	Spinat
	Sprossen
	Stangenbohnen
	Tomaten
	Zucchini
	Zwiebeln

Wichtig: Die Unterscheidung zwischen Netto- und Gesamtkohlenhydraten

Bei der *Galveston-Diät* protokollieren Sie die Menge der Nettokohlenhydrate. Das heißt, die Gesamtmenge der Kohlenhydrate in einem bestimmten Lebensmittel abzüglich der Ballaststoffe in Gramm.

Diese lässt sich ganz einfach ermitteln: In den Nährwertangaben eines Lebensmittels finden Sie die Gesamtmenge der Kohlenhydrate pro Portion aufgeführt. Unter den Gesamtkohlenhydraten steht die Menge der Ballaststoffe und die Menge des Gesamtzuckers, zu dem auch zugesetzter Zucker gehört. Diese Komponenten bilden die Gesamtmenge der Kohlenhydrate, aber da die Ballaststoffe im Verdauungsprozess nicht absorbiert werden, ziehen wir sie von der Gesamtmenge ab:

Gesamtmenge Kohlenhydrate – Ballaststoffe =
Nettokohlenhydrate

Der Grundgedanke dahinter ist, dass der Körper die verschiedenen Kohlenhydrate auf unterschiedliche Weise verstoffwechselt. Die Nettokohlenhydrate sind diejenigen Kohlenhydrate, die Sie tatsächlich verdauen und zur Energiegewinnung nutzen. Wie bereits erwähnt, passieren die übrigen Ballaststoffe den Verdauungstrakt, ohne absorbiert zu werden, und beeinflussen somit nicht den Blutzuckerspiegel. Lebensmittel mit niedrigem Nettokohlenhydratgehalt haben also keinen nennenswerten Einfluss auf den Blutzucker und sind beim Abnehmen daher eher von Vorteil.

Nährwertangaben pro 100 Gramm

Energie	230 kcal	Prozentangaben
Fett	8 g	10 %
davon:		
- gesättigte Fettsäuren	1 g	5 %
- einfach ungesättigte Fettsäuren		
- mehrfach ungesättigte Fettsäuren		

Salz	160 mg	7 %
Kohlenhydrate gesamt	37 g	13 %
davon:		
- Zucker	12 g	
- Stärke		
Ballaststoffe	4 g	
Protein	3 g	
Vitamine und Mineralstoffe		
Vitamin D	2 mg	
Calcium	260 mg	
Eisen	8 mg	
Kalium	235 mg	

* Die Prozentangaben beziehen sich auf die Referenzmenge für einen durchschnittlichen Erwachsenen (8400 kJ/2000 kcal).

Wie man die Nettokohlenhydrate berechnet

Merken Sie sich: Um den Nettokohlenhydratgehalt zu berechnen, ziehen Sie einfach die Ballaststoffe von den Gesamtkohlenhydraten in Gramm ab. Für das Lebensmittel, dessen Nährwertangaben oben aufgeführt sind, ergeben 37 Gramm (Gesamtkohlenhydrate) minus 4 Gramm (Ballaststoffe) 33 Gramm (Nettokohlenhydrate).

Die häufigsten Herausforderungen bei der Energiewende

Vielleicht haben Sie Bedenken, dass Ihnen bei der Ernährungsumstellung die Nudeln, das Brot oder die Kartoffeln fehlen werden, oder dass Ihnen die Lust auf Süßes über den Kopf wächst. Aber da kann ich Sie beruhigen: Ihre Gelüste werden nachlassen.

Ihr Heißhunger wird verschwinden (und mit ihm die Kilo und Zentimeter), Sie werden sich energiegeladener und gesünder fühlen, und Sie werden mit der *Galveston-Diät* vollauf satt. Das kann ich Ihnen mit gutem Gewissen versichern, weil es mir unzählige Frauen bestätigt haben!

Trotzdem ist an dieser Stelle zu bedenken, dass Ihr Organismus die meiste Zeit Ihres Lebens von Kohlenhydraten mit Energie versorgt wurde. Jetzt verlangen Sie von Ihrem Stoffwechsel, von der Verbrennung von Kohlenhydraten auf die von eingelagertem Fett umzuschalten – was vermutlich ein paar Herausforderungen mit sich bringt. Aber lassen Sie sich nicht entmutigen! Sie sind nicht die Einzige, die zu Beginn der *Galveston-Diät* mit dem einen oder anderen der folgenden Probleme zu kämpfen hat.

Ungeduld bei der Umstellung auf Fett

Zu Beginn des Programms gewöhnen Sie Ihren Körper an die Verbrennung von Fett als Hauptbrennstoffquelle. Dies geschieht jedoch nicht über Nacht. Die Anpassung an die Fettverbrennung dauert Studien zufolge eher Wochen als Tage. Die meisten Menschen benötigen drei bis vier Wochen, um die bestmögliche Anpassung an die Fettverbrennung zu erreichen. In der Praxis bedeutet dies, dass Sie möglicherweise mehrere Wochen lang keine nennenswerten Ergebnisse sehen oder spüren. Haben Sie Geduld! Sobald sich Ihr Körper an die Fettverbrennung gewöhnt hat, stellen sich die gewünschten Veränderungen schnell ein!

Kohlenhydratentzug

Wenn Sie bisher bereits viele komplexe Kohlenhydrate gegessen haben, kann sich die Beschränkung auf 10 Prozent Kohlenhydrate auf Stimmung und Energieniveau auswirken. Es kann zu Beginn tatsächlich zu gewissen Entzugserscheinungen kommen. Möglicherweise erleben Sie zum Beispiel:

- Müdigkeit
- Kopfschmerzen
- Husten
- Schnupfen
- Reizbarkeit
- Übelkeit

Paradoxerweise sind diese Symptome eigentlich ein gutes Zeichen: Sie signalisieren, dass Ihr Körper in der Vergangenheit auf die Verbrennung von Glukose als Brennstoff angewiesen war. Nun stellt sich der Stoffwechsel auf die Verbrennung von Fett um. Sie durchlaufen schlicht und einfach einen Entzug von Zucker und kohlenhydrathaltigen Lebensmitteln, während Sie auf Fettverbrennung umschalten.

Ein Kohlenhydratentzug ist nicht gerade angenehm, aber halten Sie durch. Die Nebenwirkungen lassen sich minimieren, wenn auch nicht vollständig beseitigen. Die beste Möglichkeit ist, den Elektrolytvorrat wieder aufzufüllen. Elektrolyte sind wichtige Mineralien wie Magnesium, Kalium, Natrium, Kalzium, Phosphor und Chlorid. Sie sind lebenswichtig, da sie die Zellen in die Lage versetzen, Energie zu erzeugen, die Stabilität der Membranen aufrechtzuerhalten und im Allgemeinen optimal zu funktionieren. Außerdem produzieren sie elektrische Impulse, unterstützen die Muskelkontraktion, transportieren Wasser und Flüssigkeiten im Körper und sind an vielen anderen Aktivitäten beteiligt.

Den Elektrolytvorrat können Sie wieder auffüllen, indem Sie über den Tag verteilt ausreichend Wasser trinken und Lebensmittel mit hohem Elektrolytgehalt zu sich nehmen.

Um zum Beispiel genügend Kalium zuzuführen, essen Sie viel grünes Blattgemüse und Avocados. Offen gesagt, empfehle ich mindestens eine Avocado pro Tag. Und Nüsse wie Walnüsse, Mandeln, Pistazien und Pekannüsse sowie Kürbis- und Sonnenblumenkerne sind wunderbare Magnesiumlieferanten, die man problemlos zu jeder Mahlzeit oder jedem Snack hinzufügen kann.

Andere Elektrolyte (insbesondere Kalzium) sind reichlich in grünem Gemüse enthalten, und Natrium und Chlorid erhalten Sie durch vorsichtiges Salzen. Proteinquellen wie Thunfisch und Geflügel liefern viel Phosphor.

Nicht genug Fett

Möglicherweise hat man Ihnen in der Vergangenheit dazu geraten, fettarm zu essen. Im Rahmen dieses Ernährungsplans stellt Fett jedoch Ihre neue Energiequelle dar. Sie brauchen es! Bei einer unzureichenden Fettzufuhr leidet der Energiehaushalt, und die Umsetzung dieses Plans gestaltet sich schwierig.

Die *Galveston-Diät* ist nicht einfach eine kohlenhydratarme Diät, sondern eine Ernährungsweise mit vielen gesunden Fetten. Statt »Kohlenhydrate weglassen« lautet die Devise hier also vielmehr »genug Fett zu sich nehmen«.

In der Phase der »Energiewende« sollten etwa 70 Prozent der Kalorien aus Fett stammen. Dazu sollten Sie Lebensmittel wie Eier, ungeräucherten Speck, Nüsse, Samen, Avocados, Avocadoöl, Olivenöl, Kokosöl und Butter auf den Speiseplan setzen.

Versteckte Kohlenhydrate vermeiden

Kohlenhydrate und zugesetzter Zucker sind eine heimtückische Angelegenheit, und es kann eine ziemliche Herausforderung sein, ihnen aus dem Weg zu gehen. In vielen Lebensmitteln sind deutlich mehr Zucker und verarbeitete Kohlenhydrate versteckt, als man vielleicht denkt. Daher ist es wichtig, nicht nur die Nährwertangaben zu lesen, sondern auch zu verstehen, auf welche Weise das

Lebensmittel zubereitet wurde, und herauszufinden, wie viele Kohlenhydrate man zu sich nimmt.

Kohlenhydrate lauern nicht nur in den augenfälligen Speisen, sondern auch in scheinbar harmlosen Lebensmitteln. Hier ist eine kurze Liste von Produkten, in denen versteckte Kohlenhydrate und zugesetzter Zucker enthalten sind:

- Fettreduzierte Lebensmittel
- Flüssigei
- Soßen
- »Fix«-Produkte
- Erdnussbutter
- Salatdressings
- Protein- und Energieriegel

Jetzt wird's heiß: Klug getauscht zum Erfolg

Hier sind einige leckere Alternativen zu kohlenhydratreichen Lebensmitteln, die Ihnen dabei helfen, Ihr Kohlenhydrat-Makroziel von 10 Prozent zu erreichen und zu halten.

Kohlenhydratreiche Lebensmittel	Tausch-Option mit wenig Kohlenhydraten
Brot	Salat-Wraps oder kohlenhydratarme Tortillas
Panade	Geriebener Käse oder Mandelmehl
Chips	Parmesanchips
Kartoffelpüree	Blumenkohlpüree
Nudeln	Zoodles oder anderes spiralförmig geschnittenes, nicht stärkehaltiges Gemüse
Reis	Blumenkohlreis
Softdrinks	Mineralwasser
Weizenmehl	Mandelmehl

Genügend Protein zu sich nehmen

Der Knackpunkt bei der Proteinzufuhr besteht darin, herauszufinden, wann man es essen sollte.

Die meisten Menschen nehmen Protein nur bei einer Mahlzeit zu sich, beispielsweise beim Abendessen. Für den Erhalt der Muskelmasse in jedem Alter ist es jedoch am besten, das Protein über das gesamte Essensfenster von acht Stunden zu verteilen. Dies hilft, Muskelschwund zu verhindern, was für Frauen, die sich der Lebensmitte nähern oder diese erreicht haben, wichtig ist. Zusätzlich hilft es, die Hormone Leptin und Ghrelin, die den Hunger und das Sättigungsgefühl steuern, im Gleichgewicht zu halten.

Außerdem brauchen Sie nicht unbedingt gleich nach dem Training Protein zu sich zu nehmen. Vielleicht haben Sie schon einmal gehört, dass man 30 Minuten bis 1 Stunde nach dem Training eine proteinreiche Mahlzeit essen sollte. Diesem Rat folgte ich selbst auch jahrelang – bis ich herausfand, dass diese Aussage auf einer Studie mit 25-jährigen männlichen Leistungssportlern basierte. Die Probanden, die innerhalb von 30 Minuten nach dem Training Protein zu sich nahmen, bauten mehr Muskelmasse auf als diejenigen, die dies nicht taten (wobei diese ebenfalls Muskeln aufbauten, nur nicht so viele). Da sich diese Ergebnisse auf junge Männer beziehen, sind sie für uns irrelevant. Den meisten geht es sowieso gar nicht darum, wahnsinnig viele Muskeln aufzubauen.

Als Richtwert gilt: Nehmen Sie zu jeder Mahlzeit 25 bis 30 Gramm Protein zu sich und zu den Zwischenmahlzeiten 10 bis 20 Gramm Protein. Achten Sie darauf, die Proteine zusammen mit gesunden Fetten und Kohlenhydraten zu sich zu nehmen, um satt zu werden.

Übertreiben Sie es jedoch nicht mit der Proteinzufuhr, überschreiten Sie diese Empfehlungen also nicht. Wenn Sie zu viel

Aminosäure im Blut haben, wandelt Ihr Körper sie in Glukose um, um sie als Brennstoff zu verwenden, wodurch die Fettverbrennung behindert wird.

Weg vom Zucker in zehn Tagen – mein Zucker-Detox

Unser Körper hat sich an eine bestimmte Menge an Zucker gewöhnt. Je mehr Zucker wir essen, nach desto mehr Zucker gieren wir. Ich spreche hier von »zugesetztem Zucker«, also der Art, die bei der Lebensmittelproduktion zugesetzt wird, sowie von Haushaltszucker, Honig, Sirup oder anderen Zuckerarten, die wir dem Essen beimengen. Die gute Nachricht ist, dass es möglich ist, diesen Trend umzukehren und die Lust auf Süßes zu überwinden.

Den Beweis dafür liefert eine Studie, die im *American Journal of Clinical Nutrition* veröffentlicht wurde. An der Studie nahmen 29 Freiwillige teil, die täglich mindestens zwei zuckergesüßte Getränke zu sich nahmen. Im Rahmen des Experiments wurden sie gebeten, die Süße einiger gesüßter Puddings und Getränke zu bewerten. Anschließend wurde die Hälfte der Probanden aufgefordert, ihren Zuckerkonsum um 40 Prozent zu reduzieren, während die andere Hälfte ihre normale Ernährung beibehalten durfte.

Nach drei Monaten durften die Testpersonen einen Monat lang wieder essen, was sie wollten. Dann wurden sie erneut gebeten, die gesüßten Puddings und Getränke zu bewerten. Diejenigen, die ihren Zuckerkonsum gesenkt hatten, bewerteten den Pudding und die Getränke als zu süß, und sie schmeckten ihnen weniger gut. Sie hatten tatsächlich ihre Lust auf Süßes verloren!

Für Sie als Naschkatze bedeutet das, dass der Zucker seinen süchtig machenden Einfluss auf Sie verliert, wenn Sie sich davon entwöhnt haben. Für den Anfang versuchen Sie es doch einmal mit meinem zehntägigen Zucker-Detox, den Sie bei Bedarf wiederholen können.

Tag 1. Notieren Sie in Ihrem Tagebuch Ihre Zielsetzungen für den Ausstieg aus der Zuckersucht. Zum Beispiel:

- Ich will weniger zugesetzten Zucker zu mir nehmen.
- Ich informiere mich über die gesundheitlichen Folgen von zu viel Zucker.
- Ich ergreife jeden Tag Maßnahmen, um meine Sucht zu überwinden, zum Beispiel:
  - Ich esse bevorzugt vollwertige, unverarbeitete Lebensmittel.
  - Ich ersetze Limonaden, Säfte, süßen Tee und andere zuckerhaltige Getränke durch Wasser oder ungesüßte Limonade.
  - Ich trinke meinen Kaffee während des Intervallfastens schwarz.
  - Ich süße einfachen griechischen Joghurt mit frischen oder gefrorenen Beeren, anstatt zu aromatisiertem, zuckerhaltigem Joghurt zu greifen.
  - Ich esse lieber ganze Früchte als mit Zucker gesüßte Lebensmittel oder Desserts.
  - Ich ersetze Süßigkeiten durch eine selbst gemachte Mischung aus Früchten und Nüssen.

Tag 2. Protokollieren Sie ab heute die Menge an zugesetztem Zucker in Ihrer App. Gut möglich, dass die Gesamtmenge Sie überrascht! Denken Sie daran, dass die Weltgesundheitsorganisation (WHO) nicht mehr als 25 Gramm zugesetzten Zucker pro Tag empfiehlt. Vor Augen geführt zu bekommen, wie viel mehr Sie regelmäßig zu sich nehmen, kann mitunter schockieren – und sollte Sie zugleich motivieren!

Tag 3. Wenn Sie immer noch Softdrinks, gesüßten Tee oder Kaffee, süße Mixgetränke, Säfte und dergleichen trinken, steigen Sie stattdessen auf Wasser mit Zitrusfrüchten oder Salatgurken um. Entsorgen Sie außerdem alle im Haus vorhandenen gesüßten Getränke.

Tag 4. Stress beeinflusst das Essverhalten und verstärkt das Verlangen nach Süßem. Daher sollten Sie Ihrem Stress mit Entspannungstechniken wie Yoga und Meditation entgegenwirken. Überdies beruhigt Magnesium das Nervensystem. Machen Sie sich dies zunutze, und greifen Sie zu Lebensmitteln, die einen hohen Gehalt davon aufweisen. Beispiele hierfür sind Äpfel, Avocados oder Mandeln. Essen Sie diese mit einem oder zwei Eiern (diese sind reich an Vitaminen, die gut für das Gehirn sind) oder fettem Fisch (reich an Omega-3-Fettsäuren, die Depressionen lindern).

Tag 5. Lebensmittel mit einem hohen Anteil an zugesetztem Zucker, zum Beispiel abgepackte Lebensmittel mit Maissirup mit hohem Fruchtzuckergehalt (HFCS), fördern Suchtverhalten und schüren Ihren Heißhunger und Ihr Verlangen nach mehr. Bereiten Sie ab heute sättigende Haupt- und Zwischenmahlzeiten zu, bei denen Sie eine gesunde Kohlenhydratkomponente mit einem Proteinbaustein oder einem gesunden Fett kombinieren. Statt zu einem Keks, einer Handvoll Cracker oder Chips zu greifen, probieren Sie es doch einmal mit einem Apfel und dazu einer kleinen Handvoll Mandeln oder mit gelber Zucchini und Hummus.

Tag 6. Gewöhnen Sie sich an, die Etiketten zu lesen, falls Sie das nicht ohnehin bereits tun. Bedenken Sie, dass viele Lebensmittel und Gewürzmischungen heimtückische Lieferanten verarbeiteter Kohlenhydrate und zugesetzten Zuckers sind. Überprüfen Sie daher die Kennzeichnung von Produkten wie Salatdressings, Würzmitteln, Soßen und anderen Fertiggerichten auf versteckte Kohlenhydrate.

Tag 7. Schaffen Sie es noch nicht, auf Ihr süßes Betthupferl zu verzichten? Fragen Sie sich selbst ganz ehrlich: Haben Sie wirklich Hunger, oder ist Ihr abendlicher Zuckerschub nur eine schwer abzulegende Gewohnheit? Wenn Sie wirklich hungrig sind, machen Sie sich etwas Proteinreiches mit einer Komponente mit gesundem Fett zurecht, zum Beispiel eine Handvoll Walnüsse oder einen griechischen Joghurt (ohne zugesetzten Zucker) mit Beeren und ungesüßter Kokosnuss. Mit so einer Zusammenstellung lässt sich das ungesunde Betthupferl auf sehr befriedigende Weise ersetzen.

Tag 8. Was kaum jemand weiß: Täglich reichlich Wasser zu trinken hilft, den Heißhunger auf Zucker in den Griff zu bekommen. Was heißt »reichlich«? Nehmen Sie sich vor, täglich knappe zwei Liter Wasser zu trinken, also etwa acht bis zehn Gläser à 200 ml pro Tag. Mischen Sie ruhig ein paar Zitrusfrüchte oder frische Kräuter hinzu, um den Geschmack aufzupeppen.

Tag 9. Es ist an der Zeit, sich auch von künstlichen Süßungsmitteln zu verabschieden. Sie mögen zwar wie eine sinnvolle Alternative erscheinen, während Sie sich vom zugesetzten Zucker entwöhnen, können aber Ihre Bemühungen zunichtemachen. Forschungsergebnissen zufolge bewirken künstliche Süßstoffe möglicherweise Veränderungen im Stoffwechsel, die Heißhunger, Essverhalten und Gewichtszunahme verstärken. Verwenden Sie zunächst die Hälfte der gewohnten Menge an Süßungsmitteln und halbieren Sie diese Menge alle paar Tage erneut. Falls Sie immer noch etwas Süße brauchen, weichen Sie auf Stevia oder Erythrit aus.

Tag 10. Herzlichen Glückwunsch – Sie sind schon sehr weit gekommen! Vermutlich haben Sie bereits viel weniger Appetit auf Süßigkeiten, und vielleicht haben Sie sich sogar ganz von zugesetztem Zucker entwöhnt. Halbieren Sie weiterhin die Menge an künstlichen Süßstoffen, die Sie bisher zu sich genommen haben. Trinken Sie weiterhin viel Wasser. Und denken Sie an die Ziele, die Sie sich zu Beginn dieses Zehn-Tage-Programms gesetzt haben. Halten Sie Ihre Erfolge in Ihrem Tagebuch fest und schreiben Sie auf, wie Sie sich jetzt fühlen, wo Sie den zugesetzten Zucker reduziert oder ganz gestrichen haben.

Tatsächlich ist es so, dass in keiner Ernährungsweise Zucker benötigt wird. Wir benötigen Proteine. Hochwertige, komplexe Kohlenhydrate müssen wir auch zu uns nehmen. Und gesunde Fette sind ebenfalls erforderlich. Zucker dagegen braucht man nicht. Vor diesem Hintergrund wurde die *Galveston-Diät* entwickelt. Das Programm wird Ihnen helfen, Ihre Zuckersucht zu überwinden. Ich verspreche Ihnen, dass Sie es schaffen! Danach ist Ihre Romanze mit zugesetztem Zucker Geschichte.

Teil III

Der Plan

Kapitel 7

Die ernährungswissenschaftliche Grundlage der *Galveston-Diät*

Mit 40, 50, 60 oder darüber hinaus ist der Körper, den Sie ernähren, bei Weitem nicht mehr derselbe, den Sie im Alter von 20 Jahren versorgt haben. In den Wechseljahren wandelt sich alles – die Körperform, die Körperzusammensetzung, der Stoffwechsel, die Muskeln, die Knochen und die Energie, aber auch das äußere Erscheinungsbild und der Gesundheitszustand insgesamt. Aufgrund dieser Veränderungen benötigen Sie nicht nur zum Abnehmen bestimmte Lebensmittel und Nährstoffe, sondern auf lange Sicht auch für eine optimale Gesundheit.

Viele kommen gar nicht erst auf die Idee, mithilfe der Ernährung gegen ihre Probleme anzugehen. Häufiger suchen wir Hilfe in Form von Medikamenten. Aber glücklicherweise haben wir die Möglichkeit, Lebensmittel so zu wählen, dass der Hormonhaushalt gestärkt, der Körper mit Energie versorgt und die Symptome verringert, verbessert oder sogar ganz beseitigt werden.

Da ich bereits mehrere Zehntausend Frauen wie Sie durch dieses Programm begleitet habe, liegen mir eindeutige Beweise vor: Die *Galveston-Diät* ist der sicherste Weg zu einer besseren Gesundheit in der Lebensmitte, mit weniger Beschwerden und einer dauerhaften Gewichtsabnahme. Lassen Sie sich von der heilenden Kraft dieser Diät überraschen!

Unzählige Frauen haben entdeckt, dass *der Verzehr der richtigen Lebensmittel im richtigen Verhältnis* ein sehr wirkungsvolles Heilmittel ist. Dadurch werden sich Ihr Gewicht, Ihr Hormonhaushalt, eventuelle chronische Entzündungen und Ihre allgemeine Gesundheit verbessern.

In diesem Sinne lassen Sie uns einen Blick auf die Lebensmittel werfen, die Sie essen dürfen – und warum.

Gesunde Fette

Das Fett in unserer Nahrung ist nicht der Bösewicht, für den wir es halten sollen. In den späten Siebzigerjahren war es sehr beliebt, Fett zu verteufeln. Eigentlich wurde Fett für alles verantwortlich gemacht, vom hohen Cholesterinspiegel bis hin zu Diabetes, Herzerkrankungen und Übergewicht. Das Ergebnis: Überall tauchten fettarme Lebensmittel auf! Das Problem bei diesen Lebensmitteln war jedoch, dass es ihnen an essenziellen, natürlich vorkommenden Nährstoffen fehlte und sie nicht vermochten, den Hunger zu stillen. Wie konnte das passieren? Weil die Lebensmittelproduzenten – Sie haben es erraten – nun Zucker als Geschmacksverstärker hinzufügten. Und so ging es mit unserer Gesundheit bergab.

Darum heißen wir Fett in unserem Leben wieder willkommen. Bei der *Galveston-Diät* werden Sie reichlich gesunde, »gute« Fette zu sich nehmen. Mit ihnen lassen sich das Herzinfarkt- und Schlaganfallrisiko reduzieren, die Gehirnfunktion und ein gesundes Hormongleichgewicht fördern, das Aussehen Ihrer Haut verbessern, die Heilung Ihres Körpers unterstützen und ein allgemeines Wohlbefinden herbeiführen.

Außerdem machen Fette satt, weil sie die Ausschüttung von

Frauen, der Women's Health Initiative, wurde eine höhere Proteinzufuhr mit einem um 32 Prozent geringeren Risiko für Gebrechlichkeit und einer besseren körperlichen Funktion in Verbindung gebracht.

Darüber hinaus wirkt Protein auch stabilisierend auf den Blutzucker (hilfreich bei Stimmungsschwankungen). Es beeinflusst die Ausschüttung von Leptin und Ghrelin, denjenigen Hormonen, die Appetit und Nahrungsaufnahme regulieren.

Ich rate Ihnen, eine Vielzahl verschiedener Proteinquellen zu sich zu nehmen: Geflügel, Fisch, mageres rotes Fleisch, Bohnen und Hülsenfrüchte, Milchproteine und mehr. Auch Eier sind gut, entgegen anderslautenden Behauptungen. Nahezu alle Nährstoffe, die wir brauchen, um uns gut zu fühlen und unsere Knochen stark zu halten, werden fein säuberlich in einer kleinen Schale verpackt präsentiert: Tatsächlich sind Eier eine preiswerte Proteinquelle und eines der besten Lebensmittel für die Regulierung der Hunger- und Fettspeicherhormone, da sie sich positiv auf Insulin und Ghrelin auswirken. Zudem sind sie reich an Vitamin D sowie an Eisen und B-Vitaminen.

Ein weiterer Superstar ist Fisch. Vollgepackt mit entzündungshemmenden Omega-3-Fettsäuren wirken fettere Fische wie Lachs aus Wildfang, Hering, Makrele, Seeforelle und Sardinen stabilisierend auf die Hungerhormone, wodurch Sie sich über einen längeren Zeitraum hinweg satt fühlen. Ferner ist fetter Fisch reich an Vitamin D, das zur Optimierung des weiblichen Testosteronspiegels beiträgt. Indem man diese Hormonwerte in den Griff bekommt, lassen sich Probleme wie Gewichtszunahme, Müdigkeit oder Depressionen bei Frauen positiv beeinflussen. Fisch kann auch die Herzgesundheit fördern und Haut und Haare zum Strahlen bringen.

Geflügel und Rindfleisch sind ebenfalls eine ausgezeichnete

Proteinquelle. Sie fördern die Ausschüttung von Hormonen wie Leptin, die das Sättigungsgefühl auslösen. Tierische Proteine sind außerdem eine wichtige Quelle für Eisen und Vitamin B12.

Hier finden Sie eine Übersicht über die vielen Proteinquellen, die Sie im Rahmen dieses Programms zu sich nehmen dürfen.

Galveston-Diät-taugliche tierische Proteinquellen

- Bacon aus Putenfleisch
- Beef Jerky, nitratfrei
- Bison
- Büffel
- Eier
- Ente
- Fisch, wild gefangen, insbesondere Lachs, Forelle und Thunfisch
- Hühnchen/Hähnchen
- Kollagen-Proteinpulver
- Meeresfrüchte
- Pute
- Rindfleisch, magere Stücke
- Sardellen
- Schweinefleisch, magere Stücke
- Speck, nicht gepökelt, nitratfrei
- Strauß
- Wildbret
- Wurstwaren, nitrat-/nitritfrei

Galveston-Diät-taugliche pflanzliche Proteine

- Cashewmilch/-käse
- Chiasamen
- Edamame
- Getrocknete oder eingemachte Bohnen
- Hanfherzen/-milch
- Hülsenfrüchte
- Kichererbsen/ Kichererbsenmehl
- Linsen
- Lupinen
- Mandelmilch/-käse/-mehl
- Nährhefe
- Proteinpulver, mit wenigen Zutaten, wenig Zucker, wenig Kohlenhydraten
- Seitan
- Tempeh
- Tofu

Proteine aus Milchprodukten

Sofern Sie keine Laktoseintoleranz haben oder Milchprodukte nicht verdauen können, werden Milchprodukte in der *Galveston-Diät* ausdrücklich befürwortet. Dies liegt vor allem daran, dass der Rückgang des Östrogenspiegels in den Wechseljahren das Risiko von Knochenbrüchen bei Frauen erhöhen kann und Milchprodukte einen hohen Gehalt an knochenaufbauendem Kalzium aufweisen.

Bei der Knochenstärke spielt nicht nur die ausreichende Zufuhr von Kalzium eine wichtige Rolle, sondern auch von Vitamin D, das ebenfalls in Milcheiweiß enthalten ist.

Ohne diese Nährstoffe besteht die Gefahr, dass sich die Knochen allmählich auflösen, schwächer werden und leichter brechen. Deshalb ist die Vorbeugung so wichtig.

In einer Studie, an der fast 750 postmenopausale Frauen teilnahmen, wiesen diejenigen, die mehr Milchprodukte und tierische Proteine aßen, eine deutlich höhere Knochendichte auf als diejenigen, die davon weniger zu sich nahmen.

Milchprodukte verbessern möglicherweise auch ihre Schlafqualität. Eine Studie ergab, dass Lebensmittel mit einem hohen Gehalt an der Aminosäure Glycin – die beispielsweise in Milch und Käse weitverbreitet ist – bei Frauen in der Perimenopause und Postmenopause einen tieferen Schlaf fördern.

Einige Milchprodukte, insbesondere Joghurt, enthalten Probiotika, also nützliche Bakterien. Sie helfen, die Anzahl nützlicher Bakterien in der Vagina zu erhöhen und beugen so Scheideninfektionen vor. Außerdem lindern sie damit zusammenhängende Symptome wie Ausfluss und Geruch und sind daher bei der Behandlung nützlich.

Jetzt wird's heiß: Zehn überraschende Vorzüge von Probiotika

Bei Probiotika wie Joghurt denkt man wahrscheinlich zuerst an die Darmgesundheit. Ja, stimmt: Sie helfen bei der Vorbeugung und Behandlung von Verdauungsbeschwerden wie Durchfall, Verstopfung und entzündlichen Darmerkrankungen und sorgen insgesamt für ein gesundes Gleichgewicht des Darmmikrobioms, also der Milliarden Bakterien im Darm. Doch das ist noch lange nicht alles: Probiotika haben noch viele weitere positive Effekte. Sie helfen darüber hinaus auch:

1. beim Abnehmen und beim Abbau von Bauchfett.
2. bei der Verbesserung einiger psychischer Erkrankungen wie Depressionen, Angstzuständen und Gedächtnisverlust.
3. bei der Gesunderhaltung des Herzens.
4. bei der Verbesserung des Cholesterinspiegels und der Triglyceridwerte.
5. bei der Stärkung des Immunsystems.
6. bei der Gesunderhaltung des Urogenitalsystems.
7. bei der Regulierung des Blutzuckerspiegels.
8. bei der Stärkung von Knochen und Gelenken.
9. beim Schutz vor Lebererkrankungen.
10. bei der Verbesserung der Heilungschancen bei Krebserkrankungen.

Milchprodukte haben viele positive Eigenschaften! Diese Lebensmittel gehören auf Ihren Speiseplan:

Galveston-Diät-taugliche Molkereiprodukte

- Cheddar
- Feta
- Frischkäse
- Griechischer Joghurt, Vollfett
- Havarti
- Hüttenkäse, Vollfett
- Kefir, Vollfett
- Monterey Jack, Gouda und Edamer
- Mozzarella und andere Weichkäsesorten

- Parmesan und andere Hartkäsesorten
- Saure Sahne
- Schlagsahne, Konditorsahne
- Schweizer Käse/ Emmentaler
- Ziegenkäse

Kohlenhydrate

Lassen Sie sich Kohlenhydrate gerne schmecken – aber eben die guten. Damit meine ich hauptsächlich nicht stärkehaltige Kohlenhydratquellen wie Gemüse und einige Früchte und stärkehaltigere Lebensmittel wie Süßkartoffeln, Obst und bestimmte Vollkornprodukte. Diese sind allesamt vollgepackt mit Vitaminen, Mineralien, Ballaststoffen und Antioxidantien.

Außerdem ist es wichtig, den Kühlschrank mit Blattgemüse zu füllen. Gemüse wie Spinat, Kohl aller Art und Mangold sind reich an Antioxidantien und beugen Entzündungen vor. Blattgemüse wirkt sich darüber hinaus auch positiv auf den Hormonhaushalt aus, insbesondere auf den Östrogenstoffwechsel. Überdies ist es reich an Ballaststoffen.

Brokkoli, Weißkohl, Blumenkohl, Grünkohl und Rosenkohl gehören alle zur Familie der Kreuzblütler. Wie das Blattgemüse im Allgemeinen helfen sie, überschüssiges Östrogen zu binden und aus dem Körper zu schleusen. Aus einer Studie geht hervor, dass der Verzehr von Brokkoli die Konzentration einer mit Brustkrebs in Zusammenhang stehenden Östrogenart senkt und gleichzeitig ein Östrogen fördert, das vor dieser Krankheit schützt.

Viele dieser hochwertigen Kohlenhydrate enthalten natürliche Phytoöstrogene. Das sind in Lebensmitteln enthaltene Pflanzenstoffe, die im Körper als schwache Östrogene wirken. Zwar war die

Aufnahme dieser Stoffe in die Ernährung nicht unumstritten, doch neueste Studien belegen, dass sie sich positiv auf die Gesundheit von Frauen in den Wechseljahren auswirken. Zu den Lebensmitteln, die von Natur aus Phytoöstrogene enthalten, gehören unter anderem Sojabohnen, Kichererbsen, Erdnüsse, Leinsamen, Beeren sowie grüner und schwarzer Tee.

Mit Obst lässt sich der Heißhunger auf Süßes auf natürliche Weise stillen, und es ist reich an entzündungshemmenden Antioxidantien. Darüber hinaus enthält es viel Wasser und Ballaststoffe; beides macht satt, aber nicht dick.

Galveston-Diät-taugliches stärkearmes Gemüse

- Artischocken
- Aubergine
- Bambussprossen
- Blattgemüse, alle Sorten
- Blumenkohl
- Bohnen, grün oder gelb (Wachs-)
- Bohnensprossen
- Broccolini (Baby-Brokkoli)
- Brokkoli
- Brunnenkresse
- Endivie
- Essiggurken
- Frühlingszwiebeln
- Karotten
- Kimchi
- Kohl, alle Sorten
- Kohlrabi
- Okra
- Pak Choi
- Paprika, alle Sorten und Farben
- Petersilie
- Pilze
- Radieschen
- Rosenkohl
- Rote Bete
- Salatgurken
- Sauerkraut
- Sellerie
- Sommerkürbis (Zucchini, Patisson, Spaghettikürbis usw.)
- Spargel

- Steckrübe
- Tomaten
- Zucchini
- Zwiebeln

Galveston-Diät-taugliches stärkehaltiges Gemüse

- Edamame (Sojabohnen)
- Erbsen
- Hülsenfrüchte, auch Linsen
- Kartoffeln
- Kochbananen
- Limabohnen
- Pastinaken
- Rüben
- Süßkartoffeln (Yams)
- Winterkürbis (Hokkaido, Butternut, Muskatkürbis usw.)

Für die *Galveston-Diät* zugelassene Vollkornprodukte

- Amaranth (wird ähnlich wie Reis gekocht oder als Mehl verwendet)
- Brauner Reis
- Buchweizen (gewöhnlich zu Grütze, Mehl oder Nudeln verarbeitet)
- Bulgur
- Dinkel (als gekochte Körner oder Flocken)
- Farro (Emmer)
- Gerste
- Hafer
- Hirse
- Mais
- Quinoa
- Weizenkörner

***Galveston-Diät*-taugliche Obstsorten**

- Äpfel
- Bananen
- Birnen
- Blaubeeren
- Brombeeren
- Erdbeeren
- Grapefruit und andere Zitrusfrüchte
- Himbeeren
- Kirschen
- Pflaumen
- Preiselbeeren (frisch)

Jetzt wird's heiß: Meine Lieblingslebensmittel gegen Hitzewallungen

Fast 85 Prozent aller Frauen in den Wechseljahren berichten über Hitzewallungen. Schon in der Perimenopause, also vor der eigentlichen Menopause, treten sie bei 55 Prozent der Frauen auf. Die Häufigkeit und Schwere nimmt zu, je weiter sich die Frau der Menopause nähert.

Falls Sie unter Hitzewallungen leiden, ist diese Statistik für Sie vielleicht etwas beunruhigend, aber keine Sorge! Die Ernährung spielt hier eine große Rolle. Wenn Sie sich nach der *Galveston-Diät* ernähren, können Sie die Hitzewallungen sogar deutlich reduzieren. Die folgenden Nährstoffe und Lebensmittel helfen Ihnen dabei:

- **Omega-3-Fettsäuren.** Mit Lebensmitteln, die reich an diesen Fettsäuren sind, wie Lachs, Thunfisch, Walnüsse und Leinsamen, lassen sich die Schwere und Häufigkeit von Hitzewallungen verringern.
- **Vitamin E.** Lebensmittel mit einem hohen Gehalt an Vitamin E, wie Blattgemüse, Kürbis- und Sonnenblumenkerne, Mandeln und rote Paprika, können zur Reduzierung von Hitzewallungen beitragen. Überdies ist Vitamin E ein starkes Antioxidans und hilft vermutlich, geschädigte Zellen in unserem Körper zu reparieren.
- **Sojaprodukte.** Nahrungsmittel, die viel Soja enthalten, wie Tofu und Edamame, wirken sich aufgrund der darin enthaltenen Phytoöstrogene möglicherweise günstig auf Hitzewallungen aus. Ansonsten liefern Sojaprodukte Protein, Ballaststoffe und gesunde Fette.
- **Obst und Gemüse.** Aus der Forschung wissen wir, dass Frauen, die konsequent auf eine Ernährung mit viel Obst und Gemüse achten und Zucker und verarbeitete Lebensmittel meiden, nur sehr wenige Wechseljahrsbeschwerden wie Hitzewallungen, Gewichtszunahme und die Anlagerung von Viszeralfett haben.

Her mit den Ballaststoffen!

Eine ballaststoffreiche Ernährung habe ich schon immer sehr befürwortet. Aus meiner Arbeit als Ärztin weiß ich, dass diejenigen, die die meisten Ballaststoffe zu sich nehmen, am gesündesten sind. Mithilfe der *Galveston-Diät* können Sie Ihren Ballaststoffkonsum zum Glück ganz einfach erhöhen; mit der Zeit werden sich Ihre Bemühungen auszahlen, und Sie werden die Vorteile am eigenen Leib spüren. Das liegt daran, dass Ballaststoffe Folgendes bewirken:

Der Appetit wird gezügelt. Ballaststoffe tragen dazu bei, dass die Nährstoffe langsamer in den Darm gelangen. Dadurch bleibt das Sättigungsgefühl länger erhalten, und der Appetit wird vermindert. Durch den geringeren Appetit verlieren Sie möglicherweise Gewicht, ohne überhaupt darüber nachzudenken. Außerdem tragen Ballaststoffe dazu bei, den Spiegel des Hungerhormons Ghrelin zu senken.

Die Taille wird schlanker. Falls Sie in letzter Zeit viele Bauchübungen gemacht haben, aber langsam den Glauben daran verlieren, dass die Taille irgendwann schmaler wird, sollten Sie mehr Ballaststoffe zu sich nehmen, insbesondere lösliche. Einiges deutet darauf hin, dass die gewichtsreduzierende Wirkung dieser Fasern sich speziell auf das Bauchfett bezieht.

Auch auf andere Weise können Ballaststoffe im Allgemeinen beim Abnehmen helfen. Beispielsweise muss man die meisten ballaststoffreichen Lebensmittel lange kauen. Dadurch verlangsamt sich der Essvorgang, und das Sättigungssignal erreicht das Gehirn, bevor Sie zu viel gegessen haben. Außerdem verringern Ballaststoffe die Menge an Kalorien, die Ihr Körper aus anderen Lebensmitteln aufnimmt.

Blutzucker und Insulin werden reguliert. Ein vielfach nachgewiesenes Plus von Ballaststoffen ist ihre Wirkung auf den Blutzuckerspiegel und den Insulinbedarf. Zahlreiche Untersuchungen mit gesunden Probanden und Menschen mit Diabetes haben gezeigt, dass der Kohlenhydrat- und Insulinspiegel weniger stark ansteigt, wenn Kohlenhydrate zusammen mit Ballaststoffen verzehrt werden, als wenn sie ohne Ballaststoffe aufgenommen werden.

Das Brustkrebsrisiko wird gesenkt. In einer statistischen Auswertung einschlägiger Studien wurde festgestellt, dass Frauen, die sich ballaststoffreich ernähren, ihr Brustkrebsrisiko um 12 Prozent senken können. Wie funktioniert das? Ballaststoffe bewirken Folgendes:

- Der Gehalt an überschüssigem Östrogen im Blutkreislauf wird reduziert.
- Ballaststoffe verbinden sich mit schädlichen und krebserregenden Substanzen im Darm, fegen wie ein Besen durch das Verdauungssystem und befördern sie aus dem Körper.
- Das Wachstum von gesunden Bakterien im Darm wird gefördert und das der schlechten gehemmt; ein Prozess, der die Produktion von Karzinogenen behindert und deren Abbau im Darm begünstigt.
- Die Aufnahme von schlechten Bakterien durch Makrophagen wird verbessert (das sind die weißen Blutkörperchen, die zum Immunsystem gehören).
- Es werden vermehrt kurzkettige Fettsäuren (SCFAs) gebildet, die das Wachstum von Tumorzellen bekämpfen.

Sie sollten mindestens 25 Gramm Ballaststoffe pro Tag zu sich nehmen, wenn möglich auch noch mehr. Wenn Sie täglich viel Gemüse und etwas Obst essen, ist das gar nicht so schwer, wie es zunächst klingt.

Lebensmittel der *Galveston-Diät* mit den meisten Ballaststoffen

Lebensmittel	Portionsgröße	Ballaststoffe (Gramm)
Artischocke	1 mittelgroß, gekocht	10
Avocado	1 Tasse, gewürfelt	10
Erbsen	1 Tasse, gekocht	9
Winterkürbis	1 Tasse, gekocht	9
Beeren, frisch	1 Tasse	8
Linsen	1/2 Tasse, gekocht	8
Schwarze Bohnen	1/2 Tasse, gekocht	7,5
Kichererbsen	1/2 Tasse, gekocht	6
Pastinaken	1 Tasse, gekocht	6
Birne, mit Schale	1 mittelgroße	5,5
Brokkoli	1 Tasse, gekocht	5
Kohlgemüse	1 Tasse, gekocht	5
Apfel, mit Schale	1 mittelgroß	4,3
Bulgur-Weizen	1/2 Tasse, gekocht	4
Grüne Bohnen	1 Tasse, gekocht	4
Kartoffel	1 mittelgroß, gekocht	4
Okra	1 Tasse, gekocht	4
Rosenkohl	1 Tasse, gekocht	4
Süßkartoffel	1 mittelgroß, gekocht	4
Dinkel	1/2 Tasse, gekocht	3,8
Maiskörner	1/2 Tasse, gekocht	3,5
Kirschen, frisch	1 Tasse	3,2
Gerste	1/2 Tasse, gekocht	3
Grünkohl	1 Tasse, gekocht	3

Her mit dem Magnesium!

Zu den Mineralstoffen, von denen Sie mit der *Galveston-Diät* besonders viele zu sich nehmen, zählt Magnesium. Dieses wichtige, aber unterschätzte Element ist von zentraler Bedeutung für die weibliche Gesundheit. Es ist an Hunderten von biochemischen Reaktionen im gesamten Körper beteiligt und unerlässlich für die Energiespeicher sowie die Muskel- und Nervenfunktion. Schätzungen zufolge nehmen 50 Prozent der Frauen nicht genug davon über die Nahrung zu sich. Mit zunehmendem Alter und in den Wechseljahren ist Magnesium besonders relevant für die Gesundheit; es kann sogar dazu beitragen, die Symptome und Beschwerden der Menopause zu lindern. Magnesium hat folgende Funktionen:

Die Knochenstärke wird erhalten. Ungefähr 60 Prozent des Magnesiums wird in den Knochen gespeichert. Daher spielt es (zusammen mit Kalzium) eine wichtige Rolle bei der Vorbeugung von Osteoporose. Mit dem sinkenden Östrogenspiegel in den Wechseljahren bauen sich die Knochen schneller ab, als sie wieder aufgebaut werden. Das Ergebnis sind schwächere, poröse Knochen. Magnesium hilft, diesen Abbau zu verhindern, da es die Kalkbildung in der Knochenmatrix fördert.

Überdies trägt Magnesium dazu bei, Entzündungen zu verringern, die mit der Zeit die Knochen schwächen.

Insulinresistenz und Diabetes wird vorgebeugt. Fehlt Magnesium, steigt die Anfälligkeit für diese Krankheiten, was nicht wünschenswert ist, da sie viele andere Komplikationen nach sich ziehen können.

In der Forschung ist der Zusammenhang zwischen Diabetes und Magnesiummangel schon lange bekannt. Es wird angenommen, dass bei Diabetikern eine besondere Störung im Magnesiumstoffwechsel vorliegt. Glücklicherweise können bereits relativ geringe Mengen aufgenommenen Magnesiums dazu beitragen, diabetischen Komplikationen vorzubeugen und den Verlauf der Krankheit selbst zu beeinflussen.

Die Herzgesundheit wird unterstützt. Offenbar schützt Magnesium das Herz gleich mehrfach: Es beugt abnormalen Herzrhythmen vor, verhindert die Bildung von Blutgerinnseln und reguliert den Blutdruck.

Magnesium ist unter anderem deshalb so förderlich für das Herz, weil magnesiumreiche Lebensmittel auch eine wichtige Quelle für Antioxidantien, gesunde Fette, Proteine und Ballaststoffe sind, die alle der Herzgesundheit zugutekommen. In einer Studie mit fast 4000 postmenopausalen Frauen wurde ein hoher Magnesiumspiegel mit einer niedrigeren Zahl von Entzündungsmarkern im Zusammenhang mit Herzerkrankungen in Verbindung gebracht, was wiederum für eine bessere Herzgesundheit spricht.

Die Schlafqualität wird verbessert. Bis zu 60 Prozent der Frauen in den Wechseljahren leiden unter Schlaflosigkeit oder haben Schlafschwierigkeiten. Wer dennoch einschläft, leidet womöglich unter einer unzureichenden Schlafqualität. Auch hier kann Magnesium helfen, denn es fördert offenbar den Schlaf, indem es die zirkadianen Rhythmen des Körpers (die sogenannte innere Uhr) reguliert und die Muskelentspannung verbessert.

In einer kleinen Studie mit 46 älteren Erwachsenen wurde festgestellt, dass die tägliche Einnahme von 500 mg Magnesium zu einer signifikanten Zunahme der Schlafdauer, der Schlafqualität und der Produktion von Melatonin (einem Schlafhormon) führte, wohingegen in der Kontrollgruppe keine Verbesserungen festgestellt wurden.

Die Gemütslage wird verbessert. Sollten Sie unter Depressionen leiden und keine Antidepressiva einnehmen wollen, greifen Sie zu Magnesium. Magnesium wirkt sich positiv auf unsere Gehirnfunktion, Stimmungsregulierung und Stressreaktion aus – alles Faktoren, die den Verlauf und das Auftreten von Depressionen beeinflussen können.

Die Fettverbrennung wird angekurbelt. Normalerweise denkt man bei Magnesium nicht gleich an die Fettverbrennung, aber es fördert tatsächlich die Gewichtsreduktion. Jüngste Forschungsergebnisse zeigen, dass es Insulinresistenz reduziert. Liegt eine solche vor, wird zu viel Insulin ausgeschüttet, das seine Aufgabe nicht richtig erfüllt. Die Folge: Der Körper ist nicht in der Lage, das Fett effizient zu verbrennen, auch nicht das hartnäckige Bauchfett. Eine Insulinresistenz verstärkt außerdem den Heißhunger auf kohlenhydrathaltige Snacks. Deshalb kann Magnesium bei übergewichtigen oder fettleibigen Menschen zur Regulierung des Blutzucker- und Insulinspiegels beitragen. Magnesium hilft zudem gegen einen Blähbauch und Wassereinlagerungen.

Das gilt auch über die Menopause hinaus. Viele Krankheiten können mithilfe von Magnesium verhindert und behandelt werden, insbesondere solche, bei denen ein Zusammenhang mit einem Magnesiummangel besteht. Dazu gehören Alzheimer, Insulinresistenz, Diabetes Typ 2, Bluthochdruck, Herz-Kreislauf-Erkrankungen und Migräne.

Frauen benötigen täglich 310 bis 320 mg Magnesium. In der folgenden Tabelle finden Sie eine Übersicht natürlicher Magnesiumquellen.

Lebensmittel der *Galveston-Diät* mit dem meisten Magnesium

Lebensmittel	Portionsgröße	Milligramm
Grünes Blattgemüse	1 Tasse, gekocht	156
Kürbiskerne	30 g (2 Esslöffel)	150
Lachs	1 Filet, gegart	106
Makrele	1 kleines Filet, gegart	97
Mandeln	30 g (2 Esslöffel)	80
Cashews	30 g (2 Esslöffel)	72
Schokolade, dunkel	30 g, 1 Stück	64
Quinoa	1/2 Tasse, gekocht	60
Avocado	1 mittelgroße	58
Tofu	100 g	53
Edamame	1/2 Tasse, gekocht	50
Leinsamen	30 g (2 Esslöffel)	40
Schwarze Bohnen	1/2 Tasse, gekocht	40
Limabohnen	1/2 Tasse, gekocht	40

Her mit den Omega-3-Fettsäuren!

Der Nutzen von Omega-3-Fettsäuren in den Wechseljahren ist beträchtlich, darum habe ich sie in diesem Buch auch ausführlich behandelt. In der *Galveston-Diät* finden sie sich in Hülle und Fülle, denn diese Fettsäuren bewirken Folgendes:

Die Menopausenmitte schrumpft. Wie bereits erwähnt, kommen die Omega-3-Fettsäuren EPA und DHA vor allem in fettem Fisch vor. Diese beiden Substanzen sind tatsächlich in der Lage, Körperfett zu reduzieren, speziell am Bauch. In China wurden sieben Studien über Omega-3-Fettsäuren und übergewichtige Erwachsene statistisch ausgewertet. Das Ergebnis: Die Einnahme von Omega-3-Fettsäuren führte zu einer signifikanten Verringerung des Taillenumfangs.

Das Hungergefühl wird gedämpft. In einer Studie mit 232 übergewichtigen und adipösen Freiwilligen erhielten die Probanden (die sich in den letzten zwei Wochen eines achtwöchigen Abnehmprogramms befanden) entweder hohe oder niedrige Dosen von Omega-3-Fettsäuren. Bei denjenigen, die die hohen Dosen einnahmen, war das Sättigungsgefühl zwei Stunden nach der Mahlzeit ausgeprägter und der Hunger geringer als bei denjenigen, die die niedrigeren Mengen einnahmen.

Die Triglyceridwerte werden gesenkt. In der Lebensmitte nimmt mitunter die Konzentration der Triglyceride (Blutfette) stark zu. Und wenn diese Werte steigen, sinken leider auch die Werte des guten HDL-Cholesterins, wodurch sich das Risiko einer Herzerkrankung drastisch erhöht.

Bei Frauen nach der Menopause sind die Triglyceridkonzentrationen oft höher als bei jüngeren Frauen, was ein erhöhtes Risiko für Herzerkrankungen darstellt. Omega-3-Fettsäuren sind hier ein Muss. In Verbindung mit einer Ernährung, die wenig Zucker und raffinierte Kohlenhydrate enthält, helfen sie, die Triglyceridwerte zu senken.

Gelenkschmerzen in den Wechseljahren werden gelindert. Omega-3-Fettsäuren hemmen die Bildung von hormonähnlichen Stoffen namens Prostaglandine. Diese können Entzündungen auslösen, die wiederum den Gelenken schaden können. Omega-3-Fettsäuren sind hier die Retter in der Not. Sie bekämpfen Entzündungen wirkungsvoll und helfen dabei, Gelenkschmerzen und Steifheit in den Wechseljahren zu lindern. Übrigens wirken Omega-3-Fettsäuren somit ähnlich wie nichtsteroidale entzündungshemmende Medikamente (NSAIDs).

Dem »Blues« wird entgegengewirkt. Die Wahrscheinlichkeit, an Depressionen zu leiden, ist bei Frauen doppelt so hoch wie bei Männern, und nach der Menopause ist dieses Risiko umso größer. Gereiztheit und Traurigkeit sind gängige Begleiterscheinungen der Wechseljahre. Omega-3-Fettsäuren können diese Symptome lindern, indem sie die strukturelle Unversehrtheit der für kognitive Funktionen wichtigen Gehirnzellen wiederherstellen.

Die Knochengesundheit wird gefördert. Die Aufnahme von mehr Omega-3-Fettsäuren erhöht den Gehalt an Knochenmineralien und hilft, Osteoporose vorzubeugen. Nehmen Sie sie also fest in Ihren Speiseplan auf.

Die Freude am Sex wird wiederhergestellt. Omega-3-Fettsäuren sorgen dafür, dass der Körper im Allgemeinen besser geschmiert wird und helfen daher bei Scheidentrockenheit, einem häufigen Symptom der Perimenopause, Menopause und Postmenopause.

Die meisten Frauen benötigen täglich mindestens 2 Gramm Omega-3-Fettsäuren. In der folgenden Tabelle finden Sie Quellen und Portionsgrößen.

Lebensmittel der *Galveston-Diät* mit den meisten Omega-3-Fettsäuren

Lebensmittel	Portionsgröße	Milligramm
Leinöl	1 Esslöffel	7260
Chiasamen	2 Esslöffel	5060
Lachs	100 g, gegart	4123
Makrele	100 g, gegart	4107

Walnüsse, gehackt	2 Esslöffel	2570
Leinsamen	1 Esslöffel	2350
Sardinen	100 g (Dose)	1480
Hanfsamen	1 Esslöffel	1000
Sardellen	kleine Dose (etwa 50 g)	951
Hering, frisch oder in Dosen	100 g	946
Sojabohnen	½ Tasse, gekocht	670
Tofu, fest	100 g	495
Austern	6, roh gelöffelt	370
Winterkürbis	1 Tasse, gekocht	332
Mit Omega-3 angereicherte Eier	1 Ei, groß	225
Spinat	1 Tasse, gekocht	166

Vitamin D zur Linderung von Wechseljahresbeschwerden

Über Vitamin D kann man gar nicht genug Gutes sagen! Eigentlich ein Hormon und weniger ein Vitamin, besticht Vitamin D durch seine positiven Auswirkungen auf die Gesundheit, insbesondere auf das reibungslose Funktionieren von Herz, Lunge, Blutgefäßen und Immunsystem. In Bezug auf die Menopause hilft Vitamin D folgendermaßen:

Gewichtsabnahme wird unterstützt. Als Fettverbrenner wirkt Vitamin D in dreierlei Hinsicht. Erstens: Bei einem guten Vitamin-D-Spiegel stellt der Körper mehr Leptin her, das Hormon, das Ihrem Gehirn mitteilt, dass Sie satt sind und mit dem Essen aufhören sollen. Zweitens: Bei ausreichender Versorgung mit diesem Vitamin widerstehen die Fettzellen der Bildung und Speicherung von Fett. Drittens stoppt Vitamin D im Zusammenspiel mit Kalzium die Überproduktion von Cortisol, dem berüchtigten Stresshormon, das die Einlagerung von Bauchfett bewirkt, wenn es dauerhaft erhöht ist.

Die Muskeln werden gestärkt. Die Argumente für eine ausreichende Versorgung mit Vitamin D sind deshalb so überzeugend, weil sie unmittelbar mit der Muskelkraft und -masse zusammenhängen, die mit dem Alter abnehmen. Eine kürzlich durchgeführte Untersuchung belegt, dass dieses Vitamin die Muskelkraft deutlich steigern und bei Frauen bis zu zwölf oder noch mehr Jahre nach der Menopause den Verlust an Muskelmasse verringern kann.

In dieser klinischen Studie wurden 160 brasilianische Frauen nach der Menopause zufällig in zwei Gruppen eingeteilt: eine Gruppe, die täglich 1000 Einheiten Vitamin D erhielt, und eine Placebogruppe. Am Ende der neunmonatigen Studie wurde festgestellt, dass die Frauen, die die Vitaminpräparate erhielten, eine Zunahme der Muskelkraft um mehr als 25 Prozent aufwiesen. Die Frauen in der Kontrollgruppe dagegen hatten durchschnittlich 6,8 Prozent an Muskelmasse eingebüßt. Außerdem stürzten die Frauen in dieser Gruppe fast doppelt so häufig.

Depressionen werden bekämpft. Vitamin D spielt nachweislich eine entscheidende Rolle bei der Stimmungsregulation und senkt das Risiko einer Depression. In der Fachzeitschrift *Depression and Anxiety* aus dem Jahr 2020 wurde in einer Untersuchung von 7534 Personen eine Verbesserung der Symptome bei denjenigen festgestellt, die unter negativen Emotionen litten und Vitamin-D-Präparate erhielten. Ebenso ergab die Studie, dass depressiven Menschen mit Vitamin-D-Mangel eine Supplementierung helfen kann.

Erschöpfungszustände werden gemindert. Erschöpfung ist ein häufiges Leiden in den Wechseljahren, insbesondere in den frühen Phasen, wenn sich der Körper auf die Hormonschwankungen einstellt. In einer Studie aus dem Jahr 2015, an der weibliche Pflegefachkräfte teilnahmen, wurde ein starker Zusammenhang zwischen einem niedrigen Vitamin-D-Spiegel und der von ihnen selbst angegebenen Müdigkeit festgestellt. Mehr noch: 89 Prozent der Teilnehmerinnen wiesen ein Defizit an diesem Vitamin auf.

Die Knochen werden gestärkt. Eine niedrige Knochenmineraldichte ist ein Zeichen dafür, dass die Knochen infolge des Verlusts von Kalzium und anderen Mineralien schwächer werden. Dadurch sind ältere Erwachsene, vornehmlich Frauen, einem höheren Risiko für Knochenbrüche ausgesetzt. Wenn Sie regelmäßig ausreichend Vitamin D und Kalzium zu sich nehmen, hilft dies Ihrem Körper, die Kalziumaufnahme zu maximieren.

Das Brustkrebsrisiko wird gesenkt. Die Behandlung von Brustkrebszellen mit Vitamin D stoppt nachweislich das Wachstum und die Ausbreitung von Brustkrebszellen und leitet einen Prozess ein, der das Absterben dieser Zellen fördert.

Frauen im Alter von 19 bis 50 Jahren sollten mindestens 600 internationale Einheiten (IE) Vitamin D täglich zu sich nehmen; Frauen über 50 sollten 800 IE zu sich nehmen. Es ist zwar möglich, dies mit einer Vitamin-D-reichen Ernährung zu erreichen, aber es empfiehlt sich dennoch, zusätzlich ein Präparat einzunehmen. Auf diese Weise nehmen Sie auch ganz bestimmt jeden Tag die erforderliche Menge zu sich.

In der folgenden Tabelle sind die Lebensmittel aufgeführt, die gute Vitamin-D-Quellen sind.

Lebensmittel der *Galveston-Diät* mit dem meisten Vitamin D

Lebensmittel	Portionsgröße	IUs
Pilze (D2)	100 g, gegart	2300
Lachs, aus Wildfang	100 g, gegart	1300
Sardinen	1 Dose (100 g)	270
Thunfisch	1 Dose (100 g)	268
Hering, frisch oder aus der Dose	100 g	216
Haferflocken	½ Tasse, gekocht	150
Milch	1 Tasse	100
Joghurt	¾ Tasse	100
Mandelmilch	1 Tasse	100
Käse, hart	1 Scheibe oder 30 g, je nach Käsesorte	40
Eigelb	1 großes	37

Wasser marsch!

Mein Tipp: Trinken Sie mindestens zwei Liter Wasser, also etwa acht bis zehn Gläser pro Tag. Es ist ein lebenswichtiger Nährstoff, aber auch einer der am meisten vernachlässigten. Wasser hat so unglaublich viele Pluspunkte; sie reichen von der Herzgesundheit über die Gehirnfunktion bis hin zur Ausscheidung von Giftstoffen aus dem Körper. Bei Frauen trägt es dazu bei, Trockenheitssymptome (wie Scheidentrockenheit und trockene Haut, wie sie häufig in den Wechseljahren auftreten) und Aufgeblähtheit (eine Begleiterscheinung hormoneller Veränderungen) zu verhindern. Alles in allem dient Wasser als Schmiermittel für unseren Körper.

Aber Vorsicht: Finger weg von aromatisiertem Wasser aus dem Supermarkt, denn das ist fast immer mit Zucker und künstlichen Zusatzstoffen versetzt. Wer Wasser pur nicht mag, kann es mit Früchten, Kräutern oder Gemüse wie Gurkenscheiben aufpeppen. Das geht schnell und einfach und ist eine gute Möglichkeit, diese Lebensmittel in den täglichen Speiseplan einzubauen.

Alternativen zu Zucker

Die einzigen akzeptablen Zuckeralternativen, die bekanntermaßen nicht zu einem Anstieg von Insulin oder Glukose führen, sind Stevia und Erythrit (mit oder ohne Mönchsfrucht).

Viele Frauen fragen mich, ob diese Zuckeralternativen während des Fastenfensters erlaubt sind. Ich persönlich verzichte während dieser Zeit auf alles Süße, aber es ist bislang nicht abschließend geklärt, ob das Fasten dadurch beeinträchtigt wird oder nicht. Einigen Fachleuten zufolge wird bei einer Stimulierung der Süßrezeptoren im Verdauungstrakt durch diese Substanzen Insulin ausgeschüttet, was einige Vorteile des Fastens zunichtemacht.

Die Freude am Wandel

Mit der *Galveston-Diät* lassen sich die in der Lebensmitte auftretenden Symptome und Krankheiten nachweislich außerordentlich effektiv bewältigen. Zuletzt haben mich die Heilungsgeschichten zweier Teilnehmerinnen sehr bewegt. Bonnie und Donna hatten beide eine ganze Reihe gesundheitlicher Probleme.

Bonnie, die 2019 mit dem Programm begann, litt an einer Fettleber, Diabetes, einem abnormalen Cholesterinspiegel und Vorhofflimmern (ein unregelmäßiger und oft sehr schneller Herzrhythmus oder eine Arrhythmie, durch die sich Blutgerinnsel im Herzen bilden können). Die Entwicklung, die sie im Laufe des Programms durchmachte, grenzte an ein Wunder. »Mein Gesundheitszustand hat sich grundlegend verändert. Die Fettleber ist Geschichte. Mein Cholesterinspiegel ist im Normbereich. Diabetes habe ich auch nicht mehr. Das Vorhofflimmern ist seit einem Jahr nicht mehr aufgetreten. Und seit Programmstart habe ich fast 20 Kilo abgenommen.«

Ihr Kardiologe merkte an: »Dass sie ihre Gesundheit und Ernährung in die Hand genommen hat, hat sich unmittelbar auf ihre Herzgesundheit ausgewirkt.« Auch ihr Hausarzt schloss sich dem an: »Durch ihre Ernährungsumstellung hat sie einige gesundheitliche Fährnisse umschifft.«

Donna, 73 Jahre alt, war wegen verschiedener Erkrankungen in Behandlung und musste acht Medikamente einnehmen, unter anderem gegen Bluthochdruck, hohen Blutzucker und hohen Cholesterinspiegel. Nachdem sie im Februar 2020 mit der *Galveston-Diät* begonnen hatte, konnte sie Folgendes berichten: »Obwohl ich gar nicht vorhatte, abzunehmen, bin ich insgesamt 11 Kilo und einiges an Umfang losgeworden. Besonders stolz bin ich aber darauf, dass mein A1c-Wert (ein Indikator für Diabetes) von 7,2 auf einen normaleren Wert von 5,9 gesunken ist. Mein Blutdruck liegt im Normalbereich, und mein Gesamtcholesterinwert beträgt 135. Mittlerweile benötige ich nur noch zwei Medikamente.«

Solche Geschichten sind im Rahmen des Programms die Regel und nicht die Ausnahme. Greifen Sie also nicht nur deshalb zu bestimmten Lebensmitteln, weil sie Ihnen beim Abnehmen helfen, sondern auch, weil sie gesundheitsfördernd und heilsam sind und Ihr Leben von Grund auf verändern werden.

Wie schon mehrfach erwähnt, werden Ihre Gesundheit, Ihr Gewicht und Ihre Lebenserwartung nachhaltig durch die Lebensmittel beeinflusst, die Sie im Rahmen der *Galveston-Diät* Tag für Tag zu sich nehmen. Unsere Nahrung besteht aus einem wahren Nährstoffcocktail, der beim Essen in die Zellen gelangt und deren Aktivität und Funktion verbessert. Indem Sie Ihren Zellen durch

Ihre Ernährungsgewohnheiten etwas Gutes tun, stärken Sie Ihren Körper und erhöhen Ihre Chancen auf ein erstaunlich langes und gesundes Leben.

Kapitel 8

Jetzt wird's konkret: Ernährungspläne und Einkaufslisten

Willkommen! Sie sind endlich bei den Speiseplänen der *Galveston-Diät* angelangt. Als Einstieg in diese neue Ernährungsweise biete ich Ihnen konventionelle Menüs für vier und vegetarische Menüs für zwei Wochen an – ganz ohne komplizierte Berechnungen. Sämtliche Mahlzeiten enthalten reichlich gesunde Fette, magere Proteine und gute Kohlenhydrate im richtigen Verhältnis. Außerdem liefern sie Ballaststoffe, Magnesium, Omega-3-Fettsäuren, Vitamin D und andere wichtige Nährstoffe, von denen Sie in der Lebensmitte profitieren. Der Anteil der einzelnen Gerichte wurde genau richtig bemessen, um den Hunger zu stillen und das Sättigungsgefühl zu fördern. Die Rezepte dazu finden Sie in Kapitel 9.

Wie Sie auf den folgenden Seiten sehen können, umfassen die Tagespläne zwei Haupt- und zwei Zwischenmahlzeiten pro Tag (die innerhalb des Essensfensters verzehrt werden sollten). Zu jedem Tagesplan gehört eine Analyse des Makronährstoffverhältnisses, damit Sie den Überblick behalten und verfolgen können, wie Sie sich täglich dem empfohlenen Verhältnis von 70/20/10 annähern. Denken Sie daran, dass Sie bei diesem Programm keine Kalorien zu zählen brauchen und der Schwerpunkt vielmehr auf den Makronährstoffverhältnissen liegt.

Nach jedem Wochenplan finden Sie eine Einkaufsliste, anhand

derer Sie die Mahlzeiten für diese Woche vorbereiten und die benötigten Lebensmittel einkaufen können. Grundlage der Listen bilden die vorliegenden Speisepläne, aber Sie können sie natürlich nach Bedarf anpassen, andere Rezepte hinzufügen und die Anzahl der Personen ändern, für die gekocht werden soll.

Gerade in den ersten Wochen, in denen Sie sich an die neue Ernährungsweise gewöhnen, ist eine ausführliche Einkaufsliste für den Wochenspeiseplan unerlässlich. Zu wissen, was, wie viel und wann Sie essen, und die Zutaten zur Hand zu haben, um die Mahlzeiten wie geplant zuzubereiten, ist einer der wichtigsten Aspekte dieses Programms.

Zur Vorbereitung der Mahlzeiten benötigen Sie einige wenige Grundnahrungsmittel, die Sie zubereiten, in Chargen aufteilen und im Laufe der Woche auf verschiedene Weise verwenden können. Wenn Sie sich die zusätzliche Zeit nehmen, um sich auf die kommende Woche vorzubereiten, profitieren Sie von den folgenden Vorzügen:

- **Bessere Ernährung.** Wenn Sie sich an einen Speiseplan halten, haben Sie Ihre Ernährung, die Zutaten und die Portionen, die Sie im Laufe der Woche essen, selbst in der Hand. Das spart Zeit und zugleich viele Entscheidungen, die andernfalls Ihre schlanke Linie gefährden könnten.
- **Verbesserter Stoffwechsel.** Wenn der Hunger zuschlägt, sind Sie vorbereitet, denn Sie haben etwas Nahrhaftes parat – Snacks, die satt machen, Entzündungen lindern und die Fettverbrennung fördern.
- **Schlaueres Einkaufen.** Durch die Planung und Vorbereitung Ihrer Mahlzeiten können Sie bares Geld sparen. Wenn Sie nicht jeden Wochentag Geld für einen Salat mit Croûtons und einem unbekannten Dressing (oft mit Konservierungsstoffen und

Chemikalien) ausgeben, haben Sie am Ende der Woche einiges gespart. Investieren Sie das Geld doch lieber in eine schöne Massage oder Gesichtsbehandlung.

Um die Speisepläne optimal zu nutzen, beachten Sie bitte die folgenden Vorschläge für die Zubereitung von Mahlzeiten:

1. **Planen Sie vorausschauend.** Überlegen Sie, welche Mahlzeiten Sie diese Woche schwerpunktmäßig essen werden und wie viele davon Sie vorbereiten müssen. Überprüfen Sie regelmäßig, was sich in Kühlschrank, Gefrierschrank und Vorratskammer befindet, und notieren Sie, welche Grundnahrungsmittel Ihnen ausgehen.
2. **Schreiben Sie einen Einkaufszettel, bevor Sie in den Supermarkt gehen.** Am besten nehmen Sie Ihren Einkaufszettel mit in den Laden, damit Sie genau wissen, was Sie besorgen müssen. Bleiben Sie so weit wie möglich in den äußeren Gängen, denn dort finden Sie die frischen Lebensmittel, Obst und Gemüse. Bevorraten Sie sich außerdem mit Grundnahrungsmitteln wie verschiedenen Olivenölen, unterschiedlichen Nüssen und Saaten sowie diversen Gewürzen. Nicht zu vergessen ist der Wochenmarkt, eine hervorragende Anlaufstelle für frisches Obst und Gemüse der Saison. Falls Sie nicht viel Zeit haben: Viele Geschäfte haben inzwischen einen Onlineshop, in dem Sie Ihre Einkäufe von zu Hause aus tätigen können, um sie anschließend abzuholen oder liefern zu lassen. So sparen Sie sich die Schlange an der Kasse.
3. **Lesen Sie sich die Rezepte für die Woche durch.** Falls Ihre Kochkünste ausbaufähig sind, fangen Sie mit den einfacheren Rezepten an oder mit solchen, die denen ähneln, die Sie schon einmal zubereitet haben und mit denen Sie vertraut sind. Später

können Sie sich dann an andere, weniger geläufige Zubereitungsarten herantasten und dabei neue Geschmackskombinationen ausprobieren. Wenn Sie noch keine Erfahrung mit dem Grillen im Freien haben, benutzen Sie lieber eine Grillpfanne auf dem Herd oder eine andere Garmethode, bevor Sie sich daran wagen, Fleisch oder Gemüse auf dem Grill zuzubereiten.

4. **Sorgen Sie für Abwechslung bei den Mahlzeiten.** Wenn Sie die Proteinkomponente Ihrer Mahlzeit geplant haben, bringen Sie dazu verschiedene Gemüse, Früchte und gesunde Fette auf den Tisch, damit Sie möglichst viele Mikronährstoffe zu sich nehmen. Wählen Sie verschiedenfarbige Lebensmittel und essen Sie sich durch den Regenbogen.
5. **Stellen Sie Vorratsbehälter für Lebensmittel bereit.** Um Lebensmittel aus dem Kühlschrank in die Mikrowelle zu befördern, eignen sich Glasbehälter grundsätzlich am besten, aber zum Mitnehmen sind Plastikdosen unter Umständen praktischer. Denken Sie auch an Verpackungen für Ihre Zwischenmahlzeiten. Für kleinere Lebensmittel wie Nüsse und Kerne eignen sich Plastiktüten mit Zippverschluss ganz hervorragend.
6. **Setzen Sie auf Effizienz, ohne auf Qualität zu verzichten.** Decken Sie sich bei Ihren Lebensmitteleinkäufen mit Tiefkühlgemüse ein, wenn es gerade im Angebot ist. Geben Sie lieber ein paar Cent mehr für vorgeschnittenes Gemüse aus, um Zeit bei der Zubereitung zu sparen, und kaufen Sie bereits zugerichtete oder vorgegarte magere Proteinprodukte, um den Aufwand zu verringern. Achten Sie aber immer auf die Inhaltsstoffe auf den Etiketten oder fragen Sie nach, welche Zutaten für die Zubereitung von Lebensmitteln verwendet wurden.
7. **Sorgen Sie für gute Laune.** Hören Sie beim Vorbereiten der Mahlzeiten oder beim Kochen vielleicht Ihren Lieblingspodcast,

ein Hörbuch oder Musik, oder heben Sie sich Ihre Lieblingssendung für die Zeit in der Küche auf.

Das Essen muss nicht immer an Ort und Stelle zubereitet werden; es kann auf verschiedene Arten vorbereitet und gekocht werden. Probieren Sie es doch einmal so:

Vorbereitete Mahlzeiten. Damit sind komplette Mahlzeiten gemeint, die Stunden im Voraus gekocht, dann im Kühlschrank aufbewahrt und zur Essenszeit wieder aufgewärmt werden. Besonders für Familien ist dies hilfreich, vor allem für die Zubereitung von Abendmahlzeiten.

Auf Vorrat kochen. Bereiten Sie eine größere Menge eines Gerichts zu, teilen Sie es dann in einzelne Portionen auf und frieren Sie diese für den späteren Gebrauch ein. Wenn Sie etwa einen Topf Chili kochen, nehmen Sie ein oder zwei Portionen ab und stellen sie in den Kühlschrank. Den Rest füllen Sie in Einzelportionen in Vorratsbehälter, beschriften sie mit dem Datum und frieren sie für den späteren Verzehr ein.

Einzelportionen. Bereiten Sie ein Gericht zu und bewahren Sie es in kleinen Portionen zum Mitnehmen auf, die Sie aus dem Kühlschrank nehmen und schnell aufwärmen oder kalt genießen können. Dies ist besonders für Frühstücksmahlzeiten ideal.

Die konventionellen Speisepläne:

Woche 1

TAG 1

MAHLZEIT 1: MARY CLAIRES PARFAIT (SEITE 211)

Zwischenmahlzeit 1: Selleriestangen mit Mandelmus (Seite 241)

MAHLZEIT 2: HACKBRATEN MIT BLUMENKOHLPÜREE (SEITE 233)

Zwischenmahlzeit 2: Pekannüsse und Zartbitterschokolade (Seite 249)

Makros: Fett: 70 %, Protein: 20 %, Nettokohlenhydrate: 10 %, Ballaststoffe: 23 g

TAG 2

MAHLZEIT 1: RÜHREI (SEITE 212)

Zwischenmahlzeit 1: Caprese-Häppchen (Seite 241)

MAHLZEIT 2: SALAT MIT GRILLHÄHNCHEN (SEITE 225)

Zwischenmahlzeit 2: Chiapudding (Seite 253)

Makros: Fett: 71 %, Protein: 21 %, Nettokohlenhydrate: 8 %, Ballaststoffe: 29 g

TAG 3

MAHLZEIT 1: HACKBRATEN MIT BLUMENKOHLPÜREE (VON TAG 1)

Zwischenmahlzeit 1: Avocado-Chips (Seite 242)

MAHLZEIT 2: GEBACKENER LACHS MIT GEGRILLTER ZUCCHINI (SEITE 228)

Zwischenmahlzeit 2: Chiapudding (Seite 253)

Makros: Fett: 70 %, Protein: 23 %, Nettokohlenhydrate: 7 %, Ballaststoffe: 24 g

TAG 4

MAHLZEIT 1: MARY CLAIRES PARFAIT (SEITE 211)

Zwischenmahlzeit 1: Einfache Guacamole (Seite 244) mit Paprikastreifen

MAHLZEIT 2: SALAT MIT GRILLHÄHNCHEN (VON TAG 2)

Zwischenmahlzeit 2: Himbeeren mit Pekannüssen (Seite 249)

Makros: Fett: 70 %, Protein: 21 %, Nettokohlenhydrate: 9 %, Ballaststoffe: 31 g

TAG 5

MAHLZEIT 1: THUNFISCHSALAT AUF KNACKIGEM ROHKOSTBETT (SEITE 216)

Zwischenmahlzeit 1: Einfache Guacamole (von Tag 4) mit Babykarotten

MAHLZEIT 2: GEBACKENER LACHS MIT GEGRILLTER ZUCCHINI (VON TAG 3)

Zwischenmahlzeit 2: Himbeer-Leinsamen-Muffin (Seite 256)

Makros: Fett: 74 %, Protein: 18 %, Nettokohlenhydrate: 8 %, Ballaststoffe: 32 g

TAG 6

MAHLZEIT 1: THUNFISCHSALAT AUF KNACKIGEM ROHKOSTBETT (SEITE 216)

Zwischenmahlzeit 1: Karotten und Sellerie mit Leinsamen und Mandelmus (Seite 241)

MAHLZEIT 2: HÄHNCHEN-TACO-SALAT (SEITE 220)

Zwischenmahlzeit 2: Himbeer-Leinsamen-Muffin (Seite 256)

Makros: Fett: 73 %, Protein: 19 %, Nettokohlenhydrate: 8 %, Ballaststoffe: 25 g

TAG 7

MAHLZEIT 1: RÜHREI (SEITE 212)

Zwischenmahlzeit 1: Caprese-Häppchen (Seite 241)

MAHLZEIT 2: HACKBRATEN MIT BLUMENKOHLPÜREE (VON TAG 1)

Zwischenmahlzeit 2: Pekannüsse mit Beeren und Kokosnuss (Seite 249)

Makros: Fett: 66 %, Protein: 17 %, Nettokohlenhydrate: 15 %, Ballaststoffe: 25 g

Allgemeines zur Handhabung der Einkaufslisten

Bevor Sie in die erste Woche mit der *Galveston-Diät* starten, sollten Sie einen Großeinkauf erledigen, um die Grundnahrungsmittel zu besorgen, auf die Sie während des gesamten Programms zurückgreifen werden. In der Liste weiter unten finden Sie die wichtigsten Zutaten, die während der *Galveston-Diät* häufig Verwendung finden. Später können Sie dann anhand der Wocheneinkaufslisten sehen, welche frischen Lebensmittel und andere Besonderheiten Sie jeweils benötigen.

Die Mengen in den Wocheneinkaufslisten entsprechen in etwa dem, was Sie für die Gerichte der betreffenden Woche benötigen. Soweit möglich, habe ich die Angaben auf eine handelsübliche Größe aufgerundet, oft gebe ich aber auch die tatsächlich benötigte Menge an, damit Sie sicher sein können, dass Sie auch wirklich passend einkaufen.

Die Mengenangaben beziehen sich außerdem auf die in den Rezepten aufgeführten Portionen. Dabei wird davon ausgegangen, dass Sie hauptsächlich für sich selbst kochen. Größere Mengen bedeuten, dass Sie das Gericht mehr als einmal in der Woche essen werden. Wenn Sie aber auch für andere kochen, müssen Sie entsprechend mehr einkaufen (und/oder die Zubereitung des Gerichts wiederholen), um die erforderliche Portionenzahl zu erreichen. Schauen Sie sich die Rezeptmengen genau an und gestalten Sie Ihre Einkaufsliste entsprechend. Denken Sie daran, dass die Einkaufslisten lediglich eine Orientierungshilfe sind. Möglicherweise haben Sie ja auch noch einige Zutaten aus der Vorwoche übrig, oder Sie entscheiden sich, ein bestimmtes Rezept nicht zu kochen.

Grundnahrungsmittel

Gewürze und Aromen

- Bagel-Topping (»Everything Bagel« oder vergleichbare Gewürzmischung)
- Cayennepfeffer
- Chiliflocken
- Chilipulver
- Currypulver
- Italienische Kräuter
- Knoblauchpulver
- Knoblauchsalz
- Kreuzkümmel, gemahlen
- Kurkuma, gemahlen
- Mandel-Extrakt
- Muskatnuss, gemahlen

- Oregano, getrocknet
- Paprikapulver, geräuchert und edelsüß
- Pumpkin-Pie-Spice (Gewürzmischung aus Zimt, Ingwer, Nelke, Muskat und Piment)
- Salz: Meersalz und Speisesalz
- Schwarzer Pfeffer, gemahlen
- Senf, körnig
- Vanilleextrakt
- Vanilleschotenpaste
- Weißer Pfeffer, gemahlen
- Zimt, gemahlen
- Zwiebelpulver

Öle und Fette

- Avocadoöl
- Butter: gesalzen und ungesalzen
- Ghee (geklärte Butter)
- Kokosöl
- Mayonnaise: normale (ohne Zuckerzusatz), Mayonnaise auf Basis von Avocadoöl, Mayonnaise auf Basis von Olivenöl
- Olivenöl
- Ranch-Dressing
- Sesamöl, geröstetes

Nüsse und Samen

- Chiasamen
- Erdnüsse: geröstet und gesalzen
- Hanfsamen, geschält
- Kokosraspeln, ungesüßt
- Kürbiskerne
- Leinsamen, gemahlen
- Nussmischung
- Macadamianüsse: ganz und halbiert
- Mandeln: gehobelt und ganz
- Pekannüsse
- Sesamsamen: schwarz und weiß
- Sonnenblumenkerne
- Walnüsse

Soßen und Würzmittel

- BBQ-Soße (z. B. von Primal Kitchen)
- brauner Senf, scharf
- Sojasoße (Tamari und/oder Shoyu)
- Sriracha oder andere scharfe Soßen

Sonstiges

- Ahornsirup
- Apfelkraut
- Backkakao
- Backpulver
- Backtrennspray
- Eiswürfel

- Erdnussmus (ohne Zuckerzusatz)
- Essigsorten: Rotwein-, Reiswein-, Balsamico- und Apfelessig
- Hafermehl
- Honig
- Kokosmehl
- Kokosmilch (ohne Zuckerzusatz)
- Kollagenpulver
- Mandelmehl
- Mandelmus (ohne Zuckerzusatz)
- MCT-Pulver
- Natron
- Süßungsmittel: Stevia, Mönchsfrucht (mit oder ohne Erythrit), Xucker Light

Einkaufsliste für Woche 1

Hinweis: Die hier angegebenen Mengen entsprechen den Mengen, die Sie für die Rezepte der Woche benötigen; sie geben nicht immer die Mengen an, in denen die Artikel üblicherweise verkauft werden.

Proteinquellen

- Eier, große, 7
- Hähnchenbrust, entbeint, ohne Haut, 450 g
- Hähnchenbrust, vorgegart, 1 Stück (ca. 200 g)
- Joghurt, griechischer Naturjoghurt mit hohem Fettgehalt, 450 g
- Konditorsahne, alternativ Schlagsahne
- Lachs, filetiert, 1300 g
- Mini-Mozzarella, aus Vollmilch, 250 g
- Parmesan, gerieben
- Rindfleisch, gehackt, mager, aus Weidehaltung, 700 g
- Saure Sahne
- Thunfisch, in Wasser/Lake, 2 Dosen à 60 g

Gemüse

- Avocados, 4 mittelgroße
- Babykarotten, kleine Packung (300 g)
- Blattsalatmischung, 1 Beutel
- Blumenkohl, 1 großer Kopf
- Jalapeño, 1
- Karotten, 2 mittelgroße
- Kirschtomaten, 1 kg
- Knoblauchknolle, 1
- Römersalat, 1 Kopf
- Sellerie, 1 Stange
- Spinat, 1 Beutel (300 g)
- Tomaten, 1 bis 2 reife runde
- Tomaten, Roma (Pflaumentomate), 500 g
- Verschiedene Gemüsesorten (Rohkost) zum Dippen

- Zucchini, 1 mittelgroße grüne + 1 gelbe
- Zwiebeln, 2 mittelgroße rote
- Zwiebel, 1 mittelgroße weiße oder gelbe

Frische Kräuter

- Basilikum
- Koriander
- Petersilie

Obst

- Blaubeeren, 250 g
- Erdbeeren, 500 g
- Himbeeren, 250 g
- Zitronen, 6 mittelgroße

Sonstiges

(jeweils kleine Behälter/Packungen)

- Dunkle Schokolade, zuckerfrei
- Kokosmilch (ohne Zuckerzusatz)
- passierte Tomaten (Passata) (ohne Zuckerzusatz)

Woche 2

TAG 1

MAHLZEIT 1: RÖSTTOMATEN-BISQUE (SEITE 219)

Zwischenmahlzeit 1: »Everything-Bagel«-Gurkenhäppchen (Seite 243)

MAHLZEIT 2: PORTOBELLO-PIZZAS (SEITE 225)

Zwischenmahlzeit 2: Blaubeerkuchen-Smoothie (Seite 251)

Makros: Fett: 72 %, Protein: 16 %, Nettokohlenhydrate: 12 %, Ballaststoffe: 28 g

TAG 2

MAHLZEIT 1: BUNTER SALAT (SEITE 217)

Zwischenmahlzeit 1: Frische Blaubeeren

MAHLZEIT 2: CHEESEBURGER-SALAT-SCHIFFCHEN (SEITE 226)

Zwischenmahlzeit 2: Mini-Apfelmuffins mit Schokolade und Zimt (Seite 256)

Makros: Fett: 66 %, Protein: 24 %, Nettokohlenhydrate: 10 %, Ballaststoffe: 21 g

TAG 3

MAHLZEIT 1: RÖSTTOMATEN-BISQUE (VON TAG 1)

Zwischenmahlzeit 1: Mini-Apfelmuffins mit Schokolade und Zimt (von Tag 2)

MAHLZEIT 2: BUNTER SALAT (VON TAG 2)

Zwischenmahlzeit 2: Tropische Beeren (Seite 249)

Makros: Fett: 70 %, Protein: 23 %, Nettokohlenhydrate: 7 %, Ballaststoffe: 24 g

TAG 4

MAHLZEIT 1: HÄHNCHEN-BLT-WRAP (SEITE 216)

Zwischenmahlzeit 1: Bohnendip mit Kräutern (Seite 245), dazu Gurkenscheiben

MAHLZEIT 2: CHEESEBURGER-SALAT-SCHIFFCHEN (VON TAG 2)

Zwischenmahlzeit 2: Mini-Apfelmuffins mit Schokolade und Zimt (Seite 256)

Makros: Fett: 70 %, Protein: 19 %, Nettokohlenhydrate: 11 %, Ballaststoffe: 21 g

TAG 5

MAHLZEIT 1: PORTOBELLO-PIZZAS (SEITE 225)

Zwischenmahlzeit 1: Schoko-Erdnuss-Joghurt (Seite 255)

MAHLZEIT 2: HÄHNCHEN-BLT-WRAP (VON TAG 4)

Zwischenmahlzeit 2: Apfel und Nussmischung

Makros: Fett: 67 %, Protein: 20 %, Nettokohlenhydrate: 13 %, Ballaststoffe: 25 g

TAG 6

MAHLZEIT 1: AVOCADO-TOAST (SEITE 213)

Zwischenmahlzeit 1: Bohnendip mit Kräutern (von Tag 4), dazu Gurkenscheiben

MAHLZEIT 2: SCHWEINEFLEISCH MIT SESAM UND INGWER AN GRÜNEN BOHNEN (SEITE 221)

Zwischenmahlzeit 2: Kokos-Walnuss-Chia-Pudding (Seite 254)

Makros: Fett: 68 %, Protein: 18 %, Nettokohlenhydrate: 14 %, Ballaststoffe: 34 g

TAG 7

MAHLZEIT 1: SCHWEINEFLEISCH MIT SESAM UND INGWER AN GRÜNEN BOHNEN (VON TAG 6)

Zwischenmahlzeit 1: Käse und Walnüsse (Seite 243)

MAHLZEIT 2: GEGRILLTE GARNELEN MIT GERÖSTETEN TOMATEN (SEITE 229)

Zwischenmahlzeit 2: Schoko-Erdnuss-Tassenkuchen (Seite 257)

Makros: Fett: 74 %, Protein: 20 %, Nettokohlenhydrate: 6 %, Ballaststoffe: 27 g

Einkaufsliste für Woche 2

Proteinquellen

- Cheddarkäse, gerieben, 250 g
- Cheestrings, kleine Packung
- Eier, 12 große
- Frischkäse, 110 g
- Garnelen, groß, 450 g
- Hähnchenbrust, 1 Stück ohne Haut und Knochen (ca. 170 g)
- Hähnchenbrust, gegrillt, 1 bis 2 Stück (340 g)
- Joghurt, griechischer Naturjoghurt mit hohem Fettgehalt, 1 Becher (150 g)
- Mozzarella, gerieben, ca. 1/2 Tasse/50 g
- Parmesan, gerieben, ca. 1/4 Tasse/30 g
- Puten-Bacon, 450 g
- Rindfleisch, gehackt, 170 g, aus Weidehaltung, mager (90 % Fleisch, 10 % Fett)
- Schweinelende ohne Knochen, 1 Stück (230 g)

Gemüse

- Avocado, 3 mittelgroße
- Cannellini-Bohnen, 2 Dosen (à 450 g)
- Dillgurken, 1 Glas (500 g)
- Grüne Bohnen, frisch, etwa 230 g
- Kirschtomaten, 500 g
- Knoblauch, 10 Zehen (1 Knolle)
- Portobello-Pilze oder große Champignons, 8 Stück
- Römersalat, 1 großer Kopf
- Salatgurken, 2 mittelgroße
- Spinat, 300 g
- Strauchtomaten, 500 g
- Tomaten, reif, rund, 1 oder 2
- Tomaten, Roma (Pflaume), mittelgroß, 8
- Zwiebeln, rote, mittelgroße
- Zwiebeln, weiße oder gelbe, mittelgroße

Frische Kräuter

- Basilikum
- Dill
- Ingwer
- Petersilie

Obst

- Apfel, 1
- Blaubeeren, 250 g
- Himbeeren, 250 g
- Zitronen, 2 mittelgroße

Sonstiges

- Dunkle Schokolade, zuckerfrei, 30 g
- Hühnerbrühe, 1 Glas (450 g)
- Kokosmilch (ohne Zuckerzusatz), Vollfett, 1 Dose (400 g)
- Vollkornbrot, gekeimt

Woche 3

TAG 1

MAHLZEIT 1: GEFÜLLTE PAPRIKA MIT PUTENFLEISCH UND BLUMENKOHLREIS (SEITE 221)

Zwischenmahlzeit 1: Marinierte Oliven, Kichererbsen und Gemüse mit Thymian und Dill (Seite 246)

MAHLZEIT 2: GARNELEN UND SPARGEL (SEITE 222)

Zwischenmahlzeit 2: Aloha Avocado (Seite 242)

Makros: Fett: 69 %, Protein: 20 %, Nettokohlenhydrate: 11 %, Ballaststoffe: 25 g

TAG 2

MAHLZEIT 1: GARNELEN UND SPARGEL (VON TAG 1)

Zwischenmahlzeit 1: Aloha Avocado (von Tag 1)

MAHLZEIT 2: RUMPSTEAK ZU SPINATSALAT MIT BLAUSCHIMMELKÄSE UND PEKANNÜSSEN (SEITE 232)

Zwischenmahlzeit 2: Marinierte Oliven, Kichererbsen und Gemüse mit Thymian und Dill (von Tag 1)

Makros: Fett: 71 %, Protein: 19 %, Nettokohlenhydrate: 10 %, Ballaststoffe: 26 g

TAG 3

MAHLZEIT 1: GEFÜLLTE PAPRIKA MIT PUTENFLEISCH UND BLUMENKOHLREIS (VON TAG 1)

Zwischenmahlzeit 1: Apfelschnitze deluxe (Seite 241)

MAHLZEIT 2: GEGRILLTES STEAK MIT RAHMSPINAT UND CHAMPIGNONS (SEITE 234)

Zwischenmahlzeit 2: Rohkost mit italienischem Mayo-Dip (Seite 246)

Makros: Fett: 65 %, Protein: 22 %, Nettokohlenhydrate: 13 %, Ballaststoffe: 22 g

TAG 4

MAHLZEIT 1: RUMPSTEAK ZU SPINATSALAT MIT BLAUSCHIMMELKÄSE UND PEKANNÜSSEN (SEITE 232)

Zwischenmahlzeit 1: Marinierte Oliven, Kichererbsen und Gemüse mit Thymian und Dill (von Tag 1)

MAHLZEIT 2: GEFÜLLTE PAPRIKA MIT PUTENFLEISCH UND BLUMENKOHLREIS (VON TAG 1)

Zwischenmahlzeit 2: Aloha Avocado (von Tag 1)

Makros: Fett: 70 %, Protein: 21 %, Nettokohlenhydrate: 9 %, Ballaststoffe: 24 g

TAG 5

MAHLZEIT 1: GEFÜLLTE PAPRIKA MIT PUTENFLEISCH UND BLUMENKOHLREIS (VON TAG 1)

Zwischenmahlzeit 1: Aloha Avocado (von Tag 1)

MAHLZEIT 2: BROKKOLI-GEFLÜGEL-AUFLAUF MIT KÄSE (SEITE 231), ZUSÄTZLICH 2 EL GEMAHLENER LEINSAMEN

Zwischenmahlzeit 2: Nuss-Beeren-Bowl (Seite 249)

Makros: Fett: 69 %, Protein: 24 %, Nettokohlenhydrate: 7 %, Ballaststoffe: 25 g

TAG 6

MAHLZEIT 1: HÜTTENKÄSE-OMELETT (SEITE 212)

Zwischenmahlzeit 1: Rohkost mit italienischem Mayo-Dip (von Tag 3)

MAHLZEIT 2: BROKKOLI-GEFLÜGEL-AUFLAUF MIT KÄSE (VON TAG 5), ZUSÄTZLICH 2 EL GEMAHLENER LEINSAMEN UND THUNFISCHSALAT AUF KNACKIGEM ROHKOSTBETT (SEITE 216)

Zwischenmahlzeit 2: Beeren-Smoothie (Seite 251)
Makros: Fett: 66 %, Protein: 22 %, Nettokohlenhydrate: 13 %, Ballaststoffe: 27 g

TAG 7

MAHLZEIT 1: POCHIERTE EIER MIT GERÖSTETEM WIRSING (SEITE 213) UND EINER HALBEN AVOCADO
Zwischenmahlzeit 1: Mary Claires Parfait (Seite 211) zu einem Smoothie püriert
MAHLZEIT 2: THUNFISCHSALAT AUF BUNTEM SALAT (SEITE 220)
Zwischenmahlzeit 2: Kräuterdip mit Hüttenkäse und Gurke (Seite 245)
Makros: Fett: 68 %, Protein: 20 %, Nettokohlenhydrate: 12 %, Ballaststoffe: 25 g

Einkaufsliste für Woche 3

Proteinquellen

- Blauschimmelkäse, zerkrümelt, 50 g
- Cheddarkäse, geraspelt, 700 g
- Eier, 2 mittelgroße, 2 große
- Garnelen, ca. 450 g
- Hähnchenbrust, vorgegart, 2 Stück (ca. 450 g)
- Hüttenkäse, Vollfettstufe, 1 Packung (ca. 100 g)
- Joghurt, Natur, griechisch, Vollfett, 1 Becher (150 g)
- Konditorsahne (alternativ Schlagsahne), 300 g
- Parmesankäse, gerieben, etwa 1/4 Tasse
- Putenhackfleisch, mager, ca. 700 g
- Rindfleisch, 4 Mini-Steaks aus der Lende ohne Knochen (je ca. 85 g)
- Rindfleisch, Steak ohne Knochen, ca. 340 g
- Saure Sahne, 250 g
- Thunfisch, in Wasser, 1 Dose (60 g)
- Vollmilch, 500 ml

Gemüse

- Avocados, 2 mittelgroße
- Babyspinat, 1 Packung (ca. 4 Tassen) (300 g)
- Blumenkohl, 1 mittlerer Kopf, fein zerkleinert (ergibt 450 g oder ca. 2 Tassen)

- Brokkoli, 1 großer Kopf (ergibt ca. 4 Tassen Röschen)
- Bunte Salatmischung, 1 Packung (ca. 300 g)
- Champignons, kleine, 450 g (ca. 2 Tassen)
- Karotten, 5 mittelgroße
- Kichererbsen, 1 Dose (400 g)
- Knoblauch, 6 Zehen
- Paprika, 4 rote
- Radieschen, 8
- Salatgurken, 4 große, 1 kleine
- Spargel, grün, ca. 700 g
- Spinat, 1 Packung 1/2 (300 g)
- Stangensellerie, 1 oder 2 Stangen
- Tomate, 1 reife runde
- Wirsing, vorgeschnitten, 1 Packung (ca. 350 g) oder 1/2 kleiner Kopf (entspricht ca. 2 Tassen)
- Zwiebel, weiße oder gelbe, mittelgroß

Frische Kräuter

- Basilikum
- Dill
- Koriander
- Thymian

Obst

- Apfel, 1 kleiner
- Blaubeeren, 250 g
- Brombeeren, 250 g
- Erdbeeren, 500 g
- Himbeeren, 250 g
- Zitronen, 2 bis 3 mittelgroße

Sonstiges

- Oliven, ca. 450 g (2 Tassen)

Woche 4

TAG 1

MAHLZEIT 1: KÜRBISPFANNKUCHEN (SEITE 215)

Zwischenmahlzeit 1: Gurken-, Tomaten- und Feta-Salat (Seite 246)

MAHLZEIT 2: SPAGHETTIKÜRBIS MIT PUTE, SPECK, SPINAT UND ZIEGENKÄSE (SEITE 232)

Zwischenmahlzeit 2: Puten-Mayo-Salat-Wraps (Seite 247)

Makros: Fett: 66 %, Protein: 22 %, Nettokohlenhydrate: 12 %, Ballaststoffe: 25 g

TAG 2

MAHLZEIT 1: SPAGHETTIKÜRBIS MIT PUTE, SPECK, SPINAT UND ZIEGENKÄSE (VON TAG 1)

Zwischenmahlzeit 1: Gefüllte Eier (Seite 247)

MAHLZEIT 2: BLT-LACHS-BURGER (SEITE 227)

Zwischenmahlzeit 2: Knusprige Grünkohlchips mit Pekannüssen (Seite 243)

Makros: Fett: 67 %, Protein: 25 %, Nettokohlenhydrate: 8 %, Ballaststoffe: 28 g

TAG 3

MAHLZEIT 1: KÜRBISPFANNKUCHEN (VON TAG 1)

Zwischenmahlzeit 1: Puten-Mayo-Salat-Wraps (von Tag 1)

MAHLZEIT 2: SPAGHETTIKÜRBIS MIT PUTE, SPECK, SPINAT UND ZIEGENKÄSE (VON TAG 1)

Zwischenmahlzeit 2: Erdbeeren mit Chia und Sahne (Seite 250)

Makros: Fett: 67 %, Protein: 21 %, Nettokohlenhydrate: 12 %, Ballaststoffe: 27 g

TAG 4

MAHLZEIT 1: KÜRBISPFANNKUCHEN (VON TAG 1)

Zwischenmahlzeit 1: Käse und Walnüsse (Seite 243)

MAHLZEIT 2: ZITRONENHUHN MIT KAPERN (SEITE 230)

Zwischenmahlzeit 2: 1/4 Tasse frische Heidelbeeren

Makros: Fett: 69 %, Protein: 21 %, Nettokohlenhydrate: 10 %, Ballaststoffe: 25 g

TAG 5

MAHLZEIT 1: SPAGHETTIKÜRBIS MIT PUTE, SPECK, SPINAT UND ZIEGENKÄSE (VON TAG 1)

Zwischenmahlzeit 1: Himbeer-Mandel-Smoothie (Seite 251)

MAHLZEIT 2: CURRY MIT KÜRBIS UND HÜHNCHEN AN BLUMENKOHLREIS (SEITE 223)

Zwischenmahlzeit 2: Cremiger Avocado-Dip (Seite 244) mit Gemüsesticks

Makros: Fett: 67 %, Protein: 20 %, Nettokohlenhydrate: 13 %, Ballaststoffe: 30 g

TAG 6

MAHLZEIT 1: CURRY MIT KÜRBIS UND HÜHNCHEN AN BLUMENKOHLREIS (VON TAG 5)

Zwischenmahlzeit 1: Peanutbuttercup-Smoothie (Seite 252)

MAHLZEIT 2: ZITRONENHUHN MIT KAPERN (SEITE 230), DAZU GEDÜNSTETER BROKKOLI, ANGEMACHT MIT 1 EL OLIVENÖL UND 1 EL GEMAHLENEM LEINSAMEN

Zwischenmahlzeit 2: Walnüsse mit Pumpkin-Pie-Spice (Seite 242)

Makros: Fett: 66 %, Protein: 22 %, Nettokohlenhydrate: 13 %, Ballaststoffe: 27 g

TAG 7

MAHLZEIT 1: SCHOKO-ERDBEER-SMOOTHIE (SEITE 211)

Zwischenmahlzeit 1: Cremiger Avocado-Dip (Seite 244) mit 10 grünen Bohnen

MAHLZEIT 2: SALAT MIT EI UND GEMÜSE (SEITE 224)

Zwischenmahlzeit 2: Gefüllte Putenröllchen (Seite 248)

Makros: Fett: 69 %, Protein: 20 %, Nettokohlenhydrate: 11 %, Ballaststoffe: 31 g

Einkaufsliste für Woche 4

Proteinquellen

- Cheddarkäse, gerieben, ca. 1 Tasse
- Cheestrings, kleine Packung
- Eier, 6 große
- Emmentaler, 1 kleines Stück (60 g)
- Feta-Käse, zerkrümelt, ca. 30 g
- Hähnchenbrust, 1 Stück (120 g), ohne Knochen, ohne Haut; Hähnchenbrust, vorgegart, 450 g
- Joghurt, griechischer Naturjoghurt mit hohem Fettgehalt, 1 Becher (150 g)
- Konditorsahne (alternativ Schlagsahne), 300 ml
- Lachsfilet, 1 Stück (230 g)
- Putenaufschnitt, ca. 60 g
- Puten-Bacon, 12 Scheiben
- Putenhackfleisch, 450 g
- Saure Sahne, 250 g
- Speck, nicht gepökelt, 6 Scheiben
- Ziegenkäse, 1 Packung (100 g)

Gemüse

- Avocados, 3 mittelgroße
- Babyspinat, 1 Packung (ca. 4 Tassen)
- Blumenkohl, 1/2 kleiner Kopf (für ca. 1 Tasse Blumenkohlreis)
- Brokkoli, 1 Kopf (für ca. 4 Tassen Röschen)
- Grüne Bohnen, rund 100 g (10 einzelne Bohnen)
- Grüne Paprika, 1
- Grünkohl, 1 großer Bund
- Kirschtomaten, 1 Pint
- Knoblauchzehen, 2
- Kopfsalat, 1 kleiner Kopf
- Kürbispüree, 1 Dose (ca. 400 g, etwa 2 Tassen) oder 1/2 Hokkaido-Kürbis
- Rote Paprika, 1
- Salatgurken, 2 mittelgroße
- Spaghettikürbis, 2 mittelgroße
- Tomaten, 2 reife runde
- Zwiebel, 1 mittelgroße rote

Frische Kräuter

- Basilikum
- Koriander
- Schnittlauch
- Thai-Basilikum

Obst

- Erdbeeren, 500 g
- Himbeeren, 250 g
- Zitronen, 2 mittelgroße

Sonstiges

- Kapern, 1 kleines Glas
- Mandelstifte, 20 g
- Oliven, gemischt, ca. 1/4 Tasse
- Weißwein, 1/4 Tasse

Die vegetarischen Speisepläne:

Woche 1

TAG 1

MAHLZEIT 1: LEINSAMENPFANNKUCHEN (SEITE 214)

Zwischenmahlzeit 1: Veganer Riegel (Seite 257)

MAHLZEIT 2: TOFU IN ERDNUSSSOSSE (SEITE 223)

Zwischenmahlzeit 2: Veganes Joghurt-Parfait (Seite 211) mit 2 Esslöffeln ungesüßter Kokosraspeln

Makros: Fett: 66 %, Protein: 18 %, Nettokohlenhydrate: 16 %, Ballaststoffe: 33 g

TAG 2

MAHLZEIT 1: TOFU IN ERDNUSSSOSSE (VON TAG 1)
Zwischenmahlzeit 1: Mandeln mit Käse (Seite 243)
MAHLZEIT 2: TEMPEH VOM GRILL, GEMÜSE UND BLUMENKOHLREIS (SEITE 236)
Zwischenmahlzeit 2: Veganer Riegel (von Tag 1)
Makros: Fett: 71 %, Protein: 19 %, Nettokohlenhydrate: 10 %, Ballaststoffe: 31 g

TAG 3

MAHLZEIT 1: LEINSAMENPFANNKUCHEN (VON TAG 1)
Zwischenmahlzeit 1: Erdnuss-Schoko-Chia-Pudding (Seite 254)
MAHLZEIT 2: PILZ-STROGANOFF AUS DEM SLOW COOKER MIT CREMIGEM KNOBLAUCH-BLUMENKOHLREIS (SEITE 235)
Zwischenmahlzeit 2: Veganer Zimtschnecken-Smoothie (Seite 253)
Makros: Fett: 65 %, Protein: 20 %, Nettokohlenhydrate: 15 %, Ballaststoffe: 49 g

TAG 4

MAHLZEIT 1: PILZ-STROGANOFF AUS DEM SLOW COOKER MIT CREMIGEM KNOBLAUCH-BLUMENKOHLREIS (VON TAG 3)
Zwischenmahlzeit 1: Leinsamenpfannkuchen (von Tag 1)
MAHLZEIT 2: TOFU IN ERDNUSSSOSSE (VON TAG 1)
Zwischenmahlzeit 2: Chiapudding (Seite 253)
Makros: Fett: 69 %, Protein: 14 %, Nettokohlenhydrate: 17 %, Ballaststoffe: 31 g

TAG 5

MAHLZEIT 1: TEMPEH VOM GRILL, GEMÜSE UND BLUMENKOHLREIS (VON TAG 2)
Zwischenmahlzeit 1: Chiapudding (von Tag 4)
MAHLZEIT 2: TOFU IN ERDNUSSSOSSE (VON TAG 1)

Zwischenmahlzeit 2: Schokoladen-Mokka-Mandeln mit Cheestrings (Seite 250)
Makros: Fett: 67 %, Protein: 18 %, Nettokohlenhydrate: 15 %, Ballaststoffe: 28 g

TAG 6

MAHLZEIT 1: LEINSAMENPFANNKUCHEN (VON TAG 1)
Zwischenmahlzeit 1: Erdnuss-Schoko-Chia-Pudding (von Tag 3)
MAHLZEIT 2: TEMPEH VOM GRILL, GEMÜSE UND BLUMENKOHLREIS (VON TAG 2)
Zwischenmahlzeit 2: Veganer Riegel (von Tag 1)
Makros: Fett: 67 %, Protein: 17 %, Nettokohlenhydrate: 16 %, Ballaststoffe: 43 g

TAG 7

MAHLZEIT 1: TEMPEH VOM GRILL, GEMÜSE UND BLUMENKOHLREIS (VON TAG 2)
Zwischenmahlzeit 1: Veganer Riegel (von Tag 1)
MAHLZEIT 2: PILZ-STROGANOFF AUS DEM SLOW COOKER MIT CREMIGEM KNOBLAUCH-BLUMENKOHLREIS (VON TAG 3)
Zwischenmahlzeit 2: Veganes Joghurt-Parfait (Seite 255)
Makros: Fett: 71 %, Protein: 16 %, Nettokohlenhydrate: 13 %, Ballaststoffe: 25 g

Einkaufsliste für die vegetarische Woche 1

Proteinquellen

- Eier, 4 große
- Joghurt, Natur, aus Mandelmilch (ohne Zuckerzusatz), 1 Becher (150 g)
- Joghurt, Natur, griechisch, Vollfett, 1 Becher (150 g)
- Käse, rund, Babybel, 1 Stück
- Parmesan, gerieben, ca. 1/2 Tasse
- Proteinpulver, Vanille, 1 Dose
- Tempeh, 1 Packung (400 g)
- Tofu, fest, 1 Packung (400 g)

Gemüse

- Blumenkohl, 1 kleiner Kopf
- Broccolini, 350 g (ca. 2 1/4 Tassen)
- Champignons, 300 g (ca. 5 Tassen)
- Grünkohl, frisch, gehackt, 1 Packung (500 g/ ca. 6 Tassen)
- Knoblauchknolle, 1
- Zwiebeln, gelbe, 2 mittelgroße

Frische Kräuter

- Ingwer
- Petersilie, glatt

Obst

- Blaubeeren, 250 g
- Zitronen, 2 mittelgroße

Verschiedenes

- Blaubeeren, gefroren, 1 Packung (300 g/2 Tassen)
- Gemüsebrühe (450 ml/ ca. 2 Tassen)
- Orangensaft, 100 ml

Vegetarische Woche 2

TAG 1

MAHLZEIT 1: FRÜHSTÜCKSSALAT (SEITE 215)

Zwischenmahlzeit 1: Birnenschnitze mit Ricotta (Seite 250)

MAHLZEIT 2: GESCHWÄRZTER TOFU MIT SESAM-BROKKOLI-SLAW (SEITE 236)

Zwischenmahlzeit 2: 1 Portion Bohnendip mit Kräutern (Seite 245) mit 1/2 Tasse Zuckerschoten, 1/2 Tasse geschnittene Radieschen, 1 Tasse Brokkoliröschen, 1 Tasse Blumenkohlröschen

Makros: Fett: 68 %, Protein: 16 %, Nettokohlenhydrate: 16 %, Ballaststoffe: 27 g

TAG 2

MAHLZEIT 1: SALAT AUS DATTELTOMATEN UND ZUCKERSCHOTEN AUF RICOTTA-AUFSTRICH (SEITE 217) MIT 1 ESSLÖFFEL GEMAHLENEM LEINSAMEN

Zwischenmahlzeit 1: Hart gekochtes Ei mit Avocado (Seite 247)

MAHLZEIT 2: GESCHWÄRZTER TOFU MIT SESAM-BROKKOLI-SLAW (VON TAG 1)

Zwischenmahlzeit 2: Erdnussbutter-Mokka-Smoothie (Seite 252)

Makros: Fett: 74 %, Protein: 14 %, Nettokohlenhydrate: 12 %, Ballaststoffe: 30 g

TAG 3

MAHLZEIT 1: GESCHWÄRZTER TOFU MIT SESAM-BROKKOLI-SLAW (VON TAG 1)

Zwischenmahlzeit 1: 1 Portion Bohnendip mit Kräutern (von Tag 1) mit 1/2 Tasse Zuckerschoten, 1/2 Tasse geschnittenen Radieschen, 1 Tasse Brokkoliröschen, 1 Tasse Blumenkohlröschen

MAHLZEIT 2: PIKANTE EDAMAME-BOWL MIT CREMIGER CHILISOSSE (SEITE 240)

Zwischenmahlzeit 2: Veganer Mandel-Blaubeer-Smoothie (Seite 252)

Makros: Fett: 63 %, Protein: 20 %, Nettokohlenhydrate: 17 %, Ballaststoffe: 35 g

TAG 4

MAHLZEIT 1: FRÜHSTÜCKSSALAT (VON TAG 1)

Zwischenmahlzeit 1: Geschwärzter Tofu mit Sesam-Brokkoli-Slaw (von Tag 1)

MAHLZEIT 2: PIKANTE EDAMAME-BOWL MIT CREMIGER CHILISOSSE (VON TAG 3)

Zwischenmahlzeit 2: Schoko-Bananen-»Nice Cream« (Seite 258)

Makros: Fett: 71 %, Protein: 15 %, Nettokohlenhydrate: 14 %, Ballaststoffe: 32 g

TAG 5

MAHLZEIT 1: PIKANTE EDAMAME-BOWL MIT CREMIGER CHILISOSSE (VON TAG 3)

Zwischenmahlzeit 1: Salat aus Datteltomaten und Zuckerschoten auf Ricotta-Aufstrich (von Tag 2)

MAHLZEIT 2: VEGGIE-KÄSE-ENCHILADAS MIT GETREIDEFREIEN TORTILLAS (SEITE 238)

Zwischenmahlzeit 2: Salat mit Edamamepüree (Seite 248)

Makros: Fett: 72 %, Protein: 15 %, Nettokohlenhydrate: 13 %, Ballaststoffe: 25 g

TAG 6

MAHLZEIT 1: VEGANER PROTEINSALAT (SEITE 218)
Zwischenmahlzeit 1: Hart gekochtes Ei mit Avocado (Seite 247)
MAHLZEIT 2: PIKANTE EDAMAME-BOWL MIT CREMIGER CHILISOSSE (VON TAG 3)
Zwischenmahlzeit 2: 1/2 Tasse halbierte frische Erdbeeren und ein Becher griechischer Mandelmilchjoghurt (150 g)
Makros: Fett: 67 %, Protein: 18 %, Nettokohlenhydrate: 15 %, Ballaststoffe: 30 g

Tag 7

MAHLZEIT 1: VEGGIE-KÄSE-ENCHILADAS MIT GETREIDEFREIEN TORTILLAS (VON TAG 5)
Zwischenmahlzeit 1: Salat mit Edamamepüree (von Tag 5)
MAHLZEIT 2: VEGANER PROTEINSALAT (VON TAG 6)
Zwischenmahlzeit 2: Schoko-Bananen-»Nice Cream« (von Tag 4)
Makros: Fett: 65 %, Protein: 17 %, Nettokohlenhydrate: 19 %, Ballaststoffe: 38 g

Einkaufsliste für die vegetarische Woche 2

Proteine

- Cannellini-Bohnen, 1 Dose (450 g/ca. 1/2 Tasse)
- Cheddarkäse, gerieben, 1 große Packung (ca. 1 1/2 Tassen)
- Edamame, gefroren, 1 Packung (300 g)
- Eier, 10
- Joghurt, griechischer Vollfettjoghurt, 1 Becher (150 g)
- Joghurt, griechisch (ohne Zuckerzusatz), aus Mandelmilch, 1 Becher (150 g)
- Ricotta, 1 Packung (450 g/ ca. 1 1/2 Tassen)
- Tempeh, 1 Packung (400 g)
- Tofu, extrafest, 1 Packung (400 g)
- Tofu, mittel oder fest, 1 Packung (400 g)

Gemüse

- Avocados, 4 mittelgroße
- Babyspinat, 1 kleine Packung (ca. 1 Tasse)
- Brokkoli, geraspelt (400 g)
- Datteltomaten, 500 g
- Frühlingszwiebeln, 1 Bund
- Kirschtomaten, 500 g
- Knoblauchknolle, 1
- Krautsalatmischung, 1 Packung (400 g)
- Paprika, beliebige Sorte, 1 Stück
- Römersalat, 1 Kopf
- Rotkohl, zerkleinert, etwa 1 Tasse
- Rucola, 30 g (etwa 1 Tasse)
- Spinat, frisch, gehackt, 1 Beutel (300 g/ca. 6 Tassen)
- Verschiedene Gemüsesorten/Rohkost: Zuckerschoten, Radieschen, Brokkoliröschen, Blumenkohlröschen
- Zucchini, 1 mittelgroß
- Zwiebel, rot, 1 mittelgroß
- Zwiebel, weiß oder gelb, 1 bis 2 mittelgroße

Frische Kräuter

- Dill
- Ingwer
- Koriander
- Minze

Früchte

- Bananen, 2 reife
- Birne, 1 fest
- Blaubeeren, 250 g
- Erdbeeren, 500 g
- Limetten, 2 mittelgroß
- Zitronen, 2 mittelgroß

Verschiedenes

- Gemüsebrühe (225 ml/ca. 1 Tasse)
- Kakaonibs, kleine Packung (ca. 3 Esslöffel)
- passierte Tomaten (Passata), ohne Zuckerzusatz (450 ml)

Wenn Sie Mahlzeiten selbst aussuchen möchten

Keine Lust, sich immer genau an die Speisepläne zu halten? Kein Problem! Es ist ganz einfach, selbst welche zu kreieren. Im Folgenden finden Sie einige Beispiele.

Mahlzeit 1

Salat zum Mittagessen. Für die erste Mahlzeit, normalerweise um die Mittagszeit, empfiehlt sich ein großer gemischter grüner Salat mit einer hochwertigen Proteinquelle wie Lachs, Geflügel oder Eiern. Veganer oder Vegetarier können den Salat mit Kichererbsen oder anderen Hülsenfrüchten anreichern. Streuen Sie ein paar Nüsse oder Kerne darüber und geben Sie einige Avocadoscheiben dazu. Als Dressing mischen Sie den Saft einer Zitrone oder etwas Essig mit Oliven- oder Avocadoöl und Kräutern. Mit einem Salat können Sie ganz einfach Ihren Anteil von 70 Prozent gesunder Fette wie Olivenöl, Avocado, Nüsse und Samen zum Mittagessen zu sich nehmen.

Salat-Wrap. Bereiten Sie einen Salat-Wrap mit Thunfisch, Eiersalat oder Hummus und Gemüse zu. Ideal ist auch eine mit diesen Lebensmitteln gefüllte Tomate. Als erste Mahlzeit eignet sich sogar ein Brunch mit Rührei, ungepökeltem, nitratfreiem Speck und gedünstetem Gemüse. Ihr oberstes Ziel ist eine ausgewogene Ernährung, die viel gesundes Fett enthält!

Trinken Sie zu den Mahlzeiten und Zwischenmahlzeiten Wasser, Kräutertee oder Kaffee. (Aber Vorsicht mit dem Koffein, es kann nämlich Hitzewallungen verstärken.)

Mahlzeit 2

Protein + Gemüse + Stärke. Eine ausgewogene Mahlzeit besteht aus einer Proteinquelle, einem nicht stärkehaltigen Gemüse und eventuell einer stärkehaltigen Gemüsesorte wie einer Süßkartoffel. Gute stärkearme Gemüse sind Spargel, Brokkoli, Rosenkohl, Blumenkohl. Als stärkehaltiges Gemüse eignen sich Süßkartoffeln, Winterkürbis und Kartoffeln.

Pfannengericht + Salat + Kartoffeln. Probieren Sie doch einmal ein Pfannengericht mit Hähnchenstreifen und Gemüse, serviert mit Blumenkohlreis. Um mehr Fett in die Mischung zu bringen, braten Sie das Pfannengericht in einem hochwertigen Fett wie Avocadoöl. Wenn Sie es ganz einfach halten wollen, dann nehmen Sie ein mageres Steak (oder eine andere Proteinquelle), einen Salat mit Vinaigrette-Dressing und eine kleine Ofenkartoffel mit Butter und saurer Sahne.

Vegetarisches Gericht. Als vegetarische Variante braten Sie Zucchininudeln entweder mit Pesto oder nur mit Olivenöl und Kräutern an und bestreuen sie mit geriebenem vegetarischen Parmesan.

Im Überblick

Bei allen Mahlzeiten kommt es auf die richtige Kombination aus Proteinen, Gemüse, Salaten und Fetten an, um ein ausgewogenes Nährstoffverhältnis zu gewährleisten, durch das wiederum Hormonhaushalt und Stoffwechsel reguliert werden.

Im Rahmen dieses Programms dürfen Sie zwei Zwischenmahlzeiten pro Tag zu sich nehmen. Wählen Sie dabei möglichst Vollwertkost aus unverarbeiteten Lebensmitteln. Neben Nüssen können Sie auch zu Käsesticks, Joghurt, Oliven, Dillgurken, Gemüserohkost, hart gekochten Eiern, frischen Beeren oder ungeräuchertem Beef Jerky greifen, um den Hunger zwischen den Mahlzeiten zu stillen.

Bestimmt ist Ihnen aufgefallen, dass sämtliche Gerichte aus vielen gesunden Fetten, einer moderaten Menge an hochwertigem Protein, großzügigen Portionen stärkearmer und einem kleineren Anteil stärkehaltiger Kohlenhydratbeilagen bestehen. Sie spielen, wie bereits erwähnt, eine entscheidende Rolle beim Abnehmen, indem sie Entzündungen hemmen, den Stoffwechsel verbessern, eine gesunde Hormonfunktion unterstützen und den Gesundheitszustand im Allgemeinen fördern.

Wahrscheinlich haben Sie auch bemerkt, dass ich kein Wort über Kalorien oder Portionsgrößen verloren habe. Die *Galveston-Diät* wurde so konzipiert, dass Sie sich über derartige Einzelheiten keine Gedanken machen müssen. Da die meisten Mahlzeiten aus Fetten, Proteinen und ballaststoffreichen Kohlenhydraten bestehen, fühlt man sich den ganzen Tag über satt und bekommt erst gar keine Lust auf Süßigkeiten oder sonstige raffinierte Kohlenhydrate.

Schon bald werden Sie intuitiv wissen, aus welchen Lebensmitteln Sie Ihre Mahlzeiten zusammenstellen sollten, und sich ausgewogen ernähren und rundum wohlfühlen. Denken Sie aber auch daran, die Makronährstoffe im Blick zu behalten, damit das Erfolgserlebnis umso beeindruckender wird!

Kapitel 9

Die Rezepte der *Galveston-Diät*

Seitdem ich die *Galveston-Diät* als Onlineprogramm auf den Weg gebracht habe, arbeite ich mit Trainerinnen und Trainern sowie mit Fachleuten für Ernährungsfragen und Kochprofis zusammen, um immer neue köstliche Rezepte zu entwickeln, auf die man sich jedes Mal aufs Neue freut und die dabei helfen, auf Kurs zu bleiben. Da ich selbst gerne koche und zu Hause mit Aromen und Lebensmitteln experimentiere, habe ich auch selbst einige Rezepte beigesteuert.

Bei der Entwicklung dieser Gerichte ging es uns nicht nur um den Geschmack, sondern auch um eine einfache Zubereitung. Seien wir ehrlich: Wir haben alle genug zu tun. Deshalb brauchen wir Rezepte, die nicht nur lecker schmecken, sondern auch schnell zubereitet sind.

Hier finden Sie ganz neue Kreationen, die es bisher nicht online gibt. Konzipiert wurden sie sowohl für die konventionelle *Galveston-Diät*, bei der auch tierische Erzeugnisse auf dem Speiseplan stehen, als auch für das vegane/vegetarische Programm, das für alle geeignet ist, die lieber darauf verzichten.

Guten Appetit!

Hinweis:

Bei Ofengerichten ist immer Ober-/Unterhitze gemeint.

Als Maßeinheit wird, wie in US-amerikanischen Rezepten üblich,

»cup« verwendet. Dies entspricht einem Standardmaß von 236 Millilitern. **Wir empfehlen, eine Tasse (Kaffeebecher) von ungefähr 250 ml Inhalt als Maß zu verwenden.**

Haupt- und Zwischenmahlzeiten

Mary Claires Parfait (oder Smoothie)

Ergibt 1 Portion

3/4 Tasse griechischer Joghurt, Natur, Vollfettstufe
1/4 Tasse frische Erdbeerscheiben
1/4 Tasse frische Blaubeeren
1/4 Tasse gehackte Walnüsse
1 Esslöffel gemahlene Leinsamen
1 Esslöffel Chiasamen
1 Esslöffel Hanfsamen, geschält
1 Esslöffel ungesüßte Kokosraspeln
2 bis 3 Eiswürfel (für Smoothie)
Wasser nach Bedarf (für Smoothie)

Als Parfait

Alle Zutaten zusammen in eine Schüssel geben und gut umrühren. Sofort servieren.

Als Smoothie

Alle Zutaten außer dem Wasser in einen Mixer geben. Zu einer glatten Masse pürieren und bei Bedarf etwas Wasser hinzufügen, um die gewünschte Konsistenz zu erreichen.

Schoko-Erdbeer-Smoothie

Ergibt 1 Portion

1 Messlöffel Proteinpulver
1 Tasse gehackter frischer Grünkohl
1/2 Tasse frische, in Scheiben geschnittene Erdbeeren
1 Esslöffel gemahlene Leinsamen
1 Esslöffel Mandelmus (ohne Zuckerzusatz)
1 Esslöffel Backkakao
1/2 Tasse Kokosmilch

2 Esslöffel Chiasamen

Eiswürfel (optional)

Alle Zutaten in einen Mixer geben und zu einer glatten Masse verarbeiten.

***Hinweis:** Je nach verwendetem Proteinpulver ist dieses Gericht auch als vegetarische oder vegane Variante möglich.*

Rührei

Ergibt 1 Portion

2 große Eier

Salz und schwarzer Pfeffer

1 Esslöffel Butter

1 Tasse frischer Blattspinat

½ Tasse gehackte frische Tomaten

1 Tasse frische Himbeeren (optional)

1. Eier in eine mittelgroße Schüssel aufschlagen. Je eine Prise Salz und Pfeffer hinzufügen und mit einem Schneebesen verquirlen.
2. Butter in einer mittelgroßen Pfanne bei schwacher Hitze zerlassen.
3. Die Eier hineingeben und stocken lassen, bis die Ränder fest werden. Vorsichtig umrühren, dann eine weitere halbe Minute braten und anschließend nochmals eine Minute lang rühren und wenden.
4. Spinat und Tomaten hinzugeben und unterrühren. Die Eier weiter in die Pfanne drücken und wenden, bis sie fast gestockt sind. Die Oberfläche sollte noch etwas flüssig aussehen.
5. Servieren Sie das Rührei nach Wunsch mit einer kleinen Schüssel frischer Himbeeren.

Hüttenkäse-Omelett

Ergibt 1 Portion

2 große Eier

1 Esslöffel Milch

Salz und schwarzer Pfeffer

1 Esslöffel Olivenöl

½ Tasse Spinat

3 Esslöffel Hüttenkäse, Vollfettstufe

1. In einer mittelgroßen Schüssel Eier und Milch vermengen, mit Salz und Pfeffer abschmecken und 30 Sekunden lang mit einem Schneebesen aufschlagen.

2. Das Olivenöl in einer mittelgroßen Pfanne auf mittlerer Stufe erhitzen. Wenn das Öl Schlieren zieht, die Eier hinzugeben und 1 bis 2 Minuten braten, bis sie größtenteils gestockt sind.
3. Das Omelett wenden und den Spinat und den Hüttenkäse auf eine Hälfte geben. Weitere 1 bis 2 Minuten garen, dann das Omelett über den Hüttenkäse klappen und servieren.

Pochierte Eier mit geröstetem Wirsing

Ergibt 1 Portion

1 Teelöffel Olivenöl
2 Tassen zerkleinerter Wirsing
½ Tasse in Scheiben geschnittene Zwiebel
2 mittelgroße Eier
Salz und schwarzer Pfeffer
Prise geräuchertes Paprikapulver (optional)

1. Das Olivenöl in einer mittelgroßen Pfanne bei mittlerer Stufe erhitzen. Wenn das Öl Schlieren zieht, Wirsing und Zwiebel hinzugeben und unter Rühren 8 bis 10 Minuten anbraten, bis alles leicht gebräunt ist. Der Wirsing verliert dabei an Volumen, also einfach weiterrühren.
2. Den angebratenen Wirsing und die Zwiebel auf einen Teller geben. Abdecken und warm halten, während Sie die Eier pochieren.
3. Wasser in einem weiten, mittelgroßen Topf zum Kochen bringen und dann die Hitze reduzieren. Wenn das Wasser nur noch leicht köchelt, jedes Ei einzeln ins Wasser geben. Nach etwa 1 Minute die Eier mit einem Schaumlöffel wenden und weitere 3 bis 4 Minuten oder bis das Eiweiß fest ist, garen.
4. Die Eier mithilfe des Schaumlöffels zu Kohl und Zwiebeln auf den Teller geben. Mit Salz und Pfeffer und, falls gewünscht, mit geräuchertem Paprika abschmecken. Sofort servieren.

Avocado-Toast

Ergibt 1 Portion

1 Esslöffel Olivenöl
2 große Eier
2 Scheiben gekeimtes Vollkornbrot
1 Avocado, halbiert, entsteint und in Scheiben geschnitten
Salz und schwarzer Pfeffer
Chiliflocken (optional)

1. Das Olivenöl in einer großen Pfanne auf mittlerer bis hoher Stufe erhitzen. Wenn es Schlieren zieht, Eier hinzufügen und wie gewünscht (als Spiegelei oder Rührei) ca. 3 Minuten lang braten.
2. In der Zwischenzeit das Brot nach Geschmack toasten.
3. Das getoastete Brot auf einen Teller legen. Die Avocado-Scheiben darauflegen, dann das Ei hinzufügen und mit Salz und Pfeffer abschmecken. Nach Belieben mit Chiliflocken bestreuen. Sofort servieren.

Leinsamenpfannkuchen

Ergibt 4 Portionen

1 Tasse gemahlene Leinsamen
4 große Eier, leicht verquirlt
1/3 Tasse Mandelmilch ohne Zuckerzusatz (oder andere Milch) – bei Bedarf auch mehr
2 Teelöffel frischer Zitronensaft
1 Teelöffel Natron
1 Teelöffel Vanilleextrakt
1 Teelöffel gemahlener Zimt
1 Prise Salz
1/2 Esslöffel Kokosöl
4 Esslöffel Mandelmus (ohne Zuckerzusatz)
2 Tassen gefrorene Blaubeeren

1. In einer großen Schüssel Leinsamen, Natron, Vanille, Zimt, Salz, Eier, Mandelmilch und Zitronensaft vermengen. Wenn die Mischung zu dick ist, mehr Mandelmilch oder Wasser hinzufügen, um die Konsistenz eines Pfannkuchenteigs zu erhalten.
2. Eine große Pfanne auf mittlerer Stufe erhitzen und das Kokosöl hinzufügen. Wenn es geschmolzen und heiß ist, jeweils etwa 1/4 Tasse Teig für 2 oder 3 Pfannkuchen hineingeben und vorsichtig mit einem Löffel verteilen. 2 bis 3 Minuten lang backen, bis die Ränder fest werden und sich Blasen bilden. Dann wenden und auf der anderen Seite weitere 2 bis 3 Minuten backen. Die fertigen Pfannkuchen auf einem abgedeckten Teller warm halten, während der restliche Teig verarbeitet wird.
3. Währenddessen das Mandelmus in einer kleinen Schüssel in der Mikrowelle schmelzen. Die gefrorenen Blaubeeren in eine mittelgroße Schüssel geben und in der Mikrowelle erhitzen, bis sie aufgetaut sind und saftig werden.

4. Die Pfannkuchen auf Teller verteilen, mit dem geschmolzenen Mandelmus beträufeln und mit den Blaubeeren bestreuen.

Kürbispfannkuchen

Ergibt 3 Portionen

2 Esslöffel gemahlene Leinsamen
3/4 Tasse Mandelmehl
1 Esslöffel Kokosmehl
1 Teelöffel Stevia
1/2 Teelöffel Backpulver
1/2 Teelöffel Pumpkin-Pie-Spice
1/2 Tasse Kürbispüree (selbst gemacht oder aus der Dose)
2 große Eier, leicht aufgeschlagen
1 Esslöffel Avocadoöl
6 Esslöffel Mandelmus (ohne Zuckerzusatz)
3 Esslöffel Kürbiskerne

1. In einer großen Schüssel Leinsamen, die beiden Mehlsorten, Stevia, Backpulver und Pumpkin-Pie-Spice vermengen. Anschließend Kürbispüree und Eier hinzugeben. Gut umrühren, bis alle Zutaten vermengt und befeuchtet sind.
2. Eine große Brat- oder Grillpfanne auf mittlerer Stufe erhitzen. Sobald die Pfanne heiß ist, geben Sie einen halben Esslöffel Avocadoöl hinein und verteilen dann zwei bis drei große Löffel Teig darin. Die Masse sollte sich zu Pfannkuchen mit einem Durchmesser von 7,5 bis 10 cm verteilen.
3. Die Pfannkuchen etwa 3 Minuten backen, dann wenden und auf der anderen Seite weitere 2 bis 3 Minuten garen. Wenn sie leicht gebräunt sind, auf einen Teller geben, abdecken und warm halten. Den restlichen halben Esslöffel Avocadoöl in die Pfanne geben und anschließend den Teig esslöffelweise hineingeben. Wie bei der ersten Portion vorgehen.
4. Die Pfannkuchen auf Teller geben, mit Mandelmus und Kürbiskernen garnieren und servieren.

Frühstückssalat

Ergibt 2 Portionen

3 Esslöffel Mayonnaise aus Avocadoöl
1 Knoblauchzehe, zerdrückt

2 Teelöffel frischer Zitronensaft
4 Tassen zerkleinerter Römersalat
1 Tasse halbierte Kirschtomaten
1 mittelgroße Avocado, halbiert, entkernt und in Scheiben geschnitten
¼ kleine Zwiebel, in Scheiben geschnitten
Salz und schwarzer Pfeffer
½ Tasse Kürbiskerne
4 große Eier, hart gekocht, geschält und geviertelt

1. In einer kleinen Schüssel Mayonnaise, Knoblauch und Zitronensaft zu einem Dressing vermischen.
2. Blattsalat auf 2 Tellern anrichten. Auf jeden einige Kirschtomaten, Avocado und Zwiebel geben. Mit Salz und Pfeffer abschmecken. Mit Kürbiskernen und geviertelten Eiern belegen, mit dem Dressing beträufeln und servieren.

Hähnchen-BLT-Wrap

Ergibt 2 Portionen

2 große Salatblätter (Kopf- oder Römersalat)
1 Avocado, halbiert, entkernt und in Scheiben geschnitten
1 Tasse zerkleinerte gegrillte Hähnchenbrust
½ Tasse frische Tomaten, klein geschnitten
2 Scheiben Puten-Bacon
4 Esslöffel Ranch-Dressing (selbst gemacht oder von einer Marke wie Primal Kitchen)
1 Messerspitze schwarzer Pfeffer
¼ Tasse (ca. 30 g) geriebener Cheddarkäse

1. Die Salatblätter auf ein Brett legen und etwas flach drücken. Auf jedes Blatt etwas Avocado und dann ein wenig Hähnchen, Tomate und Puten-Bacon geben. Mit dem Dressing beträufeln, mit Pfeffer würzen und mit Käse bestreuen.
2. Die Seiten des Blattes zusammenklappen und sofort servieren.

Thunfischsalat auf knackigem Rohkostbett

Ergibt 1 Portion

Für den Thunfischsalat

1 Dose Thunfisch (60 g) in Wasser/Lake, abgetropft
1 Esslöffel rote Zwiebel, gehackt
2 Esslöffel Avocadoöl-Mayonnaise
2 Esslöffel Pekannüsse, gehackt

Für den Rohkostsalat

1 Tasse Salatmischung

½ Tasse reife Tomaten, gehackt

1 mittelgroße Karotte, gehackt

1 Stange Sellerie, gehackt

1 Esslöffel Olivenöl

1 Zitrone, Saft

1. Thunfischsalat zubereiten: Thunfisch aus der Dose in eine mittelgroße Schüssel geben und Zwiebel, Mayonnaise und Pekannüsse hinzufügen. Gut vermischen.
2. Den Rohkostsalat zubereiten: Salatblätter, Tomaten, Karotten und Sellerie in eine mittelgroße Salatschüssel geben. Mit Olivenöl und Zitronensaft beträufeln und vorsichtig vermengen.
3. Anrichten: Den Thunfischsalat auf dem Rohkostbett verteilen und servieren.

Bunter Salat

Ergibt 4 Portionen

8 Tassen Römersalat, zerkleinert

2 Tassen (ca. 340 g) gegrillte Hähnchenbrust, zerkleinert

12 Scheiben Puten-Bacon

2 Avocados, halbiert, entkernt und gehackt

8 hart gekochte Eier

1 ½ Tassen Kirschtomaten, halbiert

½ Tasse Ranch-Dressing (selbst gemacht oder von einer Marke wie Primal Kitchen)

4 Esslöffel Sonnenblumenkerne

Den Salat in einer großen Schüssel mit Hähnchen, Puten-Bacon, Avocado, Eiern und Tomaten vermengen. Das Dressing darübergeben und gut untermischen. Mit den Sonnenblumenkernen bestreuen und servieren.

Salat aus Datteltomaten und Zuckerschoten auf Ricotta-Aufstrich

Ergibt 1 Portion

Für den Salat

1 Tasse Ricotta, Vollfettstufe

1 Esslöffel Olivenöl

½ Teelöffel Salz
1 Tasse Rucola
1 Tasse Babyspinat
½ Tasse Zuckerschoten, vom Stiel befreit und halbiert
½ Tasse Datteltomaten, halbiert

Für das Dressing

2 Esslöffel weißer Balsamicoessig
1 Tasse frisches Basilikum, gehackt
2 Esslöffel Olivenöl
1 Prise Chiliflocken
Salz und schwarzer Pfeffer

1. Den Aufstrich vorbereiten: Ricotta, Olivenöl und Salz cremig rühren. Den Aufstrich auf einen Teller geben.
2. Für den Salat: Rucola, Spinat, Zuckerschoten und Datteltomaten in einer großen Schüssel vermengen.
3. Das Dressing herstellen: Die Zutaten verrühren, bis eine Emulsion entsteht.
4. Anrichten: Das Dressing über das Gemüse gießen und gründlich vermischen, dann auf den Ricotta-Aufstrich auf dem Teller geben. Servieren.

Veganer Proteinsalat

Ergibt 2 Portionen

Für das marinierte Tempeh

2 Esslöffel Balsamicoessig
1 Esslöffel Tamari- oder Sojasoße
1 Esslöffel reiner Ahornsirup
½ Teelöffel Knoblauchpulver
Je eine Prise Salz und schwarzer Pfeffer
½ Block (ca. 100 g) Tempeh, in Würfel geschnitten

Für den gebackenen Tofu

½ Block (ca. 100 g) mittlerer oder fester Tofu, in Würfel geschnitten
½ Teelöffel Knoblauchpulver
1 Esslöffel Tamari- oder Sojasoße
Je eine Prise Salz und schwarzer Pfeffer

Für den Salat

1 Tasse gehackter und gedünsteter Brokkoli
2 Tassen grob gehackter frischer Rucola
1 Tasse gewürfelte Salatgurke

1 Avocado, gewürfelt
4 Esslöffel Hanfsamen
1 Esslöffel Tahini
1 Esslöffel Olivenöl
Frischer Zitronensaft

1. Tempeh vorbereiten: Balsamicoessig, Tamarisoße, Ahornsirup, Knoblauchpulver, Salz und Pfeffer in einem tiefen Teller vermischen. Tempeh hinzufügen und mindestens 2 Stunden oder über Nacht durchziehen lassen. Nach dieser Zeit den Backofen auf 200 °C vorheizen.
2. Tofu zubereiten: Die Tofuwürfel mit Knoblauchpulver, Tamarisoße, Salz und Pfeffer mischen. Eine kleine Auflaufform mit Backtrennspray einsprühen oder mit einer Silikon-Backmatte auslegen. Die Tofuwürfel in eine Hälfte der Auflaufform füllen und für 10 Minuten in den Backofen geben.
3. Anschließend die Tempeh-Würfel in die andere Hälfte verteilen und weitere 20 Minuten backen. Die Tempeh-Würfel nach Belieben mit ein wenig der übrig gebliebenen Marinade vermengen.
4. Den Salat anrichten: Brokkoli, Rucola, Salatgurke und Avocado in eine große Salatschüssel geben. Tempeh- und Tofuwürfel hinzufügen und gut vermengen. Mit Hanfsamen bestreuen. Tahini und Olivenöl darüberträufeln und alles gut mit dem Dressing vermengen. Den Salat mit einem Spritzer frischem Zitronensaft abschmecken und servieren.

Rösttomaten-Bisque

Ergibt 4 Portionen

4 Esslöffel Olivenöl
8 mittelgroße Roma-Tomaten (Pflaumentomaten)
4 Knoblauchzehen, gehackt
1 Dose Cannellini-Bohnen (425 g)
2 Tassen Hühnerbrühe
Salz und schwarzer Pfeffer
1 Tasse Konditorsahne (alternativ Schlagsahne)
Frisches Basilikum, in Streifen geschnitten (optional)

1. Den Backofen auf 200 °C vorheizen. Ein Backblech dünn mit Olivenöl einfetten.
2. Die Tomaten halbieren, auf das Backblech legen und mit

Knoblauch bestreuen. 20 bis 25 Minuten rösten, bis die Tomaten weich sind.

3. Tomaten und Knoblauch in einen Mixer geben und die Bohnen hinzufügen. Zu einer glatten Masse pürieren.

4. Das Tomaten-Bohnen-Püree in einen mittelgroßen Topf geben und auf mittlerer Stufe erhitzen.

5. Die Brühe hinzufügen, erhitzen und mit Salz und Pfeffer abschmecken.

6. Die Sahne unterrühren und die Suppe portionsweise in Schüsseln füllen. Mit Basilikum bestreuen und servieren.

Hähnchen-Taco-Salat

Ergibt 1 Portion

¾ Tasse vorgegarte Hühnerbrust, grob gehackt
Je eine Prise Chilipulver, gemahlener Kreuzkümmel, Oregano oder andere gewünschte Gewürze
½ Teelöffel Knoblauchsalz
2 Esslöffel einfache Guacamole (Seite 244)
2 Esslöffel saure Sahne
2 Esslöffel Salsa Fresca (Seite 245)
½ Tasse schwarze Bohnen aus der Dose, abgespült und abgetropft
2 Tassen Salatmischung, grob zerkleinert

Das Hähnchen in eine große Schüssel geben und mit den Gewürzen und dem Knoblauchsalz würzen. Guacamole, saure Sahne, Salsa und Bohnen hinzufügen und gut durchmischen. Den Salat auf einen Teller geben, die Hähnchen-Bohnen-Mischung darüber anrichten und servieren.

Thunfischsalat auf buntem Salat

Ergibt 1 Portion

2 Tassen bunte Salatmischung, grob zerkleinert
1 Dose Thunfisch (60 g, in Wasser), abgetropft
1 Esslöffel gehackte Zwiebel
2 Esslöffel Olivenöl-Mayonnaise oder Avocadoöl-Mayonnaise
2 Esslöffel gehackte Pekannüsse

1. Die Salatmischung in eine mittelgroße Salatschüssel geben.

2. Thunfisch, Zwiebel und Mayonnaise in einer kleinen Schüssel vermengen, über den Salat löffeln und das Ganze mit den Pekannüssen bestreuen.

Schweinefleisch mit Sesam und Ingwer an grünen Bohnen

Ergibt 4 Portionen

1/4 Tasse Sesamsamen
Backtrennspray
230 g Schweinelende ohne Knochen, in etwa 1 cm breiten Streifen
Salz und schwarzer Pfeffer
2 Esslöffel Kokosöl
4 Knoblauchzehen, gehackt
2 Teelöffel geriebener frischer Ingwer
2 Tassen geputzte frische grüne Bohnen
2 Teelöffel Tamarisoße
1 Esslöffel geröstetes Sesamöl

1. Sesamsamen in einer kleinen Pfanne auf mittlerer Stufe rösten, bis sie duften und leicht Farbe nehmen.
2. Eine mittelgroße Pfanne leicht mit Backtrennspray einsprühen, dann die Schweinefleischstreifen hineingeben und 6 bis 8 Minuten braten, bis sie leicht gebräunt sind (oder bis eine Kerntemperatur von 62 °C erreicht ist). Das Schweinefleisch mit Salz und Pfeffer abschmecken und auf einen Teller geben.
3. Das Kokosöl in die Pfanne geben und 45 Sekunden lang erhitzen. Anschließend Knoblauch, Ingwer und grüne Bohnen in die Pfanne geben und 6 bis 8 Minuten anbraten, bis die Bohnen weich sind.
4. Die Schweinefleischstreifen zurück in die Pfanne geben und mit Tamarisoße beträufeln. Die Bohnen und das Schweinefleisch schwenken, bis sich die Aromen vermischen.
5. Auf Tellern anrichten, mit gerösteten Sesamsamen bestreuen und mit dem gerösteten Sesamöl beträufeln.

Gefüllte Paprika mit Putenfleisch und Blumenkohlreis

Ergibt 4 Portionen

Backtrennspray
4 Esslöffel Kokosöl
340 g mageres Putenhackfleisch
1 Tasse Blumenkohlreis
2 Knoblauchzehen, gehackt
Gemahlener Kreuzkümmel
Paprika, edelsüß
Schwarzer Pfeffer

Frischer Koriander, gehackt

2 große rote Paprikaschoten, entkernt und längs halbiert

2 Tassen (225 g) geschredderter Cheddarkäse

1. Den Ofen auf 150 °C vorheizen. Eine mittelgroße Auflaufform dünn mit dem Backtrennspray einsprühen.
2. Kokosöl in einer mittelgroßen Pfanne auf mittlerer Stufe erhitzen. Wenn das Öl heiß ist, das Hackfleisch hinzufügen und 5 bis 8 Minuten braten, bis es nicht mehr rosa ist.
3. Das Fleisch in eine große Schüssel geben und Blumenkohlreis und Knoblauch hinzufügen. Das Ganze mit Kreuzkümmel, Paprika, Pfeffer und Koriander würzen. Alles sorgfältig vermengen.
4. Paprika auf einem Brett bereitlegen. Die Fleischmischung in die Paprikahälften füllen, dabei fest stopfen und anschließend mit dem Käse bestreuen.
5. Die gefüllten Paprikaschoten in die Auflaufform geben und 10 Minuten überbacken, oder bis der Käse auf der Oberseite leicht gebräunt ist.

Garnelen und Spargel

Ergibt 4 Portionen

2 Esslöffel Butter

2 Esslöffel Olivenöl

450 g Garnelen, geschält und entdarmt

450 g frischer grüner Spargel, die holzigen Enden ab- und der Rest in Scheiben geschnitten

1 Esslöffel gehackter Knoblauch

Salz und schwarzer Pfeffer

Prise geräuchertes Paprikapulver (optional)

½ frische Zitrone, abgeriebene Schale und Saft

60 g geriebener Parmesankäse

2 Esslöffel gemahlene Leinsamen

1. Butter in einer großen Pfanne bei mittlerer Hitze schmelzen und Olivenöl hinzufügen. Wenn das Fett Schlieren zieht, Garnelen und Spargel hinzufügen und 3 bis 4 Minuten leicht anbraten.
2. Den Knoblauch hinzufügen, gut vermengen und mit Salz und Pfeffer würzen. Falls gewünscht, Paprikapulver darüberstreuen, dann Zitronenschale und Zitronensaft hinzufügen. Unter Rühren weitergaren, bis die Garnelen durchgehend rosa sind und der Spargel weich ist.

3. In der Zwischenzeit in einer kleinen Schüssel Käse und Leinsamen mischen.
4. Vor dem Servieren die Käse-Leinsamen-Mischung über die Garnelen und den Spargel streuen, umrühren und servieren.

Curry mit Kürbis und Hühnchen an Blumenkohlreis

Ergibt 2 Portionen

2 Esslöffel Kokosöl
1 Hähnchenbrustfilet oder Hähnchenschenkel (ca. 115 g) ohne Haut und Knochen, gewürfelt
1/2 Tasse rote Paprika, gehackt
2/3 Tasse Kürbispüree (selbst gemacht oder aus der Dose)
Currypulver
Weitere Gewürze nach Belieben
1 Tasse Kokosmilch (ohne Zuckerzusatz)
Frisches Thai-Basilikum, in Streifen geschnitten
1 Tasse Blumenkohlreis, nach Packungsanweisung zubereitet

1. Das Kokosöl in einer mittelgroßen Pfanne bei mittlerer Hitze zerlassen.
2. Das Hähnchenfleisch hinzufügen und unter ständigem Rühren 3 bis 4 Minuten lang anbraten, bis es fast gar ist.
3. Paprika, Kürbispüree, Currypulver und Gewürze nach Belieben hinzufügen. Gut umrühren, damit sich die Gewürze gut mit den Zutaten vermischen.
4. Kokosmilch dazugeben, Hitze auf mittlere bis hohe Stufe erhöhen und aufkochen lassen. Hitze reduzieren und 10 Minuten köcheln lassen.
5. Nach Belieben würzen, Curry in Schüsseln geben und mit Thai-Basilikum garnieren. Mit Blumenkohlreis servieren.

Tofu in Erdnusssoße

Ergibt 4 Portionen

1 Packung fester Tofu (400 g)
1/4 Tasse Erdnussbutter (ohne Zuckerzusatz)
2 Esslöffel Tamarisoße
2 Esslöffel Wasser
3 Esslöffel gemahlener Kurkuma
1 Teelöffel geröstetes Sesamöl
1/2 Teelöffel Chiliflocken

1 Esslöffel frischer Ingwer, gerieben

2 1/4 Tassen frischer Broccolini, gehackt

1 Esslöffel Kokosöl

1. Den Tofu zwischen zwei Papiertücher und zwei Teller legen. Mit einem schweren Gegenstand, z. B. einer Dose, beschweren und den Tofu mindestens 30 Minuten lang pressen.
2. Anschließend den Tofu in 1 cm große Würfel schneiden; das ergibt etwa 1 1/2 Tassen.
3. Erdnussbutter, Tamarisoße und Wasser vermischen. Kurkuma, Sesamöl, Chiliflocken und Ingwer hinzufügen.
4. Broccolini etwa 5 Minuten lang dämpfen oder kochen, bis sie weich sind. Warm halten.
5. Kokosöl in einer großen Pfanne auf mittlerer Stufe erhitzen. Wenn es geschmolzen ist, die Tofuwürfel hinzufügen und unter gelegentlichem Wenden 10 bis 15 Minuten lang anbraten, bis sie leicht gebräunt sind.
6. Die Soße unterrühren und gut vermengen. In Portionsschalen geben und mit dem warmen Broccolini servieren.

Hinweis: Dieses Gericht kann auch mit Blumenkohlreis serviert werden.

Salat mit Ei und Gemüse

Ergibt 1 Portion

2 hart gekochte große Eier, geschält und geviertelt

2 Esslöffel Olivenöl-Mayonnaise oder Avocadoöl-Mayonnaise

1 Teelöffel scharfer brauner Senf

1 Esslöffel Apfelessig

1/4 Tasse entsteinte Oliven, in Scheiben

1 kleine Salatgurke, gehackt

1 Esslöffel rote Zwiebel, gewürfelt

1 Stange Sellerie, gewürfelt

1 mittelgroße Karotte, gewürfelt

2 große Blätter Kopfsalat

1. In einer mittelgroßen Schüssel die Eier mit Mayonnaise, Senf und Essig zerdrücken. Gut vermischen. Die Oliven unterrühren.
2. In einer weiteren Schüssel Salatgurke, Zwiebel, Sellerie und Karotte vermengen.
3. Die Salatblätter auf einem Teller arrangieren. Die Gurkenmischung darauf verteilen, dann den Eiersalat daraufgeben. Servieren.

Salat mit Grillhähnchen

Ergibt 4 Portionen

4 Tassen Wasser

¼ Tasse Salz

2 große Hähnchenbrustfilets (ca. 450 g), in 4 Stücke geschnitten

3 Esslöffel Olivenöl sowie zusätzlich etwas Öl für den Grill

1 ½ Teelöffel Paprika, edelsüß

1 Kopf Römersalat, gehackt

Saft von 1 Zitrone

1. Wasser und Salz in einer großen Schüssel so lange miteinander verrühren, bis sich das Salz aufgelöst hat. Das Fleisch in die Mischung geben und für 30 Minuten in den Kühlschrank stellen. Durch das Pökeln nimmt das Fleisch Feuchtigkeit auf.
2. Bei Verwendung eines Außengrills heizen Sie eine Seite des Grills auf hoher und die andere Seite auf mittlerer Stufe vor. Alternativ können Sie auch eine Grillpfanne auf dem Herd bei mittlerer bis hoher Stufe erhitzen.
3. Das Fleisch trocken tupfen. In eine mittelgroße Schüssel geben, Olivenöl und Paprika hinzugeben und alles gut durchschwenken, damit die Filets ganz bedeckt sind.
4. Die Grillroste mit etwas Olivenöl einpinseln, dann das Hähnchen auf die heiße Seite des Grills (oder in die Grillpfanne) legen. Ohne zu wenden, grillen, bis die Hähnchenteile erste Streifen bekommen. (Zur Kontrolle kurz anheben.)
5. Nun die Hähnchenteile umdrehen und auf die kühlere Seite des Grills legen (oder die Hitze unter der Grillpfanne auf mittlere Stufe reduzieren). So lange grillen, bis ein in die dickste Stelle gestecktes Thermometer 70 °C anzeigt.
6. Das Fleisch auf eine Servierplatte legen und abgedeckt etwa 10 Minuten ruhen lassen.
7. Den Römersalat auf einer Servierplatte anrichten. Das Hähnchen daraufgeben und mit dem Zitronensaft beträufeln. Servieren.

Portobello-Pizzas

Ergibt 2 Portionen

2 Esslöffel Olivenöl

½ rote Zwiebel, gehackt

4 große Portobello-Pilze, die Hüte im Ganzen gelassen, die Stiele gehackt

½ Tasse Kirschtomaten, halbiert
Salz und schwarzer Pfeffer
½ Tasse (ca. 60 g) geriebener Mozzarella-Käse
¼ Tasse (ca. 30 g) geriebener Parmesankäse
¼ Tasse frisches Basilikum, in feine Streifen geschnitten

1. Olivenöl in einer großen Pfanne auf mittlerer Stufe erhitzen. Rote Zwiebeln hinzugeben und 3 bis 4 Minuten anbraten, bis sie etwas weicher geworden sind. Dann die Pilzstiele und die Kirschtomaten hinzugeben, Hitze auf mittlere bis niedrige Stufe reduzieren und 5 Minuten köcheln lassen, bis die Tomaten breiig sind. Mit Salz und Pfeffer abschmecken. Die Mischung in eine kleine Schüssel umfüllen.
2. Die Pilzhüte in die Pfanne geben und bei mittlerer Hitze 3 bis 4 Minuten auf jeder Seite braten.
3. Die Tomatenmischung auf den noch in der Pfanne befindlichen Pilzen verteilen und mit dem Käse bestreuen. Die Hitze auf mittlere bis niedrige Stufe reduzieren und abgedeckt garen, bis der Käse schmilzt; das dauert etwa 5 Minuten.
4. Die Pilz-»Pizzen« auf Teller geben. Mit dem Basilikum garnieren und servieren.

Cheeseburger-Salat-Schiffchen

Ergibt 2 Portionen

170 g mageres Rinderhackfleisch (bevorzugt aus Weidehaltung)
Salz und schwarzer Pfeffer
1 Esslöffel Olivenöl
4 große Blätter Kopf- oder Römersalat
2 Scheiben Cheddarkäse
2 Esslöffel Olivenöl-Mayonnaise
2 Scheiben reife Tomate
1 Avocado
2 kleine Zwiebelscheiben
2 Scheiben Dillgurke

1. Das Rinderhack zu 4 gleich großen Pattys formen. Mit etwas Salz und Pfeffer würzen.
2. Öl in einer mittelgroßen Pfanne auf mittlerer Stufe erhitzen. Wenn es Schlieren zieht, die Pattys hineingeben und 4 bis 5 Minuten auf einer Seite braten, dann umdrehen und weitere 4 Minuten braten, oder bis sie medium gegart sind.

3. 2 Salatblätter auf Tellern anrichten, dann zuerst die Pattys, anschließend Käse, Mayo, Tomate, Avocado, Zwiebel und Gurke darauf verteilen. Die restlichen Salatblätter als »Brötchendeckel« darauflegen und servieren.

BLT-Lachs-Burger

Ergibt 4 Portionen

16 Scheiben Puten-Bacon, quer halbiert
1 Lachsfilet (225 g), pochiert, ohne Haut und abgekühlt
2 bis 3 Esslöffel Mayonnaise
Salz und schwarzer Pfeffer
2 Esslöffel Olivenöl
2 Avocados, halbiert, entkernt und püriert
4 Esslöffel gemahlene Leinsamen
Saft einer halben Zitrone
3 Esslöffel gehackter frischer Schnittlauch
4 Blätter Kopfsalat oder anderer Salat
2 reife Tomaten, in 4 Scheiben geschnitten

1. Den Backofen auf 200 °C vorheizen. Eine Fettpfanne mit Alufolie auslegen und einen Backrost darauflegen.
2. 4 Bacongeflechte herstellen. Dafür einen Teil der Arbeitsfläche mit Backpapier oder Wachspapier auslegen. 3 halbe Baconstreifen in einer Reihe auf dem Backpapier anordnen. Den mittleren Streifen um zwei Drittel zur Mitte hin umklappen. Einen weiteren halben Baconstreifen kreuzweise über die 3 Streifen legen. Den mittleren Streifen über den neu hinzugefügten Streifen umklappen. Nun die beiden seitlichen Streifen ebenfalls zur Hälfte umklappen und einen weiteren an den neuen Umklappstellen über die Reihe legen. Die Seitenteile wieder nach unten klappen und das mittlere Stück erneut um ein Drittel nach oben klappen. Zum Schluss einen weiteren halben Baconstreifen über die Falte legen und unter die Endstücke stecken. Das Bacongeflecht mit einem Nudelholz oder dem Boden einer Pfanne flach drücken und dann auf das Backblech auf den Rost legen. Den Vorgang wiederholen und 3 weitere Bacongeflechte herstellen.
3. Die Bacongeflechte etwa 25 Minuten backen, bis sie knusprig sind. Auf einem mit Küchenpapier ausgelegten Teller abtropfen lassen. Abdecken und warm halten.

4. Die Lachsburger zubereiten: Den Lachs in einer mittelgroßen Schüssel mit Mayonnaise nach Bedarf zerdrücken und zu 4 flachen Küchlein formen. Mit etwas Salz und Pfeffer würzen.
5. Eine mittelgroße Pfanne auf mittlere bis hohe Hitze stellen und das Olivenöl hinzufügen. Wenn es Schlieren zieht, die Lachsküchlein hineinlegen und ca. 8 Minuten braten, bis sie leicht gebräunt sind, dabei einmal wenden. Warm halten.
6. In einer mittelgroßen Schüssel Avocado, Leinsamen, Zitronensaft und Schnittlauch vermengen.
7. Auf 4 Teller jeweils zwei Bacongeflechte legen und mit etwas Avocadomischung bestreichen. Ein Lachsküchlein, ein Salatblatt und eine Tomatenscheibe darauflegen. Servieren.

Gebackener Lachs mit gegrillter Zucchini

Ergibt 4 Portionen

Für die Zucchini

Öl zum Einfetten des Grills
1 mittelgroße gelbe Zucchini, in Scheiben geschnitten
1 mittelgroße grüne Zucchini, in Scheiben geschnitten
1 Esslöffel ungesalzene Butter, geschmolzen
1 Zitrone, abgeriebene Schale und Saft
Salz und schwarzer Pfeffer
1 Teelöffel Cayennepfeffer oder nach Geschmack

Für den Lachs

Backtrennspray
1 Zitrone, in dünne Scheiben geschnitten
1 großes Lachsfilet (ca. 1,3 kg)
Salz und schwarzer Pfeffer
6 Esslöffel Butter, geschmolzen
1 Esslöffel Honig
3 Knoblauchzehen, gehackt
1 Teelöffel gehackter frischer Thymian
1 Teelöffel getrockneter Oregano
Frische Petersilie zum Garnieren

1. Die Zucchini grillen: Den Außengrill auf mittlere Hitze vorheizen und den Grillrost dünn einölen.
2. Die Zucchinischeiben auf ein Quadrat aus Alufolie legen. Geschmolzene Butter sowie Zitronenschale und -saft über die Zucchini

geben. Mit Salz, Pfeffer und Cayennepfeffer würzen. Die Alufolie zusammenfalten und die Zucchinipäckchen auf den vorgeheizten Grill legen. Etwa 30 Minuten grillen, bis das Gemüse weich ist.

3. Den Lachs backen: In der Zwischenzeit den Backofen auf 175 °C vorheizen. Ein großes Backblech mit Backpapier auslegen und mit Backtrennspray einsprühen.

4. Die Zitronenscheiben gleichmäßig auf dem Backblech verteilen. Den Lachs von beiden Seiten mit Salz und Pfeffer würzen und auf die Zitronenscheiben legen.

5. In einer kleinen Schüssel Butter, Honig, Knoblauch, Thymian und Oregano verquirlen, über den Lachs gießen und die Alufolie zusammenfalten.

6. Den Lachs 15 bis 20 Minuten backen, bis er gar ist und sich leicht zerteilen lässt. Den Backofengrill einschalten und den Lachs 2 Minuten lang grillen, bis die Oberseite leicht gebräunt ist und die Buttermischung um ihn herum eingedickt ist.

7. Die Gemüsepäckchen vom Grill nehmen. Den Lachs auf eine Servierplatte geben, mit Petersilienzweigen garnieren und mit dem gegrillten Gemüse servieren.

Gegrillte Garnelen mit gerösteten Tomaten

Ergibt 4 Portionen

Für die Garnelen

1/3 Tasse Olivenöl
2 Esslöffel frischer Zitronensaft
1 Teelöffel Salz
1/4 Teelöffel schwarzer Pfeffer
1 Teelöffel italienische Gewürzmischung
2 Teelöffel gehackter Knoblauch
450 g große Garnelen, geschält und entdarmt
4 Bambusspieße
Gehackte frische Petersilie zum Garnieren
Zitronenschnitze zum Servieren

Für die Tomaten

Backtrennspray
8 kleine reife Tomaten
2 Esslöffel Olivenöl
1/4 Tasse (30 g) geriebener Parmesankäse

1. Garnelen marinieren: Olivenöl, Zitronensaft, Salz, Pfeffer, italienische Gewürzmischung und Knoblauch in einen großen wiederverschließbaren Plastikbeutel geben. Den Beutel verschließen und gut schütteln, damit sich alles gründlich vermischt. Die Garnelen in eine mittelgroße Auflaufform geben und verteilen.
Die Marinade aus dem Beutel über die Garnelen gießen. Zum Marinieren mindestens 15 Minuten und bis zu 2 Stunden in den Kühlschrank stellen. In der Zwischenzeit die Spieße in Wasser einweichen.
2. Tomaten vorbereiten: Den Backofen auf Grillstufe vorheizen. Eine kleine, flache Auflaufform mit Backtrennspray einsprühen. Tomaten halbieren und jeweils eine kleine Scheibe vom unteren Ende abschneiden, damit sie in der Auflaufform stabil stehen bleiben, dann mit Olivenöl bestreichen und mit Parmesan bestreuen.
3. Den Außengrill auf mittlere Hitze vorheizen. Den Backofengrill ebenfalls vorheizen. Die Garnelen auf die Spieße stecken, diese auf den Grill legen und 2 bis 3 Minuten auf jeder Seite garen, bis die Garnelen rosa und undurchsichtig sind. Die Spieße auf eine Servierplatte legen und zum Warmhalten abdecken.
4. Die Backform in den Backofen schieben und die Tomaten 3 Minuten lang übergrillen, bis der Käse leicht geröstet ist. Aufpassen, dass die Tomaten nicht verbrennen.
5. Die Tomaten auf die Platte mit den Spießen legen und um diese herum anrichten. Die Garnelen mit Petersilie bestreuen und mit Zitronenschnitzen servieren.

Zitronenhuhn mit Kapern

Ergibt 4 Portionen

4 Hähnchenbrusthälften ohne Haut und Knochen (etwa 450 g)
Salz und schwarzer Pfeffer
4 Esslöffel Ghee (geklärte Butter) oder Olivenöl
2 Zitronen, davon eine ausgepresst und eine in Scheiben geschnitten
1 Knoblauchzehe, in Scheiben geschnitten
2 Esslöffel abgetropfte Kapern
1 große Zwiebel, in Scheiben geschnitten
4 Tassen geputzte grüne Bohnen
¼ Tasse Mandelstifte, geröstet

1. Hähnchenteile trocken tupfen und mit Salz und Pfeffer würzen.
2. In einer großen Pfanne auf mittlerer Stufe 1 Esslöffel Ghee erhit-

zen. Wenn es Schlieren zieht, Fleisch hineinlegen und 8 bis 10 Minuten lang braten, bis es durch ist, dabei einmal umdrehen. Herausnehmen, auf einen Teller geben und abgedeckt warm halten.
3. Zitronensaft, 1 Esslöffel Ghee, Knoblauch und Kapern in die Pfanne geben und bei mittlerer bis hoher Hitze zum Köcheln bringen. Zitronenscheiben hinzufügen, dann das Fleisch wieder hineinlegen, die Hitze reduzieren und das Ganze noch einmal etwa 5 Minuten köcheln lassen.
4. In einer weiteren mittelgroßen Pfanne die restlichen 2 Esslöffel Ghee auf mittlerer Stufe erhitzen. Sobald es Schlieren zieht, Zwiebel und Bohnen hinzufügen und so lange dünsten, bis die Zwiebel glasig und die Bohnen bissfest sind, etwa 3 Minuten.
5. Die Mandelstifte zu den Bohnen geben und umrühren.
6. Zitronenhuhn auf einer Servierplatte anrichten und mit den Zwiebeln und Bohnen servieren.

Brokkoli-Geflügel-Auflauf mit Käse

Ergibt 4 Portionen

3 Tassen gehackte oder zerkleinerte gekochte Hähnchenbrust
4 Tassen Brokkoliröschen (frisch oder gefroren), bissfest gekocht
2 Esslöffel Olivenöl
1/2 Tasse saure Sahne
1/2 Tasse Konditorsahne (alternativ Schlagsahne)
1 Knoblauchzehe, gehackt
1 Teelöffel gehacktes frisches Basilikum
Salz und schwarzer Pfeffer
1 Tasse (gut 100 g) geriebener Cheddarkäse

1. Den Ofen auf 190 °C vorheizen.
2. Hähnchen in eine große Auflaufform geben, Brokkoli hinzufügen und mit Olivenöl beträufeln.
3. In einer mittelgroßen Schüssel saure Sahne, Schlagsahne, Knoblauch und Basilikum vermischen. Mit Salz und Pfeffer abschmecken.
4. Die Soße in die Auflaufform gießen und umrühren, damit das Fleisch und der Brokkoli vollständig bedeckt sind. Den Käse darüberstreuen und 7 bis 10 Minuten backen, bis der Auflauf durcherhitzt ist und Blasen wirft. Anrichten.

Rumpsteak zu Spinatsalat mit Blauschimmelkäse und Pekannüssen

Ergibt 4 Portionen

2 Tassen frischer Blattspinat
3 Esslöffel zerkrümelter Blauschimmelkäse
2 Esslöffel gehackte Pekannüsse
2 Esslöffel Olivenöl
Saft von 1/2 Zitrone
Salz und schwarzer Pfeffer
1 Rumpsteak (etwa 340 g) ohne Knochen, nach Belieben gegrillt oder gebraten und in dünne Scheiben geschnitten

1. In einer großen Salatschüssel Spinat, Blauschimmelkäse und Pekannüsse vermengen. Olivenöl und Zitronensaft darüberträufeln und alles gut durchschwenken, um das Dressing zu verteilen. Mit Salz und Pfeffer abschmecken.
2. Den Salat auf einzelne Teller geben und das Fleisch darauf anrichten. Servieren.

Spaghettikürbis mit Pute, Speck, Spinat und Ziegenkäse

Ergibt 4 Portionen

2 mittelgroße Spaghettikürbisse
2 Esslöffel Olivenöl
Salz und schwarzer Pfeffer
6 Scheiben Bacon
450 g mageres Putenhackfleisch
1/4 Tasse trockener Weißwein
4 Tassen Babyspinat
1 Stück Ziegenkäse (rund 100 g)

1. Den Ofen auf 200 °C vorheizen. Ein tiefes Backblech mit Alufolie auslegen.
2. Die Stielenden der Kürbisse abschneiden. Die Kürbisse aufrecht auf das flache Ende stellen und der Länge nach halbieren. Die Kerne herauskratzen, dann das Fruchtfleisch mit Olivenöl, Salz und Pfeffer würzen.
3. Kürbishälften mit der Schnittfläche nach unten auf das Backblech legen und 40 Minuten bis 1 Stunde, beziehungsweise bis man sie mit einer Gabel anstechen kann, backen.
4. Währenddessen den Speck in einer großen Pfanne auf mittlerer

Stufe etwa 10 Minuten knusprig braten. Speck zum Abtropfen auf einem mit Papiertüchern ausgelegten Teller beiseitestellen. Hackfleisch in die Bratpfanne geben und unter Rühren 5 bis 8 Minuten lang anbraten. Fleisch in eine große Schüssel geben und den größten Teil des Fetts in der Pfanne abgießen, dabei etwa 1 Esslöffel in der Pfanne zurückbehalten.

5. Den Wein bei mittlerer Temperatur in die Pfanne gießen und die gebräunten Stücke auf dem Boden mit einem Kochlöffel herauskratzen. Etwa 1 Minute lang kochen und rühren, um den Wein um die Hälfte zu reduzieren.
6. Spinat in die Pfanne geben, umrühren und erhitzen, bis er zusammenfällt, etwa 3 Minuten. Ziegenkäse hineinbröckeln und unter Rühren etwa 3 Minuten lang etwas anschmelzen lassen.
7. Den Speck zerkrümeln und unter das Hackfleisch rühren. Anschließend die Spinat-Käse-Mischung hinzugeben und alles gut vermengen.
8. Den Kürbis aus dem Ofen nehmen. Wenn er ausreichend abgekühlt ist, mit einer Gabel das Fruchtfleisch aus der Schale »kämmen«, sodass »Spaghetti«-Fäden entstehen. In vier Servierschalen anrichten.
9. Über jede Portion die Mischung aus Hackfleisch, Speck und Spinat geben und servieren.

Hackbraten mit Blumenkohlpüree

Ergibt 6 Portionen

2 Esslöffel Olivenöl
1/4 Tasse Zwiebeln, gehackt
700 g mageres Rinderhackfleisch aus Weidehaltung
1 Tasse Mandelmehl
2 große Eier
1/3 Tasse passierte Tomaten (Passata)
1/2 Tasse (ca. 60 g) geriebener Parmesankäse
1 Teelöffel Salz
1/2 Teelöffel schwarzer Pfeffer
1/2 Teelöffel Knoblauchpulver
4 Tassen Blumenkohlröschen
Eine Prise gemahlene Muskatnuss
6 Esslöffel Butter (optional)

1. Für den Hackbraten: Den Backofen auf 175 °C vorheizen.

2. Olivenöl in einer kleinen Pfanne erhitzen, Zwiebel hinzufügen und ca. 3 Minuten lang glasig dünsten.
3. In einer großen Schüssel Rinderhackfleisch, angebratene Zwiebeln, Mandelmehl, Eier, Tomatenpüree, Käse, 1/2 Teelöffel Salz, Pfeffer und Knoblauchpulver vermengen. Die Mischung zu einem festen ovalen Laib formen.
4. Den Laib in eine flache Backform oder Kastenform geben und 1 Stunde backen.
5. Für das Püree: In der Zwischenzeit die Blumenkohlröschen mit etwas Wasser und 1/2 Teelöffel Salz in einen Topf geben und zugedeckt etwa 15 Minuten gar dünsten.
6. Den Blumenkohl abgießen, eventuell übriges Kochwasser abfangen. Den Blumenkohl pürieren, je nach gewünschter Konsistenz etwas Kochwasser hinzufügen. Mit geriebener Muskatnuss abschmecken.
7. Den Hackbraten vorsichtig aus der Form nehmen und auf eine Servierplatte legen (das überschüssige Fett abgießen). Etwa 10 Minuten ruhen lassen, dann in Scheiben schneiden und mit dem Blumenkohlpüree servieren. Nach Belieben jede Portion Blumenkohl mit einer großzügigen Portion Butter garnieren.

Gegrilltes Steak mit Rahmspinat und Champignons

Ergibt 4 Portionen

4 Mini-Steaks (à 85 g) aus der Lende ohne Knochen (oder ein 340 g schweres Steak in 4 Stücke geschnitten)
Salz und schwarzer Pfeffer
2 Esslöffel Olivenöl
2 Tassen Portobello-Pilze oder Champignons, gehackt
4 Tassen Babyspinat
1/2 Tasse Konditorsahne (alternativ Schlagsahne)
Eine Prise gemahlene Muskatnuss

1. Eine Grillpfanne auf mittlerer bis hoher Stufe vorheizen. Die Steaks mit Salz und Pfeffer würzen und auf jeder Seite 2 bis 4 Minuten braten, bis sie medium rare sind. Auf eine Platte geben und abgedeckt warm halten.
2. Olivenöl in eine mittelgroße Pfanne bei mittlerer bis hoher Hitze geben. Wenn es Schlieren zieht, Pilze unter Rühren 3 bis 4 Minuten lang darin anbraten, bis sie leicht gebräunt sind. Auf die Platte mit

den Steaks geben und darauf verteilen. Zum Warmhalten wieder abdecken.

3. Die Temperatur der Pfanne auf mittlere Hitze reduzieren und Spinat und Sahne hinzufügen. Unter ständigem Rühren kochen, bis der Spinat zusammengefallen und die Sahne etwas eingedickt ist. Mit etwas Salz und Muskatnuss abschmecken.

4. Den Deckel von der Platte mit den Steaks und Pilzen nehmen und mit dem Rahmspinat als Beilage servieren.

Pilz-Stroganoff aus dem Slow Cooker mit cremigem Knoblauch-Blumenkohlreis

Ergibt 4 Portionen

Für das Stroganoff

5 Tassen Champignons, halbiert oder geviertelt
6 gehackte Knoblauchzehen
1 mittelgroße Zwiebel, in dünne Scheiben geschnitten
2 Tassen Gemüsebrühe
4 Teelöffel geräuchertes Paprikapulver
2 Esslöffel griechischer Joghurt, Natur, Vollfettstufe
Salz und schwarzer Pfeffer
¼ Tasse frische Petersilie, gehackt

Für den Blumenkohlreis

1 mittelgroßer Blumenkohl, geputzt und in Röschen geschnitten
3 Esslöffel Olivenöl
2 Knoblauchzehen, gehackt
1 ½ Teelöffel Salz
1 Teelöffel schwarzer Pfeffer
½ Tasse Gemüsebrühe
4 Esslöffel Ghee (geklärte Butter) oder ungesalzene Butter
¼ Tasse Konditorsahne (alternativ Schlagsahne)

1. Stroganoff zubereiten: Pilze, Knoblauch, Zwiebel, Brühe und Paprika in einen Slow Cooker geben und 4 Stunden auf hoher Stufe garen.

2. Den Slow Cooker öffnen und den Joghurt unterrühren. Mit Salz und Pfeffer abschmecken. Deckel schließen und Stroganoff warm halten.

3. Für den Blumenkohlreis: Die Blumenkohlröschen in eine Küchenmaschine geben und häckseln, bis sie wie Reiskörner aussehen.

4. Einen großen Topf auf mittlerer Stufe erhitzen. Zuerst das Oli-

venöl, dann Blumenkohlreis, Knoblauch, Salz und Pfeffer hineingeben. Das Ganze 3 Minuten lang unter leichtem Rühren andünsten. Mit Brühe ablöschen, den Topf abdecken, die Hitze auf mittlere bis niedrige Stufe reduzieren und 12 Minuten lang unter gelegentlichem Rühren köcheln lassen.

5. Ghee und Sahne unterrühren und weitere 5 Minuten köcheln lassen, bis die Soße cremig ist.

6. Das Stroganoff mit dem cremigen Blumenkohlreis servieren.

Geschwärzter Tofu mit Sesam-Brokkoli-Slaw

Ergibt 4 Portionen

1 Packung (400 g) extrafester Tofu, gewürfelt
Kräuter und Gewürze nach Belieben
4 Esslöffel Kokosöl
4 Tassen Brokkoli, geraspelt
4 Esslöffel Sesam

1. Die Tofuwürfel in eine mittelgroße Schüssel geben. Kräuter und Gewürze hinzufügen und alles gut vermengen, sodass die Würfel gleichmäßig bedeckt sind.

2. 2 Esslöffel Kokosöl in einer großen Pfanne auf hoher Stufe erhitzen. Wenn das Öl geschmolzen ist, Tofu hinzufügen und 3 bis 4 Minuten auf jeder Seite scharf anbraten, bis er schwarz ist. In eine Schüssel geben, abdecken und warm halten.

3. Die Pfanne auswischen, die restlichen 2 Esslöffel Kokosöl hinzufügen und bei mittlerer bis hoher Hitze erhitzen. Wenn das Öl geschmolzen ist, die Brokkoli-Raspel hinzufügen und unter Rühren etwa 2 Minuten lang anbraten, bis sie die gewünschte Konsistenz haben.

4. Den angebratenen Brokkoli auf einzelnen Tellern verteilen, den geschwärzten Tofu daraufgeben, mit Sesam bestreuen und servieren.

Tempeh vom Grill, Gemüse und Blumenkohlreis

Ergibt 4 Portionen

½ Tasse BBQ-Soße (von Primal Kitchen oder vergleichbar)
½ Tasse frischer Orangensaft
2 ½ Esslöffel Tamarisoße
2 Esslöffel Apfelessig
400 g Tempeh

1 kleiner Blumenkohl (ca. 450 g)
2 Esslöffel Ghee (geklärte Butter) oder ungesalzene Butter
½ mittelgroße Zwiebel, fein gewürfelt
1 bis 2 Teelöffel Knoblauchpulver
¼ Teelöffel frisch geriebene Muskatnuss
Salz und schwarzer Pfeffer
2 Esslöffel Olivenöl
3 Knoblauchzehen, gehackt
6 Tassen frischer Grünkohl, gehackt
1 Esslöffel frischer Zitronensaft
2 Esslöffel Kokosöl
½ Tasse frische glatte Petersilie, gehackt
½ Tasse (60 g) Parmesankäse, gerieben
Geröstete gesalzene Erdnüsse, grob gehackt (optional)

1. In einer kleinen Schüssel Barbecuesoße, Orangensaft, Tamarisoße und Essig vermischen. Die Mischung in eine flache Form (eine quadratische Form mit 20 cm Seitenlänge eignet sich hervorragend) geben. Tempeh horizontal halbieren und dann in Dreiecke schneiden, sodass 16 Dreiecke mit einer Dicke von jeweils 0,6 cm entstehen. Tempeh in die Marinade legen und etwas davon auch darübergeben. Mindestens 1 Stunde, besser über Nacht, ziehen lassen und gelegentlich wenden.
2. Blumenkohl in Röschen schneiden. Die Röschen in einer Küchenmaschine einige Male kurz häckseln, bis sie die Konsistenz von Reis haben.
3. Ghee in einer großen Pfanne auf mittlerer Stufe erhitzen, dann die Zwiebel hinzufügen und ca. 4 Minuten lang glasig dünsten. Blumenkohl, Knoblauchpulver und Muskatnuss hinzufügen, dann mit Salz abschmecken. 5 bis 7 Minuten lang anbraten, bis alles gut durcherhitzt ist, dann abdecken und warm halten.
4. Olivenöl in einer großen Pfanne auf mittlerer Stufe erhitzen. Wenn es Schlieren zieht, Knoblauch hinzufügen und ca. 1 Minute lang anbraten, bis er duftet. Grünkohl hinzufügen und 2 bis 3 Minuten lang anbraten, bis er zusammengefallen ist. Zitronensaft und eine Prise Salz und Pfeffer unterrühren.
5. Den Außengrill vorheizen oder eine Grill- oder gusseiserne Pfanne auf dem Herd auf mittlerer bis hoher Stufe erhitzen. Den Rost oder die Pfanne mit Kokosöl einfetten. Tempeh abtropfen lassen, dabei Marinade zum Kochen und Servieren auffangen. Tempeh 5 Minuten

auf jeder Seite grillen oder anbraten, dabei gelegentlich mit Marinade bestreichen.

6. Petersilie und Parmesan unter den Blumenkohlreis rühren und mit Salz und Pfeffer würzen.

7. In großen tiefen Tellern einen kleinen Berg Blumenkohlreis anrichten, etwas Tempeh daraufgeben und mit der restlichen Marinade beträufeln. Mit den Erdnüssen bestreuen und mit dem Grünkohl als Beilage servieren.

Veggie-Käse-Enchiladas mit getreidefreien Tortillas

Ergibt 4 Portionen

Für die Tortillas

1 Tasse Mandelmehl
1/4 Tasse Kokosmehl
2 Teelöffel Xanthan
1 Teelöffel Backpulver
1/2 Teelöffel Salz
2 Teelöffel frischer Limettensaft
1 großes Ei, leicht verquirlt
1 Esslöffel Wasser

Für die Enchilada-Soße

1 1/2 Tassen passierte Tomaten (Passata)
1 Tasse Gemüsebrühe
1 Teelöffel Apfelessig
1 1/2 Teelöffel Chilipulver
1 1/2 Teelöffel geräuchertes Paprikapulver
1 1/2 Teelöffel gemahlener Kreuzkümmel
1/2 Teelöffel Zwiebelpulver
1/2 Teelöffel Knoblauchpulver
1 Teelöffel Salz

Für die Füllung

2 Esslöffel Avocadoöl
1/3 kleine Zwiebel, gewürfelt
1 kleine Paprika, entkernt und gewürfelt
1/2 kleine Zucchini, gewürfelt
3 große Eier, leicht verquirlt
2 Tassen frischer Spinat
1 Esslöffel Chilipulver

1 ½ Teelöffel Knoblauchsalz
1 Teelöffel Zwiebelpulver
½ Teelöffel gemahlener Kreuzkümmel
1 ½ Tassen (170 g) geriebener Cheddarkäse

1. Den Tortillateig zubereiten: Mandelmehl, Kokosmehl, Xanthan, Backpulver und Salz in eine Küchenmaschine geben. 5 Sekunden lang mixen, bis alles gut vermischt ist.
2. Bei laufender Küchenmaschine langsam den Limettensaft hinzufügen, dann das Ei und schließlich das Wasser. Wenn der Teig abbindet, den Teig ein bis zwei Minuten mit den Händen weiterkneten, dann zu einer Kugel formen, in Frischhaltefolie einwickeln und 10 Minuten im Kühlschrank ruhen lassen.
3. Die Soße zubereiten: Tomatenpüree, Brühe, Essig, Chilipulver, Paprika, Kreuzkümmel, Zwiebelpulver und Knoblauchpulver in einen mittelgroßen Topf geben und verrühren. Auf mittlerer Stufe zum Kochen bringen, dann die Temperatur reduzieren und 15 bis 30 Minuten köcheln lassen, bis die Soße auf die Hälfte eingekocht oder die gewünschte Konsistenz erreicht ist.
4. Tortillas formen: Den Tortillateig in 8 kleine Kugeln mit einem Durchmesser von etwa 4 cm teilen. Eine Kugel zwischen zwei Stück Backpapier legen und etwa 3 mm dick ausrollen; die Tortilla sollte einen Durchmesser von 12,5 bis 15 cm haben.
5. Eine große gusseiserne Pfanne bei mittlerer bis hoher Stufe erhitzen. Eine Tortilla hineinlegen und ca. 20 Sekunden pro Seite backen, bis sie leicht gebräunt ist. Nebenbei weitere Tortillas ausrollen und backen. Die fertigen Tortillas auf einem Teller stapeln und mit Back- oder Wachspapier voneinander trennen. Für dieses Gericht werden 8 Tortillas benötigt; die restlichen Tortillas können für später eingefroren werden.
6. Füllung zubereiten: Das Avocadoöl in einem mittelgroßen Topf bei mittlerer Stufe erhitzen, dann die Zwiebel und die Paprika darin anschwitzen. Etwa 3 Minuten lang dünsten, bis das Gemüse weich ist. Erst Zucchini, dann die Eier unterrühren. Den Spinat unterheben und, sobald er zusammengefallen ist, mit Chilipulver, Knoblauchsalz, Zwiebelpulver und Kreuzkümmel abschmecken. Die Hitze reduzieren und unter Rühren köcheln lassen, bis die Füllung gleichmäßig gegart ist.
7. Die Enchiladas zusammenstellen: Eine Tortilla auf eine Arbeitsfläche legen und etwa ½ Tasse der Füllung darauf verteilen. Mit

1 1/2 Esslöffeln Käse bestreuen, dann die Tortilla aufrollen und die Füllung festdrücken. Die Enchilada in eine 33 × 23 cm große Auflaufform legen und die restlichen 7 Enchiladas füllen und aufrollen.
Den Backofen auf 175 °C vorheizen. Die Soße über die Enchiladas in der Auflaufform gießen und den restlichen Käse darüberstreuen. Etwa 30 Minuten backen, bis alles erhitzt ist, die Soße Blasen wirft und der Käse bräunt. Heiß servieren.

Pikante Edamame-Bowl mit cremiger Chilisoße

Ergibt 4 Portionen

Für die Edamame

2 1/2 Esslöffel geröstetes Sesamöl
6 Frühlingszwiebeln, in feine Ringe geschnitten, grüne und weiße Teile getrennt
1/3 Tasse rote Zwiebel, gewürfelt
5 Knoblauchzehen, gehackt
2 Tassen gefrorene Edamame
1 Teelöffel frischer Ingwer, gerieben
1 Esslöffel Sriracha oder andere scharfe Soße
1 Beutel (400 g) Krautsalatmischung
3 Esslöffel Tamari- oder Sojasoße
1 Esslöffel Reisweinessig
1/8 bis 1/4 Teelöffel gemahlener weißer Pfeffer
Salz
Schwarze Sesamkörner zum Garnieren

Für die Chilisoße

1/4 Tasse Olivenöl-Mayonnaise
1 Esslöffel Sriracha oder andere scharfe Soße
Salz

1. Edamame zubereiten: Sesamöl in einer großen Pfanne auf mittlerer Stufe erhitzen. Wenn das Öl heiß ist, die weißen Teile der Frühlingszwiebeln, rote Zwiebel und Knoblauch hinzufügen und unter häufigem Rühren etwa 3 Minuten lang anbraten, bis das Gemüse weich wird.
2. Gefrorene Edamame, Ingwer und scharfe Soße hinzufügen und etwa 3 Minuten lang köcheln lassen, bis die Edamame gar sind.
3. Die Krautsalatmischung, Tamarisoße, Essig, weißen Pfeffer und Salz nach Geschmack hinzufügen und gut vermengen. Unter Rühren ca. 5 Minuten lang kochen, bis der Kohl weich ist.

4. In der Zwischenzeit die Chilisoße zubereiten: In einer kleinen Schüssel Mayonnaise und scharfe Soße verquirlen. Mit Salz abschmecken.
5. Die Edamame-Mischung in Portionsschalen geben und mit der Chilisoße beträufeln. Mit den grünen Teilen der Frühlingszwiebeln garnieren und mit schwarzen Sesamkörnern bestreuen.

Selleriestangen mit Mandelmus

Ergibt 1 Portion

2 Esslöffel Mandelmus (ohne Zuckerzusatz)

2 Selleriestangen, geputzt

Jede Selleriestange mit 1 Esslöffel Mandelmus bestreichen.

Karotten und Sellerie mit Leinsamen und Mandelmus

Ergibt 1 Portion

2 Esslöffel gemahlene Leinsamen

2 Esslöffel Mandelmus (ohne Zuckerzusatz)

10 Babykarotten

2 Selleriestangen, quer halbiert

In einer kleinen Schüssel Leinsamen mit Mandelmus glatt rühren. Als Dip für die Karotten und den Sellerie verwenden.

Caprese-Häppchen

Ergibt 24 Spießchen

24 Kirschtomaten

24 frische Basilikumblätter

250 g Mini-Mozzarella-Kugeln aus Vollmilch

24 Cocktailspieße oder Zahnstocher

Olivenöl

Auf jeden Spieß eine Tomate, dann ein halbiertes Basilikumblatt und anschließend eine Mozzarella-Kugel aufspießen. Die Spieße auf eine Servierplatte legen und mit etwas Olivenöl beträufeln. Pro Person 3 Spieße einplanen.

Apfelschnitze deluxe

Ergibt 1 Portion

1 kleiner Apfel, entkernt und geachtelt

2 Esslöffel Mandelmus (ohne Zuckerzusatz)

1 Esslöffel Chiasamen

1 Esslöffel gemahlene Leinsamen

2 Esslöffel ungesüßte Kokosraspeln

1. Apfelschnitze auf einem Teller anrichten.
2. Mandelmus mit Chia- und Leinsamen in einer mikrowellengeeigneten kleinen Schüssel vermengen und in der Mikrowelle auf hoher Stufe 15 bis 30 Sekunden lang erhitzen, bis die Masse etwas geschmolzen ist.
3. Die Mandelmischung über die Apfelschnitze geben und mit Kokosraspeln bestreuen.

Aloha Avocado

Ergibt 4 Portionen

2 reife Avocados

1 Tasse halbierte Macadamianüsse

1/2 Tasse ungesüßte Kokosraspeln

Die Avocados halbieren und die Kerne entfernen. Die Hälften erneut halbieren und die Vertiefungen mit den Nüssen und Kokosraspeln füllen.

Walnüsse mit Pumpkin-Pie-Spice

Ergibt 1 Portion

1/4 Tasse ganze Walnüsse

1 Teelöffel Avocadoöl

1/2 Teelöffel Pumpkin-Pie-Spice

Die Walnüsse in eine kleine Schüssel geben. Mit dem Avocadoöl beträufeln und mit dem Pumpkin-Pie-Spice bestreuen. Gut vermischen und servieren.

Avocado-Chips

Ergibt 1 Portion

1 Avocado, halbiert und entsteint

1/4 Tasse geriebener Parmesankäse

1 Teelöffel frischer Zitronensaft

1/2 Teelöffel Knoblauchpulver

1/2 Teelöffel italienische Gewürzmischung

1. Den Backofen auf 160 °C vorheizen. Ein Backblech mit Backpapier auslegen.

2. Die Avocado in einer mittelgroßen Schüssel zerdrücken, bis eine glatte Masse entsteht. Käse, Zitronensaft, Knoblauchpulver und italienische Gewürzmischung hinzufügen und gut vermengen.
3. Mit einem Teelöffel kleine Portionen der Avocadomischung auf das Backblech geben, gleichmäßig verteilen und dünn verstreichen. 15 bis 18 Minuten backen, bis die Ränder der Chips goldbraun sind.

Käse und Walnüsse

Ergibt 1 Portion

1/4 Tasse Walnusshälften
1 Stück Käse (ca. 20 g)

Die Walnüsse mit dem Käse auf einem Teller anrichten.

Mandeln mit Käse

Ergibt 1 Portion

1 Babybel-Käse, von der Verpackung befreit
1/2 Tasse Mandeln

Den Käse mit den Mandeln auf einem Teller anrichten.

»Everything Bagel«-Gurkenhäppchen

Ergibt 4 Portionen

1 mittelgroße Salatgurke
110 g Frischkäse
2 Esslöffel gesalzene Butter
2 Esslöffel griechischer Joghurt, Natur, Vollfettstufe
4 Teelöffel »Everything Bagel«-Gewürzmischung

1. Die Salatgurke der Länge nach halbieren.
2. In einer kleinen Schüssel Frischkäse, Butter und Joghurt zu einer glatten Masse verrühren.
3. Die Gurkenhälften mit der Frischkäse-Mischung bestreichen und mit der Gewürzmischung bestreuen.
4. Die Gurkenhälften erneut halbieren, diesmal in der Breite, sodass 4 Portionen entstehen.

Knusprige Grünkohlchips mit Pekannüssen

Ergibt 3 Portionen

Backtrennspray
1 großer Bund frischer Grünkohl, entstielt und geputzt

2 Esslöffel Olivenöl
1 Esslöffel Meersalz
3/4 Tasse gehackte Pekannüsse

1. Den Backofen auf 175 °C vorheizen. Ein Backblech dünn mit Backtrennspray einsprühen oder mit einer Silikonmatte auslegen.
2. Den Grünkohl in einen großen Plastikbeutel mit Zip-Verschluss geben. Das Olivenöl hinzufügen, den Beutel verschließen und das Öl zwischen den Blättern verteilen, sodass diese gut bedeckt sind.
3. Den Grünkohl auf dem Backblech verteilen und flach drücken. 12 Minuten backen, bis die Blätter knusprig sind. Aus dem Ofen nehmen und mit Meersalz bestreuen. Mit den Pekannüssen servieren.

Cremiger Avocado-Dip

Ergibt 1/2 Tasse (1 Portion)

1 Avocado, halbiert, entsteint und das Fruchtfleisch ausgelöst
1 Esslöffel Mayonnaise auf Avocado- oder Olivenölbasis
Saft von 1 Zitrone (3 Esslöffel)
1 Esslöffel gehackter frischer Koriander

Avocado, Mayonnaise, Zitronensaft und Koriander in einer kleinen Schüssel vermengen und mit einer Gabel glatt zerdrücken. Den Dip mit Gemüsesticks oder Chiasamen nach Wahl servieren.

Einfache Guacamole

Ergibt etwa 2 Tassen (8 Portionen)

1/4 Tasse Zwiebel, fein gehackt
3 reife Avocados
2 Esslöffel frischer Limetten- oder Zitronensaft
1 große Roma-Tomate (Pflaumentomate), entkernt und gewürfelt
1/4 Tasse frischer Koriander, Blätter und zarte Stiele, gehackt
1/2 Teelöffel gemahlener Kreuzkümmel
1/2 Teelöffel Salz

1. Zwiebel in einer kleinen Schüssel mit warmem Wasser bedecken und 10 Minuten weich werden lassen.
2. Avocados längs halbieren. Mit einem Löffel den Kern entfernen, das Fruchtfleisch auslösen und in eine mittelgroße Schüssel geben.
3. Limettensaft hinzufügen und die Avocado mit einer Gabel cremig, aber noch stückig zerdrücken. Tomate, Koriander und Kreuzkümmel unterrühren. Zwiebel abtropfen lassen und zusammen mit Salz nach Geschmack in die Schüssel geben.

4. Die Guacamole abschmecken und gegebenenfalls nachwürzen. Mit Gemüse Ihrer Wahl zum Dippen servieren.

Salsa Fresca

Ergibt 6 Portionen

1 Tasse rote Zwiebel, fein gehackt
1 Jalapeño, entkernt und fein gehackt
2 Limetten, der Saft
2 ½ Tassen Roma-Tomaten (Pflaumentomaten), entkernt und gehackt
½ Tasse frischer Koriander, gehackt
1 Teelöffel Salz

Rote Zwiebel, Jalapeño und Limettensaft in einer Schüssel vermischen und 5 Minuten marinieren. Tomaten, Koriander und Salz untermischen; weitere 15 Minuten stehen lassen, damit sich die Aromen verbinden können.

Bohnendip mit Kräutern

Ergibt etwa ¾ Tasse (2 Portionen)

½ Tasse gegarte Cannellini-Bohnen
½ Zitrone, Saft (etwa 1 ½ Esslöffel)
1 Teelöffel geriebene Zitronenschale
2 Esslöffel Tahini
1 Esslöffel Olivenöl
1 Esslöffel gehackter frischer Dill
1 Knoblauchzehe

Alle Zutaten mithilfe einer Küchenmaschine glatt pürieren. Zu Gemüse nach Wahl als Dip servieren.

Kräuterdip mit Hüttenkäse und Gurke

Ergibt 2 Portionen

½ Tasse Hüttenkäse, Vollfettstufe
1 Esslöffel frischer Zitronensaft
½ Teelöffel Knoblauchpulver
½ Teelöffel Zwiebelpulver
¼ Teelöffel schwarzer Pfeffer
1 Esslöffel gehackter frischer Dill
1 kleine Salatgurke, in Scheiben geschnitten

1. Hüttenkäse, Zitronensaft, Knoblauchpulver, Zwiebelpulver, Pfeffer und Dill mit einem Mixer glatt pürieren.
2. Den Dip in eine kleine Schüssel geben und Gurkenscheiben dazu reichen.

Rohkost mit italienischem Mayo-Dip

Ergibt 4 Portionen

1 Tasse Mayonnaise auf Olivenölbasis
1 Esslöffel italienische Gewürzmischung
2 große Salatgurken, in Scheiben geschnitten
2 große Karotten, in Scheiben geschnitten
8 Stangen Spargel, geputzt und in mundgerechte Stücke geschnitten
8 Radieschen, geputzt und halbiert oder geviertelt

1. Mayonnaise und Gewürzmischung in einer kleinen Schüssel gut verrühren.
2. Salatgurken, Karotten, Spargel und Radieschen schön auf Tellern anrichten und mit dem Dip servieren.

Marinierte Oliven, Kichererbsen und Gemüse mit Thymian und Dill

Ergibt 4 Portionen

2 große Salatgurken, in Scheiben geschnitten
2 mittelgroße Karotten, in Scheiben geschnitten
1 Dose (425 g) Kichererbsen, abgespült und abgetropft
2 Tassen Oliven nach Wahl
½ Tasse Rotweinessig
¼ Tasse frische Thymianblätter
¼ Tasse frischer Dill

Salatgurken, Karotten, Kichererbsen und Oliven in einer großen Schüssel vermengen. Essig hinzufügen und die Kräuter unterrühren. Gut vermengen, abdecken und bis zum Servieren 15 Minuten im Kühlschrank ziehen lassen.

Gurken-, Tomaten- und Feta-Salat

Ergibt 1 Portion

1 mittelgroße Salatgurke, in Scheiben geschnitten
1 Tasse halbierte Kirschtomaten
¼ kleine rote Zwiebel, gewürfelt

1 Knoblauchzehe, gehackt
1 Esslöffel Olivenöl
1 Esslöffel Rotweinessig
2 Esslöffel Feta-Käse, zerkrümelt

Salatgurke, Kirschtomaten, Zwiebel und Knoblauch in einer kleinen Salatschüssel mit Olivenöl und Essig vermengen. Fetakrümel darüberstreuen.

Puten-Mayo-Salat-Wraps

Ergibt 2 Wraps (1 Portion)

1 Esslöffel Olivenöl-Mayonnaise
1 Esslöffel Rotweinessig
1 Esslöffel gemahlene Leinsamen
2 große Salatblätter
60 g Putenaufschnitt
1 Scheibe Emmentaler

1. Mayonnaise, Essig und Leinsamen in einer kleinen Schüssel vermengen.
2. Die Salatblätter auf eine flache Oberfläche legen, mit etwas Mayonnaise bestreichen und mit Putenbrust und Käse belegen. Zusammenfalten und auf einen Teller legen.

Hart gekochtes Ei mit Avocado

Ergibt 1 Portion

1 hart gekochtes großes Ei, geschält und halbiert
½ Avocado, geschält, entsteint und in Scheiben geschnitten

1. Die Eihälften auf einen Teller legen und die Avocadoscheiben daneben anrichten.

Gefüllte Eier

Ergibt 1 Portion

2 hart gekochte große Eier
1 Esslöffel Avocadoöl-Mayonnaise
1 Esslöffel Chiasamen
¼ Teelöffel gemahlener Kurkuma
1 grüne Paprika, entkernt und in Streifen geschnitten

1. Die Eier schälen, halbieren und das Eigelb vorsichtig entfernen. Eigelb, Mayonnaise, Chiasamen und Kurkuma in einer kleinen

Schüssel vermengen. Etwas von der Mayonnaise-Mischung in jedes Eiweiß geben.
2. Die gefüllten Eier auf einen Teller legen und mit den Paprikastreifen garnieren.

Gefüllte Putenröllchen

Ergibt 1 Portion

60 g Putenaufschnitt
60 g Scheiben Emmentaler
1 Esslöffel scharfer brauner Senf

Die Putenaufschnittscheiben auf eine flache Oberfläche legen. Mit den Käsescheiben belegen. Den Senf darauf verteilen und aufrollen.

Salat mit Edamamepüree

Ergibt 4 Portionen

1 1/2 Tassen Edamame, tiefgekühlt
2 Tassen kochendes Wasser
2 Knoblauchzehen
1 Esslöffel Limettensaft
2 1/2 Esslöffel Avocadoöl-Mayonnaise
2 Esslöffel frischer Koriander, gehackt
1 Esslöffel frische Minze, gehackt
1 Esslöffel frischer Dill, gehackt
1/4 Teelöffel körniger Senf
1/4 Teelöffel Salz
1/4 Teelöffel schwarzer Pfeffer, gemahlen
4 Tassen frischer Spinat
1 Tasse gehackter Rotkohl

1. Die Edamame in eine große Schüssel geben und mit kochendem Wasser übergießen. Einen Teller oder Deckel darauflegen und die Edamame 5 Minuten lang dämpfen lassen. Wasser abgießen und Edamame abspülen, bis sie abgekühlt sind.
2. Edamame, Knoblauch, Limettensaft, Mayonnaise, Kräuter, Senf, Salz und Pfeffer in eine Küchenmaschine geben und zu einer cremigen Masse verarbeiten, die noch etwas Struktur hat. In eine Schüssel geben und bis zur Zubereitung des Salats kühl stellen.
3. Spinat und Rotkohl gleichmäßig auf 4 Teller verteilen. Mit der Edamame-Masse garnieren und servieren.

Pekannüsse mit Beeren und Kokosnuss

Ergibt 1 Portion

1/4 Tasse Pekannüsse
1/4 Tasse frische Blaubeeren
1/4 Tasse frische Erdbeeren
2 Esslöffel ungesüßte Kokosraspeln

Pekannüsse, Beeren und Kokosraspeln in eine kleine Schüssel geben und genießen.

Pekannüsse und Zartbitterschokolade

Ergibt 1 Portion

1 Stück (30 g) Schokolade mit mindestens 70 % Kakaoanteil
1/4 Tasse Pekannüsse

Entweder die Schokolade schmelzen und die Pekannüsse hineintauchen oder einfach die Schokolade und die Pekannüsse zusammen genießen.

Himbeeren mit Pekannüssen

Ergibt 1 Portion

1/2 Tasse frische Himbeeren
1/4 Tasse Pekannüsse

Die Himbeeren und Pekannüsse in eine kleine Schüssel geben und genießen.

Nuss-Beeren-Bowl

Ergibt 1 Portion

1/4 Tasse frische Erdbeeren, entstielt und halbiert
1/4 Tasse frische Himbeeren
1/4 Tasse frische Brombeeren
1/4 Tasse frische Blaubeeren
2 Esslöffel Mandelstifte

Die Beeren und Nüsse in eine Portionsschale geben und genießen.

Tropische Beeren

Ergibt 1 Portion

1/2 Tasse frische Blaubeeren
2 Esslöffel ungesüßte Kokosraspeln

Blaubeeren und Kokosraspeln in eine Portionsschale geben und genießen.

Erdbeeren mit Chia und Sahne

Ergibt 1 Portion

1 Tasse frische Erdbeeren, halbiert

2 Esslöffel Sahne

1 Esslöffel Chiasamen

1 Esslöffel ungesüßte Kokosraspeln

Die Erdbeeren in eine kleine Schüssel geben. Mit Sahne beträufeln, dann mit Chiasamen und Kokosraspeln bestreuen.

Birnenschnitze mit Ricotta

Ergibt 1 Portion

1/2 reife mittelgroße Birne, entkernt und in Schnitze geschnitten

3/4 Tasse Vollmilch-Ricotta (alternativ Ricotta aus Milchersatz verwenden)

Eine Prise gemahlener Zimt (optional)

Rasch arbeiten, damit die Birne nicht braun wird: Die Schnitze auf einem Teller verteilen, Ricotta danebengeben und beides, falls gewünscht, mit Zimt bestreuen.

Schokoladen-Mokka-Mandeln mit Cheestrings

Ergibt 6 Portionen

1 Tasse ungeschälte Mandeln (ungesalzen)

1/2 Teelöffel Olivenöl

1 Esslöffel Kakaopulver (ohne Zuckerzusatz)

1 Teelöffel Instant-Kaffeegranulat

1 Teelöffel Süßstoff (Pulver, pudrig, z. B. »Puderxucker«)

6 Stück Cheestrings nach Wahl

1. Die Mandeln in einer kleinen beschichteten Pfanne bei geringer Hitze unter gelegentlichem Rühren etwa 3 Minuten lang rösten, bis sie duften. Olivenöl hinzufügen und umrühren, damit alles gut bedeckt ist. Vom Herd nehmen.

2. Kakaopulver, Kaffee und Puderzuckerersatz in einem leistungsstarken Mixer oder einer Küchenmaschine vermengen, bis sich das Kaffeegranulat vollständig aufgelöst hat.

3. Mandeln und Kakaomischung in eine mittelgroße Schüssel geben und vermengen, bis alles gleichmäßig überzogen ist. Überschüssige Mischung abschütteln. Auf Backpapier oder Wachspapier verteilen und abkühlen lassen.

4. Mandeln in einem luftdichten Behälter bei Raumtemperatur aufbewahren.

Blaubeerkuchen-Smoothie

Ergibt 1 Portion

2 Messlöffel Kollagenpulver
1 Messlöffel MCT-Pulver oder Kokosöl
1 Tasse gehackter frischer Spinat
1/2 Tasse frische Blaubeeren
2 Esslöffel Chiasamen
2 Esslöffel Leinsamen
2 Esslöffel Mandelmus (ohne Zuckerzusatz)
1/2 Teelöffel Mandelextrakt
Eine Prise geriebene Muskatnuss (optional)

Die verschiedenen Pulver, Spinat, Blaubeeren, Samen und Mandelmus in einen Mixer geben. Pürieren, dann Mandelextrakt und Muskatnuss hinzufügen und erneut kurz mixen, bis eine glatte Masse entsteht.

Beeren-Smoothie

Ergibt 1 Portion

1/4 Tasse halbierte frische Erdbeeren
1/4 Tasse frische Brombeeren
1/4 Tasse frische Himbeeren
1/4 Tasse griechischer Joghurt, Natur, Vollfettstufe
1 Tasse Babyspinat
1 Esslöffel Chiasamen
1 Esslöffel gemahlene Leinsamen
Eiswürfel

Beeren, Joghurt, Spinat, Chiasamen und Leinsamen in einen Mixer geben und einige Eiswürfel hinzufügen. Glatt pürieren und bei Bedarf etwas Wasser hinzufügen, um die gewünschte Konsistenz zu erreichen.

Himbeer-Mandel-Smoothie

Ergibt 1 Portion

1/2 Tasse griechischer Joghurt, Natur, Vollfettstufe
1/2 Tasse gehackter frischer Grünkohl

¼ Tasse frische Himbeeren
1 Esslöffel Mandelmus (ohne Zuckerzusatz)
1 Esslöffel Chiasamen

Alle Zutaten in einen Mixer geben und glatt pürieren.

Peanutbuttercup-Smoothie

Ergibt 1 Portion

¼ Tasse griechischer Joghurt, Natur, Vollfettstufe
2 Esslöffel Backkakao
2 Esslöffel zuckerfreie Erdnussbutter
1 Esslöffel gemahlene Leinsamen
½ Teelöffel Vanilleextrakt
Eiswürfel (optional)

Joghurt, Kakao, Erdnussbutter, Leinsamen und Vanille in einen Mixer geben. Nach Belieben Eiswürfel hinzufügen. Zu einer glatten Masse verarbeiten.

Erdnussbutter-Mokka-Smoothie

Ergibt 1 Portion

½ Tasse Mandelmilch (ohne Zuckerzusatz)
2 Esslöffel Chiasamen
2 Esslöffel gemahlene Leinsamen
1 Teelöffel Backkakao
2 Esslöffel Erdnussbutter (ohne Zuckerzusatz)
¼ Teelöffel Vanilleextrakt
½ geschälte reife Banane, vorzugsweise gefroren
1 Schuss (2 Esslöffel) frischer Espresso
⅓ Tasse zerstoßenes Eis
Eine Prise Salz

Mandelmilch, Chiasamen, Leinsamen, Kakao, Erdnussbutter, Vanille, Banane, Espresso und Eis in einen leistungsstarken Mixer geben. Zu einer glatten Masse verarbeiten und vorsichtig mit Salz abschmecken.

Veganer Mandel-Blaubeer-Smoothie

Ergibt 1 Portion

1 Messlöffel veganes Proteinpulver
1 Tasse Mandelmilch

½ Tasse frische Blaubeeren
2 Esslöffel Mandelmus
2 Esslöffel gemahlene Leinsamen

Alle Zutaten mithilfe eines Mixers glatt pürieren.

Veganer Zimtschnecken-Smoothie

Ergibt 1 Portion

2 Messlöffel Carrington Farms Organic Coconut Protein Blend (mit anderen Proteinpulvern ändern sich möglicherweise die Makrowerte)
1 Teelöffel Zimt
½ Teelöffel Vanilleextrakt
2 Esslöffel gemahlene Leinsamen
¾ Tasse Kite Hill Unsweetened Almond Milk Yogurt (mit anderen milchfreien Joghurtmarken ändern sich möglicherweise die Makrowerte)
1 Tasse Mandelmilch (ohne Zuckerzusatz)
1 Tasse Eiswürfel

Alle Zutaten mithilfe eines Mixers glatt pürieren.

Chiapudding

Ergibt 1 Portion

1 Esslöffel Leinsamen
2 Esslöffel gehackte Pekannüsse
Gemahlener Zimt
½ Tasse Kokosmilch (ohne Zuckerzusatz)
¼ Tasse Chiasamen

Die Leinsamen, Pekannüsse und Zimt nach Geschmack in einer kleinen Schüssel vermengen. Unter Rühren langsam die Kokosmilch hinzufügen, bis sich die Zutaten gut miteinander vermischt haben. Die Chiasamen darüberstreuen und vorsichtig unterrühren. Abdecken und 4 bis 5 Stunden oder über Nacht im Kühlschrank ruhen lassen, bis der Pudding eindickt.

Kokos-Chia-Pudding mit Himbeeren

Ergibt 2 Portionen

1 Dose (400 g) Kokosmilch (ohne Zuckerzusatz)
½ Teelöffel Vanilleextrakt

Eine Prise Süßstoff aus Stevia oder Mönchsfrucht
1/4 Teelöffel Pumpkin-Pie-Spice
1/2 Tasse Chiasamen
1/2 Tasse frische Himbeeren

1. Kokosmilch, Vanille, Süßungsmittel und Pumpkin-Pie-Spice in eine mittelgroße Schüssel geben und gut verrühren. Darauf achten, dass alle Kokosklumpen aufgelöst sind und die Flüssigkeit glatt ist. Chiasamen unterrühren und erneut vermischen.
2. Die Schüssel abdecken und mindestens 4 Stunden oder bis zum Festwerden in den Kühlschrank stellen.
3. Den Pudding in Schälchen füllen und mit Himbeeren garnieren.

Kokos-Walnuss-Chia-Pudding

Ergibt 4 Portionen

4 Tassen Mandelmilch (ohne Zuckerzusatz)
4 Esslöffel Chiasamen
1/2 Teelöffel Stevia
1/2 Teelöffel Zimt, gemahlen
1/2 Tasse Walnüsse, gemahlen
1/2 Tasse Pekannüsse, gehackt
1/4 Tasse Sonnenblumenkerne
1/4 Tasse ungesüßte Kokosraspeln

In einer mittelgroßen Schüssel Mandelmilch, Chiasamen, Stevia und Zimt vermischen. Abdecken und 2 Stunden oder über Nacht im Kühlschrank ruhen lassen, bis die Masse eindickt. Vor dem Servieren in Portionsschalen geben und mit Nüssen, Sonnenblumenkernen und Kokosraspeln garnieren.

Erdnuss-Schoko-Chia-Pudding

Ergibt 2 Portionen

Für den Pudding

1/4 Tasse Backkakao
1 Esslöffel Süßstoff (Xucker light oder ähnlich)
1/2 Teelöffel gemahlener Zimt (optional)
Eine Prise Salz
1/2 Teelöffel Vanilleextrakt
1 1/2 Tassen Mandelmilch (ohne Zuckerzusatz)
1/2 Tasse Chiasamen

Für das Topping

2 Esslöffel Erdnussbutter (ohne Zuckerzusatz)

1/4 Tasse frische Himbeeren

1. Für den Pudding: Kakaopulver in eine kleine Schüssel sieben. Süßstoff, Zimt, Salz und Vanille hinzufügen und gut vermischen. Mandelmilch nach und nach hinzufügen und mit einem Schneebesen zu einer glatten Masse verrühren.
2. Chiasamen einrühren und noch einmal mit dem Schneebesen aufschlagen. Abdecken und 3 bis 5 Stunden oder über Nacht im Kühlschrank ruhen lassen, bis die Masse eindickt. Eventuell hilft es, die Masse nach 30 bis 45 Minuten im Kühlschrank noch einmal umzurühren.
3. Für das Topping: Vor dem Verzehr die Erdnussbutter in einer kleinen Schüssel in der Mikrowelle bei hoher Stufe 20 bis 30 Sekunden lang schmelzen.
4. Den Pudding in Portionsschalen geben, mit etwas Erdnussbutter beträufeln und mit Himbeeren bestreuen.

Schoko-Erdnuss-Joghurt

Ergibt 1 Portion

1/2 Tasse griechischer Joghurt, Natur, Vollfettstufe

1 Esslöffel Erdnussbutter (ohne Zuckerzusatz)

1 Esslöffel Backkakao

2 Esslöffel Chiasamen

Den Joghurt in eine Portionsschale geben und Erdnussbutter, Kakao und Chiasamen unterrühren.

Veganes Joghurt-Parfait

Ergibt 1 Portion

1/2 Tasse Mandelmilchjoghurt (ohne Zuckerzusatz; z. B. von Kite Hill)

1 Messlöffel Vanille-KOS-Bio-Pflanzenproteinpulver (bei anderen Marken ergeben sich möglicherweise abweichende Makrowerte)

1 Esslöffel gemahlene Leinsamen

1/3 Tasse frische Blaubeeren

1/4 Tasse Pekannüsse

Joghurt, Proteinpulver und Leinsamen in einer kleinen Schüssel vermengen. Mit Beeren und Pekannüssen garnieren.

Himbeer-Leinsamen-Muffin

Ergibt 1 Portion

1 großes Ei
1 Esslöffel Kokosöl, zerlassen
1 Teelöffel Vanilleextrakt
4 Esslöffel gemahlene Leinsamen
½ Teelöffel Backpulver
¼ Teelöffel gemahlener Zimt
3 Teelöffel Mönchsfrucht-Süßstoff (mit oder ohne Erythrit)
2 Esslöffel frische Himbeeren
1 Esslöffel zuckerfreie dunkle Schokolade, grob gehackt
1 Esslöffel geschlagene Sahne

1. Ei, Kokosöl und Vanille in eine kleine mikrowellengeeignete Schüssel geben. Gut verrühren, dann Leinsamen, Backpulver, Zimt und Süßungsmittel hinzufügen. Gründlich vermischen.
2. Himbeeren und Schokoladenstückchen hinzufügen und erneut umrühren, dann 90 Sekunden lang in der Mikrowelle auf hoher Stufe erhitzen.
3. Den »Muffin« etwas abkühlen lassen und mit der Schlagsahne garnieren.

Mini-Apfelmuffins mit Schokolade und Zimt

Ergibt etwa 6 Mini-Muffins

Backtrennspray
½ Tasse Mandelmus (ohne Zuckerzusatz)
¼ Tasse Backkakao
¼ Tasse Kokosöl, geschmolzen
2 Esslöffel Apfelmus (ohne Zuckerzusatz)
Salz
½ Teelöffel Mandelextrakt
Eine Prise gemahlener Zimt

1. Den Backofen auf 160 °C vorheizen. Eine Mini-Muffin-Form mit Backtrennspray einfetten.
2. Mandelmus, Kakao, Kokosöl und Apfelmus in einer mittelgroßen Schüssel vermengen. Mandelextrakt und Zimt hinzufügen und gut unterrühren.
3. Den Teig in die Muffinform füllen, soweit er reicht; die restlichen Förmchen mit Wasser füllen. 10 Minuten backen oder bis die Zahnstocherprobe ergibt, dass die Muffins durchgebacken sind.

4. Die Muffins aus der Form nehmen und pro Person einen Mini-Muffin servieren.

Schoko-Erdnuss-Tassenkuchen

Ergibt 1 Portion

1 Esslöffel Butter
1 großes Ei
1 Esslöffel Kokosmehl
1 Esslöffel Süßstoff aus Stevia oder Mönchsfrucht
1 Esslöffel Erdnussbutter (ohne Zuckerzusatz)
1 Esslöffel Backkakao
½ Teelöffel Backpulver
2 Esslöffel zuckerfreie dunkle Schokolade, grob gehackt

1. Die Butter in eine mikrowellengeeignete große Tasse geben und bei hoher Stufe 15 bis 30 Sekunden lang in der Mikrowelle schmelzen lassen.
2. Das Ei, Kokosmehl, Süßstoff, Erdnussbutter, Kakao und Backpulver hinzufügen und gut verrühren.
3. Die Schokoladenstückchen hinzufügen und vorsichtig unterrühren. 60 Sekunden lang in der Mikrowelle erhitzen, dann etwas abkühlen lassen und servieren.

Vegane Riegel

Ergibt 16 Stück

Backtrennspray
½ Tasse Mandeln
½ Tasse Walnusshälften
½ Tasse Macadamianüsse
½ Tasse Kürbiskerne
1 Tasse ungesüßte Kokosraspeln
1 Teelöffel gemahlener Zimt
½ Tasse Erdnussbutter (ohne Zuckerzusatz)
¼ Tasse Kokosöl
2 Teelöffel Vanilleschotenpaste

1. Eine Backform (25 × 15 cm) dünn mit Backtrennspray einsprühen und mit Backpapier auslegen.
2. Mandeln, Walnüsse, Macadamianüsse und Kürbiskerne in einen Mixer geben und grob zerkleinern. In eine große Schüssel geben und Kokosraspeln und Zimt unterrühren.

3. In einem kleinen Topf Erdnussbutter, Kokosöl und Vanillepaste vermischen und unter Rühren bei schwacher Hitze 3 bis 5 Minuten lang erhitzen, bis alles geschmolzen ist und sich vermischt hat.
4. Die Erdnussmasse zu der Nussmischung geben und gut verrühren. Die Masse fest in die vorbereitete Form drücken und die Oberfläche mit der Rückseite eines Löffels glätten. Abdecken und für 2 bis 3 Stunden in den Kühlschrank stellen, oder bis die Masse fest ist. In 16 Riegel schneiden und pro Portion 1 Riegel berechnen.

Schoko-Bananen-»Nice Cream«

Ergibt 2 Portionen

2 reife Bananen, geschält
2 Esslöffel Mandelmus (ohne Zuckerzusatz)
1/4 Tasse Mandelmilch (ohne Zuckerzusatz)
1 Esslöffel Backkakao
3 Esslöffel Kakaonibs
1 Esslöffel Chiasamen
2 Esslöffel gemahlene Leinsamen

Alle Zutaten in eine Küchenmaschine geben und zu einer glatten Masse verarbeiten. In einen Behälter umfüllen und im Gefrierfach mehrere Stunden oder auch über Nacht aushärten lassen.

Kapitel 10

Galveston-Diät – lebenslang

Vielleicht haben Sie ja früher schon einmal eine Diät gemacht oder sind einem Ernährungsplan gefolgt und haben einen Punkt erreicht, an dem Sie Ihr Gewicht einfach nur noch halten wollten – beziehungsweise nicht wieder zulegen, was Sie bereits abgenommen haben. Nur wenige Konzepte liefern eine konkrete Anleitung dazu, die *Galveston-Diät* jedoch schon! Dabei geht es nicht nur darum, das erreichte Gewicht, sondern auch Ihre neue Lebensweise beizubehalten. Das ist ein Unterschied. Die Menschen, die beim dauerhaften Abnehmen den größten Erfolg verzeichnen, sind diejenigen, die an eben jenen Ess- und Lebensgewohnheiten festhalten, die ihnen beim Erreichen ihrer Ziele geholfen haben.

Inzwischen praktizieren Sie die *Galveston-Diät* seit etwa einem Monat. Sie haben den Dreh mit dem Intervallfasten raus und verfolgen beim Einkaufen und Kochen den Grundgedanken, entzündungshemmende Lebensmittel im richtigen Verhältnis der Makronährstoffe miteinander zu kombinieren sowie sich mit optimalen Mikronährstoffen zu versorgen, um Nährstoffmängel zu vermeiden. Diese drei Maßnahmen, zumal in gute Gewohnheiten umgewandelt, werden Ihnen helfen, auch in Zukunft auf Erfolgskurs zu bleiben.

Stellen Sie sich Ihre neuen Gewohnheiten wie Pfade durch den Wald vor: Man bahnt sie sich, indem man sie immer und immer wieder geht, bis ein gut ausgetretener Pfad entsteht. Bei jedem Waldspaziergang folgen Sie nun diesem einfachen, herrlichen Weg, anstatt sich durch Gestrüpp und Dornen zu schlagen, um Ihr Ziel zu erreichen. Der gut ausgetretene Pfad ist außerdem bequem, weshalb Sie ihn immer wieder gerne gehen werden. Und so ist es auch mit Ihren neuen, eingespielten Ess- und Lebensgewohnheiten.

Der Zweck der *Galveston-Diät* besteht darin, in einer wichtigen Phase Ihres Lebens (die immerhin 40 Prozent oder mehr Ihres Lebens ausmacht!) Gesundheit und Wohlbefinden wiederherzustellen. Sie haben ein gesundes Körpergewicht erreicht und sicher viele Beschwerden ausgemerzt. Selbstverständlich werden Sie diesen Weg weitergehen wollen!

Da stellt sich natürlich die Frage: Wie können Sie diese Lebensweise aufrechterhalten? Die Antwort lautet, dass Sie in den sogenannten »Erhaltungsmodus« übergehen: Sie bauen diese Gewohnheiten nach und nach immer fester in Ihren Alltag ein. Allerdings können Sie nun ein paar Änderungen vornehmen – wenn Sie die Grundregeln erst einmal verinnerlicht haben, ist Flexibilität das Gebot der Stunde.

Am Intervallfasten festhalten

Inzwischen hat sich Ihr Körper an das Intervallfasten gewöhnt, es sollte also ein Leichtes sein, diese Gewohnheit ein Leben lang beizubehalten. Ich selbst wollte es eigentlich nur ein paar Monate lang ausprobieren. Aber was als Experiment begann, hat sich für mich zu einer Lebensweise entwickelt, die mir half, mein Gewicht in den Griff zu bekommen, Entzündungen zu bekämpfen und mich jeden Tag großartig zu fühlen.

Obwohl das Intervallfasten eine einfache Methode ist, Pfunde zu verlieren, besteht seine wahre Stärke darin, dabei zu helfen, dieses Gewicht auch zu halten. Schluss mit Rückfällen und Jo-Jo-Diäten. Deshalb gehört das Intervallfasten jetzt zu meinen Standardempfehlungen für die Frauen, die ich zum Thema Abnehmen berate.

Letztlich verfügen wir damit erstmals über eine Methode (beziehungsweise eine Gewohnheit), mit der wir das Gewicht reduzieren und die Entzündungswerte niedrig halten können.

Und die Wissenschaft gibt mir recht. Wenn man früher abgenommen hatte, wurde einem im Allgemeinen geraten, den Kalorienverbrauch im Auge zu behalten, um nach einer Diät das Gewicht zu halten. Allerdings lehrt uns die Statistik, dass dies nicht funktioniert: 95 Prozent der Abnehmwilligen nehmen innerhalb eines Jahres wieder zu, oft sogar mit Zuschlag. Schlimmer noch: Die abgenommenen Kilo bestehen zu 50 Prozent aus Fett und zu 50 Prozent aus Muskelmasse.

Im Jahr 2021 führte ein Forschungsteam vom University of Kansas Medical Center eine interessante Studie über Intervallfasten zur Beibehaltung von reduziertem Gewicht durch. Dabei stellte sich heraus, dass Intervallfasten eine wirksame Alternative zum Kalorienzählen ist, weil es eine erneute Gewichtszunahme verhindert, und es vielleicht sogar besser geeignet ist, ein gesundes Gewicht zu halten.

Also – bleiben Sie dran!

Schlauer essen und besser leben mit entzündungshemmenden Lebensmitteln

Inzwischen wissen Sie, dass Ihrer Ernährung eine entscheidende Rolle dabei zukommt, Entzündungen auf einem niedrigen Niveau zu halten, den Stoffwechsel zu optimieren, beim Abnehmen zu helfen und die Gesundheit insgesamt zu fördern.

Da es sich bei der *Galveston-Diät* nicht um eine Crash-Diät, sondern um eine Ernährungsweise handelt, gehört sie zu den effektivsten Programmen zur Bekämpfung von Entzündungen überhaupt. Entscheidend ist, dass Sie sich fortan abwechslungsreich mit (vor allem pflanzlichen) Lebensmitteln ernähren, die reich an Antioxidantien, sekundären Pflanzenstoffen, Ballaststoffen und gesunden Fetten sind, sowie mit mageren Proteinquellen und anderen Nährstoffen. Diese Lebensmittel und Nährstoffe sind der Schlüssel, um Krankheiten vorzubeugen, das Gewicht zu regulieren und zu verhindern, dass die typischen Symptome im mittleren Lebensalter wieder auftreten.

Bei der Auswahl der Lebensmittel sind Sie jetzt noch flexibler. Mit dem Erhaltungsplan erweitert sich die Auswahl an entzündungshemmenden Lebensmitteln. Sie können jetzt zum Beispiel mehr Obst wie Weintrauben, Melonen, Papayas, Ananas, Pfirsiche und praktisch jedes andere frische Obst in Ihr Repertoire aufnehmen, und zwar schrittweise um eine oder zwei Portionen pro Tag.

Außerdem dürfen Sie Ihre Kohlenhydratzufuhr um ein oder zwei zusätzliche Portionen stärkehaltiger Kohlenhydrate wie Süßkartoffeln, Winterkürbis, verschiedene Wurzelgemüse und Vollkornprodukte erhöhen. Alle diese Lebensmittel haben eine enorme entzündungshemmende Wirkung. Behalten Sie dabei aber unbedingt den Überblick über Ihre Kohlenhydratwerte, damit diese auch wirklich Ihrem Erhaltungsbedarf entsprechen.

Bedenken Sie, dass die *Galveston-Diät* ein lebenslanger Aktionsplan ist, bei dem es in allererster Linie um Entscheidungen geht – und zwar um Ihre höchsteigene Entscheidung, gut zu essen und gut zu leben. Und wie zuvor erwähnt: Das hat nichts mit Willenskraft zu tun, sondern damit, dass Sie Ihren Körper besser kennenlernen und sich die Verhaltensweisen aneignen, mit denen Sie so gesund wie nur möglich werden.

Ein wichtiger Faktor dabei sind entzündungshemmende Lebensmittel. Durch sie reduzieren Sie Ihr Risiko für Langzeiterkrankungen – verzehren Sie sie also jeden Tag! Wenn Sie wieder auf die falschen Lebensmittel zurückgreifen, treten Entzündungen jedoch schnell wieder auf. Darum gilt es, die Entzündung dauerhaft mit der richtigen Ernährung zu bekämpfen.

Das Verhältnis der Energielieferanten ändern

In dem Maße, in dem sich Ihr Taille-Hüfte-Verhältnis, Ihr Gewicht und andere Kennzahlen verbessern, können Sie im Laufe einiger Wochen das Verhältnis der Makronährstoffe anpassen.

Denn wenn Sie sich gesünder fühlen und mit Ihrer Konfektionsgröße zufrieden sind, ist es nicht mehr nötig, sich an eine Makroformel zu halten, durch die die Fettverbrennung in Gang gesetzt wird. Vielmehr können Sie das Ganze jetzt stabilisieren, indem Sie Ihre Makros darauf anpassen. Konkret bedeutet dies, dass Sie jetzt mehr gute Kohlenhydrate und weniger Fett essen und gleichzeitig eine moderate Menge an Protein zu sich nehmen dürfen.

Und warum ist das so? Weil inzwischen alles wie geschmiert laufen sollte. Soll heißen, Ihr Hormonhaushalt ist besser reguliert, der Stoffwechsel gesünder, und Sie verfügen über mehr Energie. Ihr Organismus verträgt jetzt einen anderen Prozentsatz an Makronährstoffen.

Auch weiterhin werden Sie entzündungshemmende Lebensmittel wählen, die Ihrem Körper guttun – mehr noch als bisher sogar. Sie treiben auch weiterhin Ihre persönliche »Energiewende« voran, aber mit anderen Werten, und zwar *schrittweise*. So steigt die Wahrscheinlichkeit, dass die Veränderungen auch wirklich von Dauer sind.

Und so geht's:

- Beginnen Sie mit einer oder mehreren Wochen mit einem Anteil von 60 Prozent Fett, 20 Prozent Protein und 20 Prozent Kohlenhydraten.
- Dann steigern Sie sich über weitere Wochen auf 50 Prozent Fett, 20 Prozent Protein und 30 Prozent Kohlenhydrate.
- Langfristig pendeln Sie sich bei 40 Prozent Fett, 20 Prozent Protein und 40 Prozent Kohlenhydraten ein.

Wichtig ist dabei natürlich, dass Sie während dieser Anpassungen weiterhin die Makronährstoffe protokollieren. Lassen Sie sich Zeit, achten Sie darauf, wie Sie sich bei diesen Umstellungen fühlen – und haben Sie Geduld. Bei jeder erneuten Anpassung kann es ein paar Wochen dauern, bis sie zur Gewohnheit wird.

Behalten Sie auch Ihr Gewicht im Auge. Während der Erhaltungsphase empfiehlt es sich, wöchentlich oder mehrmals pro Woche auf die Waage zu steigen. Aus den Zahlen des National Weight Control Registry, also der größten Studie zu Menschen, die langfristig erfolgreich abgenommen haben, geht hervor, dass diejenigen, die ihr Gewicht erfolgreich halten, sich etwa einmal pro Woche wiegen.

Vergessen Sie dabei die Veränderungen abseits der Waage nicht: Erfassen Sie, wie bereits beschrieben, Ihr Taille-Hüfte-Verhältnis. Wenn Sie allmählich Lebensmittel wieder einführen, kommt es ganz wesentlich darauf an, zu bemerken, ob eines davon Entzündungen oder Unwohlsein auslöst. In diesem Fall gilt es, die Menge des Lebensmittels zu reduzieren oder es ganz vom Speiseplan zu streichen.

Lassen Sie sich von einer kleinen Zunahme von zwei bis drei Kilo nicht aus der Ruhe bringen, das ist häufig völlig normal. Fällt Ihnen jedoch auf, dass sich die Pfunde über solche normalen Schwankungen hinaus ansammeln oder Ihr Taille-Hüfte-Verhältnis nicht (mehr) stimmt, sollten die Alarmglocken schrillen. Das ist dann das Signal, dass Sie kurzfristig wieder zum Verhältnis 70 Prozent Fett, 20 Prozent Protein und 10 Prozent Kohlenhydrate zurückkehren sollten, um wieder auf Spur zu kommen.

Behalten Sie bei den Makro-Anpassungen während der Erhaltungsphase folgende Tipps im Hinterkopf:

- Sämtliche Rezepte in diesem Buch lassen sich anpassen, um den Makro-Vorgaben in der Erhaltungsphase besser zu entsprechen.
- Ersetzen Sie die Gemüsesorten mit einem niedrigen Kohlenhydratwert durch Getreide, Hülsenfrüchte und stärkehaltigere Kürbis- und Obstsorten.
- Reduzieren Sie die Menge gesunder Fettsorten bei den Hauptgerichten und Zwischenmahlzeiten. Ein Beispiel wäre, statt einer ganzen Avocado nur eine halbe zu essen oder statt zwei Esslöffeln Olivenöl bloß einen zu verwenden.
- Essen Sie weiterhin entzündungshemmende Lebensmittel. »Erhaltungsphase« heißt keinesfalls, dass jetzt wieder massenhaft industriell verarbeitete Lebensmittel und raffinierte Kohlenhydrate gegessen werden sollten! Meine persönliche Faustregel lautet: Wenn ein Lebensmittel in der Natur wächst und ohne Etikett auskommt, bekommt es einen Daumen nach oben! Wenn es dagegen in einer Fabrik produziert wird, nicht aussieht,

als würde es in dieser Form in der Natur vorkommen (Getreide wächst zum Beispiel nicht in Form von Cornflakes) oder eine »speisenähnliche Substanz« mit Aromen aus dem Reagenzglas ist (wie manche Chips), dann zeigen beide Daumen entschieden nach unten.

Gerade, wenn man Fertigsoßen und Gewürzmischungen kauft, sollte man unbedingt die Zutatenliste studieren und zugesetzten Zucker und entzündungsfördernde Zutaten meiden, wo es nur geht.

Die Freude am Wandel

Wenn man sich lebenslang an die *Galveston-Diät* hält, erlebt man ganz Erstaunliches!

Im Alter von 43 Jahren wurde bei Valerie eine vollständige Entfernung der Gebärmutter durchgeführt. Obwohl sie bisher keine Gewichtsprobleme hatte, bemerkte sie, dass sie im Laufe der Jahre schleichend zunahm. Mit 50 Jahren hatte sie merklich zugelegt und brachte, obwohl sie nicht besonders groß ist, nun rund 60 Kilo auf die Waage, vor allem um ihre Mitte herum.

»Ich hatte einen Bauch wie noch nie zuvor im Leben. Kurven habe ich, ja, und die mag ich auch, aber meine Proportionen gerieten aus den Fugen. Und dann habe ich in zwei Wochen knappe drei Kilo abgenommen! Mittlerweile habe ich mein Zielgewicht von 54 Kilo erreicht.

Vor allem leide ich nicht mehr unter Blähungen und Verstopfung und habe zugesetzten Zucker ganz von meinem Speiseplan gestrichen. Außerdem ist das Bäuchlein weg. Mir geht es blendend! Und das alles ohne Pillen, Tricks oder unrealistische Ernährungsregeln, die kein Mensch einhalten kann.«

Dann wäre da noch Laurie, die in den Wechseljahren war. Nach sechs Wochen mit dem Programm hatte sie über fünf Kilo abgenommen und noch einige andere erfreuliche Veränderungen bemerkt. »Mir ist aufgefallen, dass meine Hüften nach dem

Autofahren oder bei längerem Sitzen nicht mehr wehtun«, sagte sie. »Eine enorme Erleichterung! Die Schmerzen waren vorher nämlich allmählich immer schlimmer geworden, und ich habe mich schon gefragt, ob ich vielleicht eine neue Hüfte brauche. Ich bin Hebamme und habe alle Hände voll zu tun, und eigentlich möchte ich noch etliche Jahre arbeiten, solange ich noch fit bin. Und seit ich so esse, wie ich es durch das Programm gelernt habe, fühle ich mich unglaublich fit und gesund.«

Mayra war überglücklich, als sie vor Kurzem ihr Blutbild erhielt. »Es besteht weder ein prädiabetischer Zustand, noch sind meine Cholesterinwerte erhöht. Mit dem Programm und dem Training werde ich die restlichen Kilo garantiert auch noch los, aber das Beste ist, dass ich überhaupt keine Wechseljahrsbeschwerden mehr habe. Früher hatte ich leichte Beschwerden, aber jetzt gar keine mehr.«

Und Debbie gehört zu jenen, die Intervallfasten »lebenslänglich« praktizieren. »Ich habe mich nach dem Ernährungsplan gerichtet und mich an das 16:8-Intervallfasten gehalten. Dadurch habe ich 35 Kilo abgenommen. So gut ging es mir noch nie! Hätte ich bloß schon früher vom Intervallfasten gehört! Damit schaffe ich es endlich, mein Gewicht zu halten. Früher hatte ich ständig mit dem Jo-Jo-Effekt zu kämpfen, aber das ist jetzt vorbei.«

Speisepläne für die Erhaltungsphase

Im Folgenden finden Sie Beispiele dafür, wie ein Speiseplan in der Erhaltungsphase aussehen könnte. Ich habe Beispiele für Zwei-Tages-Menüs für konventionelle und vegetarische Mahlzeiten zusammengestellt. Diese Muster nehmen überwiegend Bezug auf die folgenden, an die Erhaltungsphase angepassten Rezepte, aber es sind auch ein paar Rezepte aus dem vorangegangenen Abschnitt enthalten.

Konventioneller Speiseplan

TAG 1

MAHLZEIT 1: MARY CLAIRES PARFAIT (SEITE 211)

Zwischenmahlzeit 1: Nussiger Bananentoast (Seite 276)

MAHLZEIT 2: HACKBRATEN MIT BLUMENKOHLPÜREE UND GEBACKENER SÜSSKARTOFFEL (SEITE 269)

Zwischenmahlzeit 2: Völlig verdattelt (Seite 276)

Makros: Fett: 43 %, Protein: 21 %, Nettokohlenhydrate: 36 %, Ballaststoffe: 29 g

TAG 2

MAHLZEIT 1: MINI-AVOCADO-TOAST (SEITE 270)

Zwischenmahlzeit 1: Salat aus Kichererbsen und Tomate (Seite 277)

MAHLZEIT 2: ZITRONENHUHN MIT KAPERN UND FARRO (SEITE 271)

Zwischenmahlzeit 2: Sommerlicher Obstsalat (Seite 277)

Makros: Fett: 40 %, Protein: 24 %, Nettokohlenhydrate: 36 %, Ballaststoffe: 34 g

Vegetarischer Speiseplan

TAG 1

MAHLZEIT 1: TOFU IN ERDNUSSSOSSE MIT VOLLKORNREIS (SEITE 272)

Zwischenmahlzeit 1: 2 hart gekochte Eier

MAHLZEIT 2: VEGANER PROTEINSALAT MIT WENIGER FETT (SEITE 272)

Zwischenmahlzeit 2: Bratapfel mit Zimt und Rosinen (Seite 277)

Makros: Fett: 47 %, Protein: 16 %, Nettokohlenhydrate: 37 %, Ballaststoffe: 27 g

TAG 2

MAHLZEIT 1: HAFERPFANNKUCHEN MIT MANDELMUS UND BLAUBEEREN (SEITE 274)

Zwischenmahlzeit 1: Veganer Mandel-Blaubeer-Smoothie (Seite 252)

MAHLZEIT 2: PILZ-STROGANOFF AUS DEM SLOW COOKER MIT CREMIGEM VOLLKORNREIS (SEITE 275)
Zwischenmahlzeit 2: Zitronen-Ricotta-Dip mit Birnenschnitzen (Seite 278)
Makros: Fett: 48 %, Protein: 16 %, Nettokohlenhydrate: 36 %, Ballaststoffe: 31 g

Varianten der *Galveston-Diät*-Rezepte für die Erhaltungsphase

Rezepte für Mahlzeit 1 und Mahlzeit 2

Im Folgenden finden Sie Varianten von sieben Rezepten, die Sie bei der *Galveston-Diät* bereits kennengelernt haben. Bei allen gibt es kleine Änderungen, die das veränderte Makro-Verhältnis bei der Erhaltungskost berücksichtigen.

Hackbraten mit Blumenkohlpüree und gebackener Süßkartoffel

In dieser Variante des Hackbratenrezepts habe ich die Menge der Kohlenhydrate durch den Austausch von Mandelmehl gegen Hafermehl (das mehr Kohlenhydrate enthält) etwas erhöht. Als Beilage zu diesem Hackbraten gibt es eine kleine gebackene Süßkartoffel, und schon haben Sie eine köstliche Mahlzeit mit guten Kohlenhydraten und vielen entzündungshemmenden Eigenschaften.

Ergibt 6 Portionen

- 2 Esslöffel Olivenöl
- 1/4 Tasse gehackte Zwiebel
- 700 g mageres Rinderhackfleisch, aus Weidehaltung
- 1 Tasse Hafermehl
- 2 große Eier
- 1/3 Tasse passierte Tomaten (Passata)
- 1/2 Tasse geriebener Parmesankäse
- 1/2 Teelöffel Salz
- 1/2 Teelöffel schwarzer Pfeffer
- 1/2 Teelöffel Knoblauchpulver

6 kleine Süßkartoffeln

2 Tassen Blumenkohlpüree

6 Esslöffel gesalzene Butter

1. Den Ofen auf 175 °C vorheizen.
2. Das Olivenöl in einer kleinen Pfanne erhitzen, die Zwiebel hinzufügen und glasig dünsten, etwa 3 Minuten.
3. In einer großen Schüssel Hackfleisch, gebratene Zwiebel, Hafermehl, Eier, Tomatenpüree, Käse, Salz, Pfeffer und Knoblauchpulver vermischen. Die Mischung zu einem festen, ovalen Laib formen.
4. Den Hackbraten in eine flache Auflauf- oder Kastenform geben und 1 Stunde lang backen. Nach etwa 15 Minuten Backzeit die Süßkartoffeln mit einer Gabel einstechen und auf den Rost neben die Form oder einen anderen Einschub im Ofen legen.
5. Inzwischen das Blumenkohlpüree zubereiten.
6. Den Hackbraten vorsichtig aus der Pfanne nehmen, das ausgetretene Fett entsorgen und auf eine Servierplatte geben. Probieren, ob die Süßkartoffeln weich sind, und aus dem Ofen holen.
7. Zum Servieren den Hackbraten in Scheiben schneiden, auf Tellern anrichten und mit Portionen Blumenkohlpüree und einer Süßkartoffel servieren. Nach Belieben einen großzügigen Klecks Butter auf die Blumenkohlportionen geben.

Mini-Avocado-Toast

Das folgende Beispiel verdeutlicht, wie man ein einfaches Rezept so abändern kann, dass es etwas weniger Fett enthält. Um das ursprüngliche Rezept von Seite 213 den neuen Zielsetzungen anzupassen, habe ich einfach das Olivenöl reduziert und statt einer ganzen nur eine halbe Avocado verwendet.

Ergibt 1 Portion

1/2 Teelöffel Olivenöl

2 große Eier

2 Scheiben gekeimtes Vollkornbrot

1/2 Avocado, ohne Kern, in Scheiben

Salz und schwarzer Pfeffer

Chiliflocken (optional)

1. Das Olivenöl in einer großen Pfanne auf mittlerer bis hoher Stufe erhitzen. Wenn es Schlieren zieht, Eier hineinschlagen und wie gewünscht (als Spiegelei oder Rührei) ca. 3 Minuten lang braten.
2. In der Zwischenzeit das Brot nach Geschmack toasten.

3. Das getoastete Brot auf einen Teller legen. Mit Avocado-Scheiben belegen, dann das Ei hinzufügen und mit Salz und Pfeffer abschmecken. Nach Belieben mit Chiliflocken bestreuen. Sofort servieren.

Zitronenhuhn mit Kapern und Farro

In der Erhaltungsphase beginnen Sie, wieder mehr Getreide zu essen, um den Kohlenhydratanteil leicht zu erhöhen. Diese Variante des Zitronenhuhns mit Kapern (Seite 230) ist mit Farro zubereitet, einem sehr delikaten, ballaststoff- und proteinreichen Vollkornprodukt aus dem Urgetreide Emmer.

Ergibt 4 Portionen

4 Hähnchenbrustfilets (etwa 450 g)
Salz und schwarzer Pfeffer
4 Esslöffel Ghee (geklärte Butter) oder Olivenöl
2 Zitronen, davon eine ausgepresst und eine in Scheiben geschnitten
1 Knoblauchzehe, in Scheiben geschnitten
2 Esslöffel abgetropfte Kapern
1 große Zwiebel, in Scheiben geschnitten
4 Tassen geputzte grüne Bohnen
4 Tassen gekochter Farro (Emmerkorn), heiß
1/4 Tasse Mandelstifte, geröstet

1. Hähnchenteile trocken tupfen und mit Salz und Pfeffer würzen.
2. In einer großen Pfanne auf mittlerer Stufe 1 Esslöffel Ghee erhitzen. Wenn es Schlieren zieht, Fleisch hineinlegen und 8 bis 10 Minuten lang braten, bis es durch ist, dabei einmal umdrehen. Herausnehmen, auf einen Teller geben und abgedeckt warm halten.
3. Zitronensaft, 1 Esslöffel Ghee, Knoblauch und Kapern in die Pfanne geben und bei mittlerer bis hoher Hitze zum Köcheln bringen. Zitronenscheiben hinzufügen, dann das Fleisch wieder hineinlegen, die Hitze reduzieren und das Ganze noch einmal etwa 5 Minuten köcheln lassen.
4. In einer weiteren mittelgroßen Pfanne die restlichen 2 Esslöffel Ghee auf mittlerer Stufe erhitzen. Sobald es Schlieren zieht, Zwiebel und Bohnen hinzufügen und so lange dünsten, bis die Zwiebel glasig und die Bohnen bissfest sind, etwa 3 Minuten.
5. Die Mandelstifte zu den Bohnen geben und umrühren.
6. Das Huhn auf einer Servierplatte anrichten und mit den Zwiebeln und Bohnen servieren. Den Farro dazu servieren und mit Butterflöckchen garnieren.

Tofu in Erdnusssoße mit Vollkornreis

Dieses vegetarische Gericht ist asiatisch inspiriert, kommt aber ohne zuckerhaltige Soße aus. Durch die Zugabe von Vollkornreis, der reich an Ballaststoffen und Magnesium ist, liefert diese Erhaltungsvariante von Tofu in Erdnusssoße (Seite 223) zusätzliche Kohlenhydrate.

Ergibt 4 Portionen

1 Block fester Tofu (400 g)
¼ Tasse Erdnussbutter (ohne Zuckerzusatz)
2 Esslöffel Tamarisoße
2 Esslöffel Wasser
3 Esslöffel Süßstoff (Xucker light oder ähnlich)
1 Teelöffel geröstetes Sesamöl
½ Teelöffel Chiliflocken
1 Esslöffel geriebener frischer Ingwer
2 ¼ Tassen frischer Broccolini, gehackt
1 Esslöffel Kokosöl
4 Tassen gekochter Vollkornreis, warm

1. Den Tofu zwischen zwei Papiertücher und zwei Teller legen. Mit einem schweren Gegenstand beschweren und den Tofu mindestens 30 Minuten lang pressen. Anschließend den Tofu in 1 cm große Würfel schneiden; das ergibt etwa 1 ½ Tassen.
2. Erdnussbutter, Tamarisoße und Wasser vermischen. Kurkuma, Sesamöl, Chiliflocken und Ingwer hinzufügen.
3. Broccolini etwa 5 Minuten lang dämpfen oder kochen, bis sie weich sind. Warm halten.
4. Kokosöl in einer großen Pfanne auf mittlerer Stufe erhitzen. Wenn es geschmolzen ist, die Tofuwürfel hinzufügen und unter gelegentlichem Wenden 10 bis 15 Minuten lang anbraten, bis sie leicht gebräunt sind.
5. Die Soße unterrühren und gut vermengen. Den Vollkornreis in Portionsschalen füllen, die Tofumischung darübergeben und mit dem warmen Broccolini servieren.

Veganer Proteinsalat mit weniger Fett

Dieses Rezept ist ein weiteres Beispiel dafür, wie man den Fettgehalt etwas reduzieren kann, indem man weniger Olivenöl und Tahini und eine halbe statt einer ganzen Avocado verwendet. Dies ist die Erhaltungsvariante des Veganen Proteinsalats (Seite 218).

Ergibt 2 Portionen

Für das marinierte Tempeh

2 Esslöffel Balsamicoessig
1 Esslöffel Tamari- oder Sojasoße
1 Esslöffel reiner Ahornsirup
1/2 Teelöffel Knoblauchpulver
Je eine Prise Salz und schwarzer Pfeffer
1/2 Block (ca. 100 g) Tempeh, in Würfel geschnitten

Für den gebackenen Tofu

1/2 Block (ca. 100 g) mittlerer oder fester Tofu, in Würfel geschnitten
1/2 Teelöffel Knoblauchpulver
1 Esslöffel Tamari- oder Sojasoße
Je eine Prise Salz und schwarzer Pfeffer

Für den Salat

1 Tasse gehackter und gedünsteter Brokkoli
2 Tassen grob gehackter frischer Rucola
1 Tasse gewürfelte Salatgurke
1/2 gewürfelte Avocado
4 Esslöffel Hanfsamen
2 Teelöffel Tahini
1 Teelöffel Olivenöl
Frischer Zitronensaft

1. Tempeh vorbereiten: Balsamicoessig, Tamarisoße, Ahornsirup, Knoblauchpulver, Salz und Pfeffer in einem tiefen Teller vermischen. Tempeh hinzufügen und mindestens 2 Stunden oder über Nacht durchziehen lassen.
2. Nach dieser Zeit den Backofen auf 200 °C vorheizen. Eine kleine Auflaufform mit Backtrennspray einsprühen oder mit einer Silikon-Backmatte auslegen.
3. Tofu zubereiten: Die Tofuwürfel mit Knoblauchpulver, Tamarisoße, Salz und Pfeffer mischen und bei 200 °C etwa 10 Minuten backen.
4. Die Tempeh-Würfel in die Auflaufform geben und zusammen mit dem Tofu weitere 20 Minuten backen, bis sie leicht gebräunt sind. Die Tempeh-Würfel nach Belieben mit ein wenig der übrig gebliebenen Marinade vermengen.
5. Den Salat anrichten: Brokkoli, Rucola, Salatgurke und Avocado in eine große Salatschüssel geben. Tempeh- und Tofuwürfel hinzufügen und gut vermengen. Mit Hanfsamen bestreuen. Tahini und Olivenöl darüberträufeln und alles gut mit dem Dressing vermengen. Den

Salat mit einem Spritzer frischem Zitronensaft abschmecken und servieren.

Haferpfannkuchen mit Mandelmus und Blaubeeren

Bei diesem köstlichen Frühstücks- oder Brunchgericht wird statt des gemahlenen Leinsamens in den Leinsamenpfannkuchen (Seite 214) Hafermehl verwendet. Hafermehl enthält etwas mehr Kohlenhydrate und ist eine gute Quelle für Ballaststoffe, Vitamine und Mineralien. Übrigens können Sie Hafermehl auch anstelle von Weißmehl verwenden, um den Anteil der guten Kohlenhydrate in Ihren Rezepten zu erhöhen.

Ergibt 4 Portionen

1 Tasse Hafermehl
4 große Eier, leicht verquirlt
1/3 Tasse Mandelmilch (oder andere Milch) ohne Zuckerzusatz – bei Bedarf auch mehr
2 Teelöffel frischer Zitronensaft
1 Teelöffel Natron
1 Teelöffel Vanilleextrakt
1 Teelöffel gemahlener Zimt
1 Prise Salz
1/2 Esslöffel Kokosöl
4 Esslöffel Mandelmus (ohne Zuckerzusatz)
2 Tassen gefrorene Blaubeeren

1. In einer großen Schüssel Hafermehl, Natron, Vanille, Zimt, Salz, Eier, Mandelmilch und Zitronensaft vermengen. Wenn die Mischung zu dick ist, mehr Mandelmilch oder Wasser hinzufügen, um die Konsistenz eines Pfannkuchenteigs zu erhalten.
2. Eine große Pfanne auf mittlerer Stufe erhitzen und das Kokosöl hinzufügen. Wenn es geschmolzen und heiß ist, jeweils etwa 1/4 Tasse Teig für 2 oder 3 Pfannkuchen hineingeben und vorsichtig mit einem Löffel verteilen. 2 bis 3 Minuten lang backen, bis die Ränder fest werden und sich Blasen bilden. Dann wenden und auf der anderen Seite weitere 2 bis 3 Minuten backen. Die fertigen Pfannkuchen auf einem abgedeckten Teller warm halten, während der restliche Teig verarbeitet wird.
3. Währenddessen das Mandelmus in einer kleinen Schüssel in der Mikrowelle schmelzen. Die gefrorenen Blaubeeren in eine mittelgroße

Schüssel geben und in der Mikrowelle erhitzen, bis sie aufgetaut sind und saftig werden.

4. Die Pfannkuchen auf Teller verteilen, mit dem geschmolzenen Mandelmus beträufeln und mit den Blaubeeren bestreuen.

Pilz-Stroganoff aus dem Slow Cooker mit cremigem Knoblauchreis

In dem Rezept auf Seite 235 wird das Stroganoff mit Blumenkohlreis gereicht. Hier hingegen passt Vollkornreis dazu, eine großartige Quelle für hochwertige Kohlenhydrate und Ballaststoffe. Außerdem habe ich mehr Joghurt und Petersilie verwendet und die Fettmenge verringert.

Ergibt 4 Portionen

Für das Stroganoff

- 5 Tassen Champignons, halbiert oder geviertelt
- 6 Knoblauchzehen, gehackt
- 1 mittelgroße gelbe Zwiebel, in dünne Scheiben geschnitten
- 2 Tassen Gemüsebrühe
- 4 Teelöffel geräuchertes Paprikapulver
- 2 Esslöffel griechischer Joghurt, Natur, Vollfettstufe
- Salz und schwarzer Pfeffer
- 1/2 Tasse gehackte frische Petersilie

Für den cremigen Reis

- 3 Esslöffel Olivenöl
- 4 Tassen gekochter Vollkornreis
- 2 Knoblauchzehen, gehackt
- 1 1/2 Teelöffel Salz
- 1 Teelöffel schwarzer Pfeffer
- 1/2 Tasse Gemüsebrühe
- 2 Esslöffel Ghee (geklärte Butter) oder ungesalzene Butter
- 2 Esslöffel Konditorsahne (alternativ Schlagsahne)

1. Stroganoff zubereiten: Pilze, Knoblauch, Zwiebel, Brühe und Paprika in einen Slow Cooker geben und 4 Stunden auf hoher Stufe garen.
2. Den Slow Cooker öffnen und Joghurt unterrühren. Mit Salz und Pfeffer abschmecken. Deckel schließen und Stroganoff warm halten.
3. Für den Knoblauchreis: Einen großen Topf auf mittlerer Stufe erhitzen und das Olivenöl hinzufügen. Wenn es heiß ist, Reis, Knob-

lauch, Salz und Pfeffer hinzugeben und 3 Minuten lang unter Rühren anbraten. Mit der Gemüsebrühe ablöschen, abdecken und die Hitze auf mittlere bis niedrige Stufe reduzieren. 12 Minuten köcheln lassen, dabei ab und zu umrühren.

4. Ghee und Sahne unterrühren und weitere 5 Minuten köcheln lassen, zwischendurch umrühren.
5. Das Stroganoff mit dem cremigen Knoblauchreis servieren.

Rezepte für Zwischenmahlzeiten

Nussiger Bananentoast

Bananen gehören zu den Obstsorten, die Sie bei der Galveston-Diät gerne essen dürfen. Sie sind eine gute Quelle für Kalium und Elektrolyte und eignen sich hervorragend, um den Kohlenhydratanteil in Ihrer Ernährung zu erhöhen.

Ergibt 1 Portion

2 Scheiben gekeimtes Vollkornbrot
1 Esslöffel Mandelmus (ohne Zuckerzusatz)
1 mittelgroße Banane, in Scheiben geschnitten
Gemahlener Zimt (optional)

Das Brot nach Geschmack toasten. Mit Mandelmus bestreichen, dann die Bananenscheiben darauflegen. Falls gewünscht, mit Zimt bestreuen und dann servieren.

Völlig verdattelt

Datteln sind eine ausgezeichnete Quelle für natürliche Süße. Außerdem liefern sie reichlich Kalium, Magnesium und Eisen. Darüber hinaus stehen sie auf den Bewertungsskalen zur Messung der antioxidativen Aktivität ganz weit oben. In Kombination mit etwas Zartbitterschokolade liefern die Datteln in diesem Rezept also jede Menge Antioxidantien und wirken zudem entzündungshemmend.

Ergibt 1 Portion

1 Stück (30 g) Schokolade mit mindestens 70 % Kakaoanteil
2 Medjool-Datteln, entsteint

Die Schokolade in eine kleine Schüssel geben und in der Mikrowelle auf niedriger Stufe 2 bis 3 Minuten schmelzen lassen. Die Datteln in die geschmolzene Schokolade tunken oder darin wenden.

Salat aus Kichererbsen und Tomate

Wenn Sie Rezepte mit Hülsenfrüchten wie Kichererbsen zubereiten, erhalten Sie eine Menge guter Kohlenhydrate, Proteine und Ballaststoffe in einem einzigen Gericht. Dieser kleine Snack ist einfach nachzukochen und steckt voller Vorteile.

Ergibt 1 Portion

- 1 Tasse Kichererbsen aus der Dose, abgetropft und abgespült
- 1 Tasse halbierte oder geviertelte Kirschtomaten
- 2 extragroße entsteinte schwarze Oliven, in Scheiben geschnitten
- 1 Esslöffel gehackte Zwiebel
- 1 Esslöffel Balsamicoessig

Kichererbsen, Traubentomaten, Oliven und Zwiebeln in einer mittelgroßen Schüssel vermengen. Den Essig darüberträufeln und die Mischung vor dem Verzehr 10 bis 15 Minuten ziehen lassen.

Sommerlicher Obstsalat

In der Erhaltungsphase sollten Sie mehr frisches Obst essen. Dazu bietet sich ein Obstsalat wie dieser an, der aus mehreren bunten Früchten besteht, die alle reich an Antioxidantien sind.

Ergibt 1 Portion

- 1 mittelgroße Banane, in Scheiben geschnitten
- 1/2 Tasse frische Erdbeeren, in Scheiben geschnitten
- 1/2 Tasse gewürfelte frische Wassermelone

Banane, Erdbeeren und Wassermelone in einer mittelgroßen Schüssel mischen und genießen.

Bratapfel mit Zimt und Rosinen

Mit einem Rezept wie diesem, bei dem Obstsorten miteinander kombiniert werden, lässt sich die Kohlenhydratzufuhr leicht erhöhen. Hier wird ein Apfel mit Rosinen zusammengebracht, beides reich an guten Kohlenhydraten und mit vielen Ballaststoffen.

Ergibt 1 Portion

- 1 Teelöffel gesalzene Butter
- 1/4 Tasse Rosinen nach Wahl
- 1 mittelgroßer Apfel, entkernt
- 1/4 Teelöffel gemahlener Zimt

Die Butter und die Rosinen in das Innere des Apfels geben und dann mit dem Zimt bestreuen. Den Apfel in einer kleinen Schüssel 1 bis

2 Minuten lang auf mittlerer Stufe in der Mikrowelle erwärmen, bis er etwas weicher geworden ist.

Zitronen-Ricotta-Dip mit Birnenschnitzen

Birnen gehören zu den ballaststoffreichsten Früchten überhaupt. Genießen Sie sie mit diesem köstlichen Dip.

Ergibt 4 Portionen

1 Tasse Ricotta, vollfett
1 Zitrone, entsaftet
2 Esslöffel Olivenöl
2 Esslöffel gehacktes frisches Basilikum
4 Birnen, beliebige Sorte, entkernt und in Schnitze geschnitten

Ricotta, Zitronensaft, Olivenöl und Basilikum in eine kleine Schüssel geben. Gut mischen und zu den Birnenschnitzen servieren.

Auswärts essen

Die *Galveston-Diät* ist so vielseitig und umfasst so viele verschiedene Lebensmittel, dass Sie nicht unbedingt immer zu Hause zu kochen brauchen – im Restaurant gilt es einfach, die richtigen Speisen auszusuchen.

Immer häufiger werden vollwertige Gerichte angeboten. Auf vielen Speisekarten finden Sie eine große Auswahl an gegrilltem Fleisch und Fisch, frisches Gemüse aller Art und viele andere gesunde Zutaten. Deshalb ist es gar nicht weiter schwierig, im Rahmen der *Galveston-Diät* auch auswärts zu essen.

Als Faustregel können Sie sich merken, dass Sie sich bei der Zusammenstellung der Gerichte nach dem allgemeinen Ernährungsschema richten sollten: magere Proteinquellen, Gemüse (beispielsweise ein Salat und/oder kohlenhydratarmes Gemüse) und eine gesunde stärkehaltige Kohlenhydratkomponente, wie eine kleine Süßkartoffel oder eine kleine Portion Vollkornreis.

Nehmen Sie als Hauptspeise zum Beispiel mageres Fleisch (etwa ein kleines Lendenstück oder Filet mignon), gebratenes oder gegrilltes Hähnchen oder Pute oder gebackenen, gegrillten oder pochierten Fisch. Dazu wählen Sie eine Gemüsebeilage oder einen Salat mit Vinaigrette, und schon sind Sie gut versorgt.

Scheuen Sie sich nicht, nach Abwandlungen oder Ergänzungen zu fragen. Heutzutage sind Restaurants mehr denn je bereit, Sonderwünsche zu erfüllen, zum Beispiel die Pommes frites wegzulassen und dafür den Gemüseanteil zu verdoppeln. Lebensmittel, die nicht zu Ihren Zielen passen, landen so gar nicht erst als Versuchung auf dem Teller oder später in der Tonne.

Auch wenn das Angebot an gesunden Gerichten immer größer wird, sind die Portionen in Restaurants manchmal deutlich üppiger, als wir sie uns zu Hause auftischen würden. Vergessen Sie also nicht: Wenn Sie sich satt fühlen, brauchen Sie nicht alles aufzuessen. Lassen Sie sich den Rest einfach einpacken, das ergibt eine schöne nächste Mahlzeit für zu Hause.

Im Folgenden finden Sie einige praktische Tipps für Restaurantbesuche, die Ihnen bei der Umsetzung der *Galveston-Diät* behilflich sein werden.

Imbissbuden und Burger-Restaurants. Viele Lokale bereiten Burger und andere proteinreiche Sandwiches alternativ auch auf riesigen Salatblättern statt mit Brötchen zu – sofern Sie darum bitten. Dies ist eine gute Möglichkeit, verarbeitete Kohlenhydrate zu vermeiden.

Bowls und Salatgerichte. Diese Gerichte sehe ich besonders gern auf der Speisekarte, vor allem Bowls, die auf mexikanischen Speisekarten oft Burritos oder Tacos ersetzen. In vielen Restaurants können Sie zum Beispiel eine Bowl (oder einen Salat) mit Blattsalat und Proteinen wie gegrilltem Hähnchen, Shrimps oder Bohnen, weiteren Hülsenfrüchten, ein wenig Käse, Salsa und Guacamole oder Avocado bestellen. So haben Sie ein tolles Hauptgericht. Manche mexikanische Restaurants haben sogar ballaststoffreiche Tortillas mit Fleisch- oder Bohnenfüllung im Angebot.

Asiatische Restaurants. Dort gibt es eine große Auswahl an Wokgerichten mit Fleisch, Meeresfrüchten und Gemüse. Der Clou dabei ist, das Gericht mit einer leichten Soße und etwas Vollkornreis als Beilage zu bestellen. Eine gesunde Wahl wäre zum Beispiel eine Soße aus schwarzen Bohnen. Eine weitere gute Option sind Gerichte, die reichlich gedünstetes oder leicht gebratenes Gemüse wie Kohl, Pilze, Karotten, Wasserkastanien, Bambussprossen sowie Cashewnüsse, Knoblauch und Ingwer enthalten; bitten Sie unbedingt um zusätzliches Gemüse zu jedem Gericht.

Als Vorspeise empfiehlt sich eine asiatische Suppe auf Brühebasis. Das macht so richtig satt.

Steakhäuser. Traditionelle Gerichte wie Steak, gegrilltes Hähnchen oder Fisch, Beilagensalate und frisches Gemüse bekommen Sie hier problemlos. Achten Sie nur darauf, dass keine zuckerhaltigen Glasuren oder Soßen verwendet werden. Oder erkundigen Sie sich, ob Ihr Fleisch mit gebratenen Pilzen serviert werden kann. Viele solcher Restaurants bieten auch Vorspeisensalate an, die sich für die *Galveston-Diät* anpassen lassen.

Griechische und andere mediterrane Restaurants. Hier finden Sie mit Sicherheit köstliche und gesunde Gerichte auf der Speisekarte, etwa gegrilltes Fleisch und Salate. Falls Sie ein vegetarisches Gericht wünschen, bestellen Sie Fava, Auberginenmus oder Tzatziki mit Salatgurkenscheiben zum Dippen (immer eine bessere Wahl als Fladenbrot).

Italienisch. In der italienischen Küche geht es nicht nur um die Pasta! In Italien selbst werden in vielen Regionen gar nicht so viele

Nudeln gegessen. Schauen Sie sich in einem italienischen Restaurant unbedingt den Antipasti- und Secondi-Teil der Speisekarte an – dort verstecken sich normalerweise die Gerichte ohne Nudeln. Bauen Sie Ihre Mahlzeit um eine magere Proteinquelle wie Steak, Geflügel oder Fisch auf. Lassen Sie das Brot weg und genießen Sie viel frisches, mit Olivenöl angemachtes Gemüse.

Indisch. Hier ist das Tandoori Chicken immer eine sichere Wahl. Als Beilage gibt es Gemüse oder eine kleine Portion Kichererbsen mit Curry. Auch in dieser Küche wird in der Regel mit vielen entzündungshemmenden Gewürzen gearbeitet.

Pizzerien. In der letzten Zeit ist mir aufgefallen, dass viele Pizzerien sich auf die Zielgruppe derjenigen eingestellt haben, die sich kohlenhydratarm ernähren möchten, und Pizza mit Blumenkohlboden anbieten. Sollten Sie eine solche finden, lassen Sie sich die Pizza mit Gemüse wie Paprika, Zwiebeln und Champignons belegen. Und denken Sie an ein paar Oliven für ein bisschen zusätzliches Fett.

Frühstück. Wenn Sie (während einer Pause vom morgendlichen Fasten) auswärts frühstücken, halten Sie sich an Eier, eine kleine Beilage aus Obst und vielleicht etwas Geflügel-Bacon. Gemüse-Omeletts sind ebenfalls eine gute Wahl.

Weitere Empfehlungen für einen gesunden Lebensstil

Während Sie sich die drei in der *Galveston-Diät* beschriebenen Maßnahmen zur täglichen Gewohnheit machen, sollten Sie auch andere kluge und gesundheitsfördernde Entscheidungen für Ihren Lebensstil treffen. Ausreichend Schlaf, Bewegung und regelmäßige

Selbstreflexion tragen wesentlich dazu bei, dass sich die neuen Verhaltensmuster verfestigen.

Gut schlafen und gesund bleiben – ein Leben lang

Weniger Schlaf mag wie eine gute Möglichkeit erscheinen, noch ein paar zusätzliche Arbeitsstunden in Ihren ausgefüllten Tag zu quetschen, aber das kostet Sie möglicherweise einen hohen Preis: Ihre Gesundheit.

Sollte Ihnen aufgefallen sein, dass Sie hungriger sind und sich nach ungesunden Lebensmitteln sehnen, wenn Sie nicht genug Schlaf bekommen, dann können Sie das den Hormonen zuschreiben. Studien zufolge schießt bei nur vier oder fünf Stunden Schlaf pro Nacht das Hungerhormon Ghrelin in die Höhe, wodurch am nächsten Tag das Hungergefühl verstärkt wird.

Außerdem schüttet der Körper bei Schlafmangel Cortisol aus. Steigt das Cortisol, weist es die Leber an, die gespeicherte Glukose freizusetzen. Gleichzeitig begrenzt es aber auch die Insulinausschüttung. Folglich steigt der Blutzuckerspiegel, wodurch das Verlangen nach Nahrungsmitteln, meist zuckerhaltigen Kohlenhydraten, wächst. In anderen Forschungsarbeiten wurde Schlafmangel mit Depressionen und Angstzuständen, die in der Lebensmitte weit verbreitet sind, in Verbindung gebracht. Ein weiterer Zusammenhang scheint mit Insulinresistenz, einem Auslöser für Bluthochdruck, Herzkrankheiten und Diabetes Typ 2, zu bestehen.

Das beste Mittel für einen besseren Schlaf ist es, sich ein Schlafritual anzugewöhnen – so wie wir es für unsere Kinder getan haben, als sie noch klein waren. Bei meinen Töchtern gehörte es zum festen Einschlafritual, vor dem Schlafengehen ein Bad zu nehmen und gemeinsam eine Geschichte zu lesen.

Versuchen Sie jetzt für sich selbst etwas Ähnliches. Ein konsequentes abendliches Ritual signalisiert Gehirn und Körper, sich auf die Nachtruhe einzustellen. Hier finden Sie einige Anregungen:

- Gegen Störungen helfen weißes Rauschen oder Ohrstöpsel. Am besten lassen Sie Ihr Handy in einem anderen Raum, damit Sie nicht in Versuchung geraten.
- Reduzieren Sie abends 45 bis 60 Minuten vor dem Schlafengehen die Einwirkung von hellem und blauem Licht (von elektronischen Geräten).
- Achten Sie auf einen festen Schlafrhythmus. Legen Sie sich einen Plan zurecht, *bevor* die Woche hektisch wird. Verschaffen Sie sich einen Überblick über Ihren Tagesablauf und überlegen Sie sich einen Schlafplan, den Sie auch einhalten können. Am besten ist es, wenn Sie jeden Tag etwa zur gleichen Zeit ins Bett gehen und aufstehen. Den meisten medizinischen Empfehlungen zufolge liegt die optimale Schlafdauer für die meisten Erwachsenen bei sieben bis acht Stunden pro Nacht.
- Gönnen Sie sich, wenn möglich, ein kurzes Mittagsschläfchen. Bei Schichtarbeit und Schlafmangel kann ein Nickerchen Ihnen helfen, bei Bedarf wach zu bleiben und ein Schlafdefizit zu vermeiden. Auch wer nicht im Schichtdienst arbeitet, sollte sich ein 15- bis 30-minütiges Mittagsschläfchen nicht verwehren, wenn er müde ist. Eine längere Schlafdauer allerdings gefährdet Ihren nächtlichen Schlafrhythmus.
- Vermeiden Sie mindestens sechs Stunden vor dem Schlafengehen stimulierende Wirkstoffe wie Koffein, Alkohol und Nikotin. Alle drei Substanzen können Qualität und Dauer Ihres Schlafes beeinträchtigen.

Aktiv bleiben

Wenn Sie im Zuge der *Galveston-Diät* mit Sport begonnen haben, bleiben Sie dabei, vor allem, um das Gewicht und andere Symptome in der Lebensmitte in Schach zu halten.

Gerade jetzt ist Bewegung unglaublich wichtig. Mithilfe von Sport nehmen Sie aktiv Einfluss auf Ihre Körperzusammensetzung, weil Sie dadurch an Muskelmasse zulegen und Fett abbauen. Beides hilft Ihnen, das neue, gesunde Gewicht zu halten.

Außerdem wird dadurch die Knochenmineraldichte (englisch *bone mass density*, kurz BMD) verbessert und somit Osteoporose verhindert oder aufgehalten. Osteoporose bezeichnet den Verlust an Knochenmasse, der bei Frauen in den Wechseljahren eines der größten Probleme darstellt. Die wichtigste Empfehlung zur Vorbeugung von Osteoporose ist regelmäßiges Training.

Und was ist mit den Schmerzen, mit denen Sie sich herumschlagen müssen? Auch hier hilft Bewegung. In dieser Lebensphase treten die meisten Schmerzsymptome im Zusammenhang mit Arthritis, Hüftschmerzen oder Beschwerden im unteren Rücken auf. Auch wenn es vielleicht widersinnig klingt: Je mehr Sie diese »schwierigen Stellen« trainieren, desto weniger schmerzen sie auf lange Sicht.

Bei der *Galveston-Diät* bin ich viel auf das Viszeralfett und dessen Gefahren eingegangen. Sosehr die drei Elemente der Diät dieses besonders schwer abzubauende Fett im Bauchraum ins Visier nehmen, regt regelmäßige körperliche Betätigung tatsächlich die Fettumverteilung im Körper an.

In Verbindung mit einer entzündungshemmenden Ernährung schützt Bewegung vor Krankheiten und Komplikationen infolge von Übergewicht, zu denen Diabetes Typ 2, Bluthochdruck, bestimmte Krebsarten, Fettleber und viele andere gehören. Zudem wird durch regelmäßige körperliche Betätigung das Brustkrebsrisiko gesenkt.

Ich selbst mag Sport auch deshalb so gerne, weil ich mich dadurch geistig und emotional besser fühle. Meine Stimmung hebt sich, und Stress wird abgebaut. Wenn ich mir fest vornehme, Sport zu treiben, und mich dann auch tatsächlich daran halte, fühle ich mich im Alltag viel selbstsicherer und produktiver. Das hilft bestimmt auch Ihnen.

Grundsätzlich gilt: Es ist nie zu spät, sich mehr zu bewegen. Sollten Sie bei dem Gedanken, mehr Sport in Ihren bereits ausgefüllten Alltag quetschen zu müssen, überfordert sein oder sich wegen Ihrer bisherigen inaktiven Lebensweise niedergeschlagen fühlen, geben Sie bitte nicht auf. Ganz gleich, wie viel Ihnen möglich ist – ob es sich um einen täglichen Spaziergang von 20 Minuten, eine halbe Stunde Yoga, zweimal pro Woche Krafttraining oder eine Sportart handelt, die Ihnen Spaß macht –, jedes bisschen zusätzliche Bewegung in Ihrem Leben wirkt sich positiv auf Ihre Gesundheit und Lebensqualität aus, ganz gleich in welchem Alter. Es ist wissenschaftlich eindeutig erwiesen. Nur wenig fordert das Wohlbefinden und die Lebenserwartung so sehr wie Bewegung. Also legen Sie los, es wird Ihnen guttun. Überlegen Sie gar nicht erst: Tun Sie es einfach!

Zum Schluss …

Erinnern Sie sich daran, dass ich Ihnen zu Beginn dieses Buches geraten habe, ein Tagebuch zu führen? Nehmen Sie dieses nun zur Hand und halten Sie inne. Denken Sie darüber nach, wie weit Sie bereits gekommen sind. Blicken Sie aber auch nach vorn: Das Leben hält noch viel für Sie bereit. Wie soll es aussehen? Wie würden Sie das Leben Ihrer Träume beschreiben?

Beantworten Sie diese Fragen ganz frei, als gäbe es keine Hindernisse und als könnten Sie alles erreichen, was Sie sich wünschen. Trauen Sie sich, Ihre Wünsche, Ziele und das, was Sie wirklich mit Ihrem Leben anfangen möchten, offen zu äußern.

Ihre Ziele könnten sein, zerbrochene Beziehungen zu kitten, etwas in der Welt zu bewegen oder, ganz konkret, gesund und fit zu bleiben, um eines Tages Zeit mit Ihren Enkelkindern verbringen zu können (das steht auch auf meiner Liste).

Diese Ehrlichkeit und Klarheit zeigt uns, was auf dem vor uns liegenden Weg wichtig ist, und schenkt uns jeden Tag aufs Neue die Hoffnung, dass etwas Wunderbares passieren wird.

Ihnen steht die erfüllendste Lebensphase bevor. Genießen Sie sie!

Quellen

Kapitel 1

American Heart Association, »Menopause and Heart Disease«, in: *heart. org*, 31. Juli 2015, www.heart.org.

Chopra, S., u. a., »Weight Management Module for Perimenopausal Women: A Practical Guide for Gynecologists«, in: *Journal of Mid-Life Health* 10, 2019, S. 165–172.

Dunneram, Y., u. a., »Dietary Patterns and Age at Natural Menopause: Evidence from the UK Women's Cohort Study«, in: *Maturitas* 143, 2021, S. 165–170.

Malabanan, A. O., und M. F. Holick, »Vitamin D and Bone Health in Postmenopausal Women«, in: *Journal of Women's Health* 12, 2003, S. 151–156.

Saccomani, S., u. a., »Does Obesity Increase the Risk of Hot Flashes among Midlife Women?: A Population-Based Study«, in: *Menopause* 24, 2017, S. 1065–1070.

Thurston, R. C., u. a., »Abdominal Adiposity and Hot Flashes among Midlife Women«, in: *Menopause* 15, 2008, S. 429–434.

Kapitel 2

Aune, D., »Fruit and Vegetable Intake and the Risk of Cardiovascular Disease, Total Cancer and All-Cause Mortality: A Systematic Review and Dose-Response Meta-Analysis of Prospective Studies«, in: *International Journal of Epidemiology* 46, 2017, S. 1029–1056.

Ludwig, D., u. a., »The Carbohydrate-Insulin Model: A Physiological Perspective on the Obesity Pandemic«, in: *American Journal of Clinical Nutrition* 114, 2020, S. 1873–1885.

Misra, S., und D. Mohanty, »Psychobiotics: A New Approach for Treating Mental Illness?«, in: *Critical Reviews in Food Science and Nutrition* 59, 2019, S. 1230–1236.

Pereira, M., u. a., »Fast-Food Habits, Weight Gain, and Insulin Resistance (the CARDIA Study): 15-Year Prospective Analysis«, in: *The Lancet* 365, 2005, S. 36–42.

Steptoe, A., u. a., »The Effects of Tea on Psychophysiological Stress Responsivity and Post-Stress Recovery: A Randomised Double-Blind Trial«, in: *Psychopharmacology* 190, 2007, S. 81–89.

Kapitel 3

Bundesministerium für Ernährung und Landwirtschaft, »Deutschland, wie es isst«, *BMEL-Ernährungsreport* 2024.

Egger, G., »The Case for Using Waist to Hip Ratio Measurements in Routine Medical Checks«, *Medical Journal of Australia* 156, 1992, S. 280–285.

Deutsche Gesellschaft für Ernährung e. V. (DGE), *Ausgewählte Fragen und Antworten zu Ballaststoffen*, Bonn 2021.

Deutsche Gesellschaft für Ernährung e. V. (DGE), »Wie sind die Deutschen mit Nährstoffen versorgt?«, *13. DGE-Ernährungsbericht*, 2017.

Deutsche Gesundheitshilfe, *Magnesium – Der Mineralstoff des Lebens. Ursachen und Behandlung von Magnesiummangel-Erkrankungen*, Frankfurt a. M. 2013.

Kapitel 4

Alirezaei, M., u. a., »Short-Term Fasting Induces Profound Neuronal Autophagy«, in: *Autophagy* 6, 2010, S. 702–710.

Baik, S. H., u. a., »Intermittent Fasting Increases Adult Hippocampal Neurogenesis«, in: *Brain and Behavior* 10, 2020, e01444.

Barnosky, A. R., u. a., »Intermittent Fasting vs. Daily Calorie Restriction for Type 2 Diabetes Prevention: A Review of Human Findings«, in: *Translational Research* 164, 2014, S. 302–311.

Collier, R., »Intermittent Fasting: The Science of Going Without«, in: *Canadian Medical Association Journal* 185, 2013, e363–e364.

de Cabo, R., und Mattson, M. P., »Effects of Intermittent Fasting on Health, Aging, and Disease«, in: *New England Journal of Medicine* 381, 2019, S. 2541–2551.

Guolin, L., u. a., »Intermittent Fasting Promotes White Adipose Browning and Decreases Obesity by Shaping the Gut Microbiota«, in: *Cell Metabolism* 26, 2017, S. 672–685.

Hartman, M. L., u. a., »Augmented Growth Hormone (GH) Secretory Burst Frequency and Amplitude Mediate Enhanced GH Secretion during a Two-Day Fast in Normal Men«, in: *Journal of Clinical Endocrinology and Metabolism* 74, 1992, S. 757–765.

Ho, K. Y., u. a., »Fasting Enhances Growth Hormone Secretion and Amplifies the Complex Rhythms of Growth Hormone Secretion in Man«, in: *Journal of Clinical Investigation* 81, 1988, S. 968–975.

Horne, B. D., u. a., »Intermittent Fasting and Changes in Galectin-3: A Secondary Analysis of a Randomized Controlled Trial of Disease-Free Subjects«, in: *Nutrition, Metabolism, and Cardiovascular Diseases* 32, 2022, S. 1538–1548.

Jordan, S., u. a., »Dietary Intake Regulates the Circulating Inflammatory Monocyte Pool«, in: *Cell* 178, 2019, S. 1102–1114.e17.

Klempel, M. C., u. a., »Intermittent Fasting Combined with Calorie Restriction Is Effective for Weight Loss and Cardio-Protection in Obese Women«, in: *Nutrition Journal* 11, 2012, S. 98.

Lean, M. E. J., u. a., »Primary Care-Led Weight Management for Remission of Type 2 Diabetes (DiRECT): An Open-Label, Cluster-Randomised Trial«, in: *The Lancet* 391, 2018, S. 541–551.

Longo, V. D., u. a., »Interventions to Slow Aging in Humans: Are We Ready?«, in: *Aging Cell* 14, 2015, S. 497–510.

Longo, V. D., und Mattson, M. P., »Fasting: Molecular Mechanisms and Clinical Applications«, in: *Cell Metabolism* 19, 2014, S. 181–192.

Mattson, M., u. a., »Meal Frequency and Timing in Health and Disease«, in: *Proceedings of the National Academy of Sciences of the United States of America* 111, 2014, S. 16 647–16 653.

Mattson, M. P., u. a., »Impact of Intermittent Fasting on Health and Disease Processes«, in: *Ageing Research Reviews* 39, 2017, S. 46–58.

Mindikoglu, A. L., u. a., »Intermittent Fasting from Dawn to Sunset for 30 Consecutive Days Is Associated with Anticancer Proteomic Signature and Upregulates Key Regulatory Proteins of Glucose and Lipid Metabolism, Circadian Clock, DNA Repair, Cytoskeleton Remodeling, Immune System and Cognitive Function in Healthy Subjects«, in: *Journal of Proteomics* 217, 2020, S. 103645.

Nair, P. M., und Khawale, P. G., »Role of Therapeutic Fasting in Women's Health: An Overview«, in: *Journal of Mid-Life Health* 7, 2016, S. 61–64.

Natalucci, G., u. a., »Spontaneous 24-h Ghrelin Secretion Pattern in Fasting Subjects: Maintenance of a Meal-Related Pattern«, in: *European Journal of Endocrinology* 152, 2005, S. 845–850.

Patterson, R. E., u. a., »Intermittent Fasting and Human Metabolic Health«, in: *Journal of the Academy of Nutrition and Dietetics* 115, 2015, S. 1203–1212.

Patterson, R. E., und Sears, D. D., »Metabolic Effects of Intermittent Fasting«, in: *Annual Review of Nutrition* 37, 2017, S. 371–393.

Ravussin, E., u. a., »Early Time-Restricted Feeding Reduces Appetite and Increases Fat Oxidation But Does Not Affect Energy Expenditure in Humans«, in: *Obesity* 27, 2019, S. 1244–1254.

Tinsley, G. M., und La Bounty, P. M., »Effects of Intermittent Fasting on Body Composition and Clinical Health Markers in Humans«, in: *Nutrition Reviews* 73, 2015, S. 661–674.

Varady, K. A., u. a., »Short-term Modified Alternate-day Fasting: A Novel Dietary Strategy for Weight Loss and Cardioprotection in Obese Adults«, in: *American Journal of Clinical Nutrition* 90, 2009, S. 1138–1143.

Wilkinson, M. J., u. a., »Ten-Hour Time-Restricted Eating Reduces Weight, Blood Pressure, and Atherogenic Lipids in Patients with Metabolic Syndrome«, in: *Cell Metabolism* 31, 2020, S. 92–104.e5.

Wegman, M. P., u. a., »Practicality of Intermittent Fasting in Humans and Its Effect on Oxidative Stress and Genes Related to Aging and Metabolism«, in: *Rejuvenation Research* 18, 2015, S. 162–172.

Kapitel 5

Au, A., u. a., »Estrogens, Inflammation and Cognition«, in: *Frontiers in Neuroendocrinology* 40, 2016, S. 87–100.

Bosma-den Boer, M. M., u. a., »Chronic Inflammatory Diseases Are Stimulated by Current Lifestyle: How Diet, Stress Levels and Medication Prevent Our Body from Recovering«, in: *Nutrition & Metabolism* 9, 2012, S. 32.

Gambardella, J., und G. Santulli, »Integrating Diet and Inflammation to Calculate Cardiovascular Risk«, in: *Atherosclerosis* 253, 2016, S. 258–261.

Myles, I. A., »Fast Food Fever: Reviewing the Impacts of the Western Diet on Immunity«, in: *Nutrition Journal* 13, 2014, S. 61.

Nettleton, J. A., u. a., »Dietary Patterns Are Associated with Biochemical

Markers of Inflammation and Endothelial Activation in the Multi-Ethnic Study of Atherosclerosis (MESA)«, in: *American Journal of Clinical Nutrition* 83, 2006, S. 1369–1379.
Rogero, M. M., und P. C. Calder, »Obesity, Inflammation, Toll-Like Receptor 4 and Fatty Acids«, in: *Nutrients* 10, 2018, S. 432.
Sears, B., und C. Ricordi, »Anti-Inflammatory Nutrition as a Pharmacological Approach to Treat Obesity«, in: *Journal of Obesity* 2011, S. 431985.
Serafini, M., und I. Peluso, »Functional Foods for Health: The Interrelated Antioxidant and Anti-Inflammatory Role of Fruits, Vegetables, Herbs, Spices and Cocoa in Humans«, in: *Current Pharmaceutical Design* 22, 2016, S. 6701–6715.
Shieh, A., u. a., »Gut Permeability, Inflammation, and Bone Density Across the Menopause Transition«, in: *JCI Insight* 5, 2020, e134092.
Zhu, F., u. a., »Anti-Inflammatory Effects of Phytochemicals from Fruits, Vegetables, and Food Legumes: A Review«, in: *Critical Reviews in Food Science and Nutrition* 58, 2018, S. 1260–1270.

Kapitel 6

Arnold, K., u. a., »Improving Diet Quality Is Associated with Decreased Inflammation: Findings from a Pilot Intervention in Postmenopausal Women with Obesity«, in: *Journal of the Academy of Nutrition and Dietetics* 118, 2018, S. 2135–2143.
Lennerz, B., und J. K. Lennerz, »Food Addiction, High-Glycemic-Index Carbohydrates, and Obesity«, in: *Clinical Chemistry* 64, 2018, S. 64–71.
Lenoir, M., u. a., »Intense Sweetness Surpasses Cocaine Reward«, in: *PLoS ONE* 2, 2007, e698.
Madsen, H. B., und S. H. Ahmed, »Drug versus Sweet Reward: Greater Attraction to and Preference for Sweet versus Drug Cues«, in: *Addiction Biology* 20, 2015, S. 433–444.
Seidelmann, S. B., u. a., »Dietary Carbohydrate Intake and Mortality: A Prospective Cohort Study and Meta-Analysis«, in: *Lancet Public Health* 3, 2018, S. e419–e428.
Tabung, F. K., u. a., »The Association between Dietary Inflammatory Index and Risk of Colorectal Cancer among Postmenopausal Women: Results from the Women's Health Initiative«, in: *Cancer Causes & Control* 26, 2015, S. 399–408.

Wise, P. M., u. a., »Reduced Dietary Intake of Simple Sugars Alters Perceived Sweet Taste Intensity but Not Perceived Pleasantness«, in: *American Journal of Clinical Nutrition* 103, 2016, S. 50–60.

Kapitel 7

Abbasi, B., u. a., »The Effect of Magnesium Supplementation on Primary Insomnia in Elderly: A Double-Blind Placebo-Controlled Clinical Trial«, in: *Journal of Research in Medical Sciences* 17, 2012, S. 1161–1169.

Bacciottini, L., u. a., »Phytoestrogens: Food or Drug?«, in: *Clinical Cases in Mineral and Bone Metabolism* 4, 2007, S. 123–130.

Barbagallo, M., u. a., »Magnesium in Aging, Health and Diseases«, in: *Nutrients* 13, 2021, S. 463.

Barnard, N. D., u. a., »The Women's Study for the Alleviation of Vasomotor Symptoms (WAVS): A Randomized, Controlled Trial of a Plant-Based Diet and Whole Soybeans for Postmenopausal Women«, in: *Menopause* 28, 2021, S. 1150–1156.

Cangusso, L. M., u. a., »Effect of Vitamin D Supplementation Alone on Muscle Function in Postmenopausal Women: A Randomized, Double-Blind, Placebo-Controlled Clinical Trial«, in: *Osteoporosis International* 26, 2015, S. 2413–2421.

Chacko, S. A., u. a., »Relations of Dietary Magnesium Intake to Biomarkers of Inflammation and Endothelial Dysfunction in an Ethnically Diverse Cohort of Postmenopausal Women«, in: *Diabetes Care* 33, 2010, S. 304–310.

Chen, S., u. a., »Dietary Fibre Intake and Risk of Breast Cancer: A Systematic Review and Meta-Analysis of Epidemiological Studies«, in: *Oncotarget* 7, 2016, S. 80980–80989.

Cheng, Y. C., u. a., »The Effect of Vitamin D Supplement on Negative Emotions: A Systematic Review and Meta-Analysis«, in: *Depression and Anxiety* 37, 2020, S. 549–564.

Durosier-Izart, C., u. a., »Peripheral Skeleton Bone Strength Is Positively Correlated with Total and Dairy Protein Intakes in Healthy Postmenopausal Women«, in: *American Journal of Clinical Nutrition* 105, 2017, S. 513–525.

Durrant, L. R., u. a., »Vitamins D2 and D3 Have Overlapping but Diffe-

rent Effects on the Human Immune System Revealed Through Analysis of the Blood Transcriptome«, in: *Frontiers in Immunology* 13, 2022, S. 790444.
Estébanez, N., u. a., »Vitamin D Exposure and Risk of Breast Cancer: A Meta-analysis«, in: *Scientific Reports* 8, 2018, S. 9039.
Fowke, J. H., u. a., »Brassica Vegetable Consumption Shifts Estrogen Metabolism in Healthy Postmenopausal Women«, in: *Cancer Epidemiology, Biomarkers & Prevention* 9, 2000, S. 773–779.
Hairston, K. G., u. a., »Lifestyle Factors and 5-Year Abdominal Fat Accumulation in a Minority Cohort: The IRAS Family Study«, in: *Obesity* 20, 2012, S. 421–427.
Kim, J. M., und Y. J. Park, »Probiotics in the Prevention and Treatment of Postmenopausal Vaginal Infections: Review Article«, in: *Journal of Menopausal Medicine* 23, 2017, S. 139–145.
Kroenke, C. H., u. a., »Effects of a Dietary Intervention and Weight Change on Vasomotor Symptoms in the Women's Health Initiative«, in: *Menopause* 19, 2012, S. 980–988.
Maalmi, H., u. a., »Serum 25-hydroxyvitamin D Levels and Survival in Colorectal and Breast Cancer Patients: Systematic Review and Meta-Analysis of Prospective Cohort Studies«, in: *European Journal of Cancer* 50, 2014, S. 1510–1521.
Masoudi, A. N., u. a., »Fatigue and Vitamin D Status in Iranian Female Nurses«, in: *Global Journal of Health Science* 8, 2015, S. 196–202.
Mossavar-Rahmani, Y., u. a., »Artificially Sweetened Beverages and Stroke, Coronary Heart Disease, and All-Cause Mortality in the Women's Health Initiative«, in: *Stroke* 50, 2019, S. 555–562.
Orchard, T. S., u. a., »Magnesium Intake, Bone Mineral Density, and Fractures: Results from the Women's Health Initiative Observational Study«, in: *American Journal of Clinical Nutrition* 99, 2014, S. 926–933.
Parra, D., u. a., »A Diet Rich in Long Chain Omega-3 Fatty Acids Modulates Satiety in Overweight and Obese Volunteers during Weight Loss«, in: *Appetite* 51, 2008, S. 676–680.
Parazzini, F., »Resveratrol, Tryptophanum, Glycine and Vitamin E: A Nutraceutical Approach to Sleep Disturbance and Irritability in Peri- and Post-Menopause«, in: *Minerva Ginecologica* 67, 2015, S. 1–5.
Piuri, G., u. a., »Magnesium in Obesity, Metabolic Syndrome, and Type 2 Diabetes«, in: *Nutrients* 13, 2021, S. 320.

Rondanelli, M., u. a., »An Update on Magnesium and Bone Health«, in: *Biometals* 34, 2021, S. 715–736.

Santoro, N., u. a., »Menopausal Symptoms and Their Management«, in: *Endocrinology and Metabolism Clinics of North America* 44, 2015, S. 497–515.

Zhang, Y. Y., u. a., »Efficacy of Omega-3 Polyunsaturated Fatty Acids Supplementation in Managing Overweight and Obesity: A Meta-Analysis of Randomized Clinical Trials«, in: *Journal of Nutrition, Health, and Aging* 21, 2017, S. 187–192.

Kapitel 10

Ayas, N. T., u. a., »A Prospective Study of Sleep Duration and Coronary Heart Disease in Women«, in: *Archives of Internal Medicine* 163, 2003, S. 205–209.

Bayon, V., u. a., »Sleep Debt and Obesity«, in: *Annals of Medicine* 46, 2014, S. 264–272.

Hanson, J. A., und M. R. Huecker, »Sleep Deprivation«, in: *StatPearls*, Treasure Island, FL: StatPearls Publishing, 2022.

Steger, F. L., u. a., »Intermittent and Continuous Energy Restriction Result in Similar Weight Loss, Weight Loss Maintenance, and Body Composition Changes in a 6-Month Randomized Pilot Study«, in: *Clinical Obesity* 11, 2021, S. e12430.

Weiterführende Informationen

Die folgenden Ressourcen unterschiedlicher Art sind Empfehlungen, die Ihnen den Weg zum Erfolg mit der *Galveston-Diät* noch weiter erleichtern.

Bücher

Acuff, Jon, *Soundtracks: Die Playlist Ihrer positiven Gedanken*, dt. von Bärbel Knill, München 2023.

Clear, James, *Die 1 %-Methode – Minimale Veränderung, maximale Wirkung*, dt. von Annika Tschöpe, München 2020.

DiNicolantonio, James, und Jason Fung, *The Longevity Solution: Rediscovering Centuries-Old Secrets to a Healthy, Long Life*, Las Vegas 2019.

Doyle, Glennon, *Ungezähmt*, dt. von Sabine Längsfeld, Hamburg 2020.

Fung, Jason, *Diabetes rückgängig machen*, dt. von Kimiko Leibnitz, München 2019.

Fung, Jason, *Die Schlankformel*, dt. von Kimiko Leibnitz, München 2018.

Guise, Stephen, *Viel besser als gute Vorsätze*, dt. von Beate Brandt, Kirchzarten bei Freiburg 2015.

Lustig, Robert H., *Wie unser Essen uns krank macht*, München 2021.

Mattson, Mark P., *The Intermittent Fasting Revolution: The Science of Optimizing Health and Enhancing Performance*, Cambridge, MA 2023.

Moss, Michael, *Das Salz-Zucker-Fett-Komplott*, dt. von Elisabeth Schmalen und Katharina Uhlig, München 2014.

Moss, Michael, *Hooked*, New York 2021.

Naidoo, Uma, *Ernährung für die Psyche*, dt. von Max Limper, München 2021.

Pollan, Michael, *Lebens-Mittel: Eine Verteidigung gegen die industrielle Nahrung und den Diätenwahn*, dt. von Rita Höner, München 2009.

Sinclair, David A., und Matthew LaPlante, *Das Ende des Alterns*, dt. von Sebastian Vogel, Köln 2019.

Podcasts

Tara Brach
The Improvement Project
The Life Coach School
Unlocking Us with Brené Brown
We Can Do Hard Things with Glennon Doyle
Weight Loss for Food-Lovers
You Are Not Broken by Kelly Casperson, MD

Websites and Social Media

Liste empfehlenswerter Arztpraxen: www.galvestondiet.com/recommended-physicians/
Galveston for Life Community: www.community.galvestondiet.com/home
Perimenopausen-Quiz zur *Galveston-Diät*: www.galvestondiet.com/perimenopause-quiz/
Quiz zur entzündungshemmenden Ernährung: www.galvestondiet.com/nutritional-anti-inflammation-quiz/
Nahrungsergänzungsmittel zur *Galveston-Diät*: www.shop.galvestondiet.com/
Die Website zur *Galveston-Diät*: www.galvestondiet.com
Facebook: The Galveston Diet Mary Claire Haver, MD
Instagram: thegalvestondiet
YouTube: @Mary Claire Haver, MD
TikTok: @drmaryclaire
Cronometer für die *Galveston-Diät*: www.cronometer.com/galveston

Dank

Ich bin vielen Menschen zu Dank verpflichtet, die mir geholfen haben, dieses Buch zu schreiben und damit einem noch größeren Publikum die Tür zu öffnen. Ich möchte mich herzlich bedanken bei:

meinen Patientinnen, die mich jeden Tag aufs Neue inspirieren.

meinen Followerinnen, die mich gelehrt haben, eine bessere Fürsprecherin zu werden, und die mich inspiriert haben, meine Wissenslücken zu schließen.

meiner Familie: Chris Haver, für seinen unerschütterlichen Glauben an mich; Katherine Haver, die mich mit ihrem Abschluss in Ernährungswissenschaften stets zur Genauigkeit anspornt; und Madeline Haver, die mich in Sachen Social Media und in allen Aspekten des Mutterseins auf dem Boden der Tatsachen hält.

den ersten freiwilligen Testpersonen des Programms, die mir so viel Feedback gegeben haben.

den frühen Mitwirkenden am Programm: Cara Coza, Heidi Seigel, Stephanie Vasut, Stephanie Haver, Leah Pastor und Dr. Alison Warlick.

denjenigen, die mich inspiriert haben: Dr. Kelly Casperson, Dr. Shannon Clark, Dr. David Sinclair und Dr. Tony Youn.

dem *Galveston-Diät*-Team: Jen Pearson, Margaret Walsh, Michelle Jones, Ashley Simon, Victoria Thomas, Dawn Drogosch, Jamie Hadley, Sara Joseph, Zach Toth, Ani Hadjinian, Kathy Champagne, Cody Wright und Judy Corsmeier.

meinem Verlagsteam: Marnie Cochran, Heather Jackson und Maggie Greenwood-Robinson.

Register

Das herausragende Standardwerk zur Menopause – alles, was Frauen wissen müssen

Die Menopause ist unvermeidlich, aber viel erträglicher als gedacht. Diesen ermutigenden Ansatz verfolgt Dr. Mary Claire Haver, eine Pionierin der Frauengesundheit, in ihrem Buch. Die Gynäkologin schildert die neuesten, wissenschaftlichen Erkenntnisse, dabei werden auch die Vor- und Nachteile der Hormonersatztherapie genannt. *Die neue Menopause* stattet Frauen mit dem Wissen aus, das sie brauchen, um auch weiterhin gesund und glücklich leben zu können. Mit umfassendem Toolkit zur Linderung von mehr als sechzig Wechseljahresbeschwerden.

»Dr. Mary Claire Haver hat Millionen von Fans mit dem Versprechen gewonnen, dass Frauen die Wechseljahre erfolgreich meistern können.« *The New York Times*

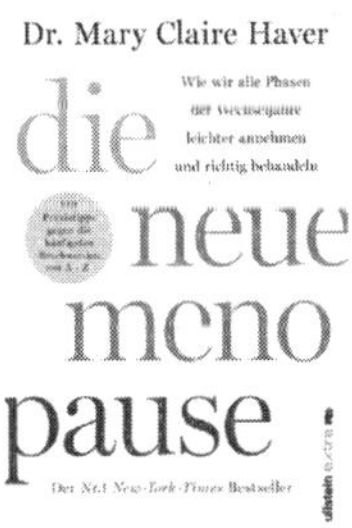

Mary Claire Haver
Die neue Menopause
Wie wir alle Phasen der Wechseljahre leichter annehmen und richtig behandeln

Aus dem Amerikanischen von Anja Lerz
Klappenbroschur
Auch als E-Book erhältlich
www.ullstein.de

ullstein